Abenteuer Medizinstudium

Der MEDI-LEARN Studienführer

Autoren: Christian Weier, Jens Plasger, Jan-Peter Wulf

Herausgeber:
MEDI-LEARN
Bahnhofstraße 26b, 35037 Marburg/Lahn

Herstellung:
MEDI-LEARN Kiel
Olbrichtweg 11, 24145 Kiel
Tel: 0431/78025-0, Fax: 0431/78025-27
E-Mail: redaktion@medi-learn.de, www.medi-learn.de

Verlagsredaktion: Trojan Urban, Sascha Michalzik, Matthias Wenning
Fachliche Co-Autoren: Peter Dahlhausen (Deutsche Ärzteversicherung),
Hans-Peter Kaluza (ZVS)
Studentische Autoren: Barbara Szymanski, Sarah Müller, Jan Hirche, Benjamin Heine, Svetlana Kess, Akja Fenjason, Bernd Carlshaus, Yvonne Bernsdorf, Ansgar Deppe, Lilian Goharian, Andrej Nowakowski, Constantin Wauschkuhn
Lektorat: Marlies Weier, Astrid Lehmkuhl
Layout und Satz: Thorben Kühl, Kjell Wierig, Angelika Lehle
Illustration: Daniel Lüdeling, Rippenspreizer.com
Druck: Druckerei Wenzel, Marburg

1. Auflage 2008

ISBN-13: 978-3-938802-57-1

© 2008 MEDI-LEARN Verlag, Marburg

Inhaltsverzeichnis

Vorwort

Das Studium ist die vielleicht schönste Zeit des Lebens. Das klingt zwar auf den ersten Blick pathetisch, aber: Fast jeder, der auf sein Studium zurückblickt und mitten im Berufsleben steht, denkt mit Freude an die guten alten Uni-Zeiten zurück.

Stress? Prüfungsdruck? Zweifel, ob das alles das Richtige ist? Sicher, mit diesen Dingen beschäftigt sich jeder Student irgendwann einmal. Egal, ob er nun Skandinavistik studiert, Ingenieurwesen oder aber Humanmedizin, wie du es beabsichtigst. Medizin gehört dabei sicherlich zu den Fächern, in denen ganz besonders viel von dir verlangt wird, du besonders in die Verantwortung genommen wirst.

Aber darin steckt auch die Chance, sich zu einer Persönlichkeit zu entwickeln. Denn neben der fachlichen Ausbildung ist die Selbstentwicklung das Wichtigste, was dir die Uni bieten kann. Und das anspruchsvolle Berufsbild des Arztes bedarf einer verantwortungsvollen Persönlichkeit!

Am Anfang stehst du mit ein paar Unterlagen, einem Notizblock, einem Stift und vielleicht mit einem komischen Gefühl im Bauch vor einem großen Gebäude. „Hier soll ich also die nächsten Jahre meines Lebens verbringen?" - so oder ähnlich könnte deine innere Frage lauten.

Ganz abnehmen kann dir diese mitunter schwierige Anfangssituation freilich niemand. Aber wir von MEDI-LEARN möchten dir mit dem vorliegenden Studienführer helfen, den Start in das Medizinstudium etwas leichter zu bewältigen.

Deswegen beschäftigen wir uns am Anfang des Buches erst einmal in wichtigen Grundzügen – bevor es dann in späteren Kapiteln „ans Eingemachte" geht – mit dem Studium der Medizin und dem späteren Arztberuf. Wie sieht der studentische beziehungsweise ärztliche Alltag eigentlich aus? Erfahrungsberichte von Studenten und praktizierenden Ärzten geben dir vielfältige, authentische Einblicke.

Danach geht es um die Bewerbung für das Medizinstudium bei der ZVS, die zentral alle Studienplätze verteilt. In diesem Teil erfährst du, wie das Verfahren funktioniert und wie du bei der Wahl deiner favorisierten Studienorte vorgehen solltest.

Nach unseren Tipps für den Umzug und zur Sicherung deiner Finanzen geht es an die Uni! Die ersten Tage und Wochen sind anstrengend, aber spannend für jeden Studienanfänger. Was dich erwartet und was du beachten solltest, erfährst du in diesem Buch.

Sicher interessiert dich auch, was du in den einzelnen Fächern lernen wirst. Von der Physiologie hast du vielleicht schon einmal gehört, doch was passiert dort eigentlich? Wir verraten es dir für dieses Fach und weitere wichtige Fächer im Studium.

Im letzten Teil des Buches stehen die einzelnen Standorte im Vordergrund, an denen Medizin studiert werden kann. Eine eigens durchgeführte Umfrage unter Medizinstudenten in diesen Städten liefert dir bei der Auswahl deines Studienortes zusätzliche Entscheidungshilfe aus „berufenem Munde": Denn Rankings und Reputation sind schön und gut - doch nichts ist wertvoller als die Meinung derjenigen, die sich selbst in der Ausbildung zum Mediziner befinden, an der jeweiligen Uni studieren oder bis vor kurzem studiert haben. Diese „studentische" Sichtweise wird unserer Meinung nach in vielen Ratgebern zum Medizinstudium oft vernachlässigt. Wir hoffen, diese Lücke mit dem vorliegenden Buch schließen zu können.

Auch in den anderen Bereichen des Buches lassen wir immer wieder Medizinstudenten selbst zu Wort kommen. Natürlich sind auch unsere eigenen Erfahrungen und Erlebnisse in die Beschreibungen mit eingeflossen.

Du wirst im Verlauf des Buches feststellen, dass relativ viele Verweise zu Onlineseiten auftauchen. Der Grund: MEDI-LEARN ist eine der größten Online-Communitys für Medizinstudenten im deutschsprachigen Internet. Neben Informationen und Berichten rund um das Medizinstudium findest du bei uns zahlreiche Foren, in denen Studenten, aber auch Schüler und Absolventen miteinander in Dialog treten. Darüber hinaus haben wir einen eigenen kleinen Onlinebereich für diesen Studienführer geschaffen, in dem du aktuelle Neuerungen und Ergänzungen findest. An den entsprechenden Stellen im Buch weisen wir dich auf den Onlinebereich hin.

Vielleicht hast du es schon im Vorwort bemerkt: Medizinstudenten, aber auch „fertige Mediziner" haben ihre eigene Sprache. Aus diesem Grund haben wir das Buch mit einem eigenen Glossar ausgestattet, in dem du alle Begriffe nachschlagen kannst, die du nicht auf Anhieb verstehst. Wir haben bewusst auf die Erläuterung im Text verzichtet, um den Lesefluss nicht zu behindern. Darüber hinaus kannst du die Lektüre dieses Glossars auch als allererste Lehreinheit in deinem Medizinstudium betrachten, quasi als „Einführung in den medizin-studentischen Sprachgebrauch".

Noch ein Hinweis: Das Medizinstudium hat sich in den letzten Jahren markant geändert. Neue Prüfungsordnungen sind in Kraft getreten, reformierte Studiengänge sind entstanden und auch die Zulassung zum Studium selbst hat sich gewandelt. Manche dieser Dinge befanden sich auch bei Redaktionsschluss dieser Auflage (Stand: 2008) noch im Umbruch. Damit keine veralteten oder schlimmstenfalls fehlerhaften Informationen auftauchen, weisen wir an solchen Stellen gesondert auf die genannten Online-Aktualisierungen hin.

Doch nun genug der Vorworte, viel Spaß beim Lesen!

Christian Weier - Jens Plasger - Jan-Peter Wulf

Kiel, Mai 2008

Informationen aus allererster Hand
Wer steckt hinter dem Studienführer?

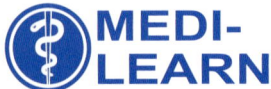

MEDI-LEARN wurde 1988 in Marburg als Repetitorium zur professionellen Vorbereitung auf medizinische Examina gegründet. Seit 1994 bietet MEDI-LEARN einen so genannten Examensservice an (kostenlose Veröffentlichung der Examensergebnisse bereits an den jeweiligen Prüfungstagen im Internet). 1996 wurde der Examensservice als erster Dienst ins Internet gestellt. Rund um diese Serviceleistung wurden immer neue Angebote für Studenten geschaffen (Studienplatztauschbörse, Prüfungsprotokolldatenbank und vieles mehr). Im Jahre 2001 fusionierte der Onlinebereich dann mit einem studentischen Portal aus Magdeburg und die Webseite www.medi-learn.de wurde um einen umfangreichen redaktionellen Bereich, ein Forum, eine wöchentlich erscheinende Onlinezeitung und viele andere Serviceleistungen erweitert. Mittlerweile ist MEDI-LEARN eine zentrale Anlaufstelle im Internet für Medizinstudenten und junge Ärzte geworden. Nicht weniger als 200.000 Besucher rufen pro Monat die Webseiten auf. Im Forum werden rund 14.000 Beiträge pro Monat von Medizinstudenten und jungen Ärzten geschrieben. Seit 2005 wird das Angebot durch einen Verlagsbereich abgerundet, in dem unter anderem eine 30-teilige Skriptenreihe zur Vorbereitung auf das Physikum (erstes großes Examen) erscheint. Weiteres Verlagsangebot ist die MEDI-LEARN Zeitung, die in einer Auflage von 15.000 Exemplaren fünf Mal im Jahr herausgegeben wird.

Die neueste Erweiterung kam 2007 hinzu: Der MEDI-LEARN Club für junge Mediziner - mit zahlreichen exklusiven Leistungen begleitet er dich Semester für Semester durch deine gesamte Ausbildung: Von der Studienplatzbewerbung über das Studium bis hin zur Facharztprüfung - für alle zukünftigen Mediziner ist im Club (www.medi-learn.de/club) etwas dabei.
MEDI-LEARN versteht sich unterm Strich als der Ansprechpartner für junge Mediziner und somit ist dieses Buch „Abenteuer Medizinstudium" ein weiterer Baustein in der mittlerweile umfangreichen Story von MEDI-LEARN.

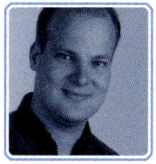 Christian Weier, geboren 1976, studierte von 1996 bis 2003 in Magdeburg und Kiel Humanmedizin. Bereits neben dem Studium baute er eine deutschlandweite Webseite für Medizinstudenten auf. Seit 2001 leitet er die Online-Redaktion und den Verlagsbereich von MEDI-LEARN. Seine Arbeitsschwerpunkte liegen auf dem Forum, den interaktiven Diensten und dem Cartoonportal Rippenspreizer.

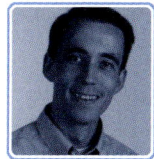 Jens Plasger, geboren 1971, studierte von 1991 bis 1998 in Hannover Humanmedizin. Neben seinem Studium entwickelte er einen Lernplaner für die medizinischen Staatsexamina. Seit 2001 arbeitet er in der Online-Redaktion von MEDI-LEARN, die er seit 2005 gemeinsam mit Christian Weier leitet. Seine Arbeitsschwerpunkte liegen im redaktionellen Bereich der Webseite und in der Redaktion der MEDI-LEARN Zeitung.

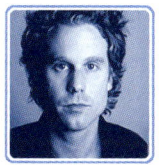 Jan-Peter Wulf, geboren 1977, studierte von 1997 bis 2004 Medienwissenschaft in Bochum und Glasgow. Seit 2004 ist er als Lektor für die MEDI-LEARN Zeitung tätig, die in einer Auflage von 15.000 Exemplaren fünf Mal im Jahr erscheint. Neben seiner Tätigkeit bei MEDI-LEARN arbeitet er freiberuflich als Redakteur, Texter und Markenberater, unter anderem für MTV Deutschland und die Getränkeindustrie.

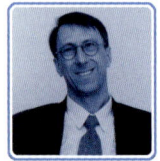

Peter Dahlhausen, geboren 1955, studierte von 1975 bis 1981 Sozial- und Erziehungswissenschaften für das Lehramt am Gymnasium in Münster und Bonn mit anschließender Referendarzeit in Bonn. Seit 1985 ist er in verschiedenen Funktionen in Vertrieb und Marketing bei der Deutschen Ärzteversicherung tätig, darunter zuletzt viele Jahre zuständig für Pflege und Ausbau der Kooperationen zu ärztlichen Berufsverbänden und Studentenorganisationen. Neben Veröffentlichungen rund um das Thema Finanzen und Versicherung in der MEDI-LEARN Zeitung und auf der Webseite stand er beim Studienführer als Co-Autor für das Kapitel „Auf Nummer sicher gehen" zur Verfügung.

Rechtsanwalt Reinhard Karasek aus Marburg (Tel. 06421-1 68 96-0) vertritt bereits seit vielen Jahren Studenten und zukünftige Mediziner in Streitfällen rund um das Medizinstudium. Als ausgewiesener Experte auf diesem Gebiet beantwortet er auf den Webseiten von MEDI-LEARN unter www.medi-learn.de/recht juristische Fragen rund um das Medizinstudium und die medizinischen Examina. Herr Karasek hat für den Studienführer den Abschnitt über die Studienplatzklagen verfasst.

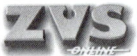

Wir möchten uns ganz herzlich bei Herrn Hans-Peter Kaluza und Herrn Bernhard Scheer von der Zentralstelle für die Vergabe von Studienplätzen (ZVS) in Dortmund bedanken, die uns mit Rat und Tat bei der fachlichen Überarbeitung des Kapitels zur ZVS und Studienplatz-Vergabe immer wieder gerne zur Verfügung standen.

Ist Medizin überhaupt das Richtige für mich?

Einblicke in Studium und Arbeitsalltag

„Medizin ist die Wissenschaft vom gesunden und kranken Menschen, von den Ursachen, Wirkungen und der Vorbeugung und Heilung der Krankheiten."
So lautet die prägnante Definition des Pschyrembel - das ist eines jener Bücher, welches dem Medizinstudenten der Zukunft immer wieder begegnen wird. Bei der Entscheidungsfindung jedoch, ob Medizin überhaupt das richtige Studienfach und Arzt später der richtige Beruf ist, helfen Wörterbücher und Lexika jedoch kaum weiter.

Ist Medizin das Richtige für mich? Das ist sicherlich eine der ersten Fragen, die du dir stellen wirst. Gleich eine Gegenfrage: Wie bist du auf Medizin gekommen? Weil du schon immer Arzt werden wolltest? Du kommst aus einer Medizinerfamilie und hast das Fach sozusagen in die Wiege gelegt bekommen? Vielleicht hast du aber auch schon mal in den Krankenhausbetrieb reingeschnuppert, ein Praktikum oder den Zivildienst dort gemacht? Oder der Hochschulinformationstag hat deine Neugier an der Medizin geweckt? Wenn du eine oder mehrere dieser Fragen mit Ja beantwortest, dann bist du sicherlich auf dem richtigen Weg.

Ein Medizinstudium wird oft mit einem guten Abitur in Zusammenhang gebracht. Natürlich kann man Medizin mit einer guten Abiturnote studieren und es ist auch richtig, dass man in der Regel eine gute Abiturnote braucht, um einen Platz zu bekommen. Nur sollte diese nicht der ausschlaggebende Faktor für die Wahl des Studienfaches Humanmedizin sein. Die Entscheidung, ob Medizin das Richtige für dich ist, solltest du weitgehend unabhängig von der Note treffen.

Du solltest dich fragen: Bin ich wirklich daran interessiert, eine umfangreiche wissenschaftliche Ausbildung zu durchlaufen und diese danach im Umgang mit Patienten anzuwenden?

Natürlich kannst du dir deiner Sache zu diesem Zeitpunkt nicht völlig sicher sein. Wer nach ein paar Monaten oder Semestern merkt, dass es doch nicht das Richtige ist, kann immer noch wechseln – und dann sollte er es auch tun. Denn nur, wer mit Freude dabei ist, kann langfristig auch gute Arbeit leisten. Du solltest dir darüber im Klaren sein, dass das Medizinstudium nicht immer ein Zuckerschlecken ist. Gerade zu Anfang ist Pauken oft die Devise und bei manchen Prüfungen an der Uni wirst du dich fragen, wozu du das ganze Zeug eigentlich brauchst. Neben Durchhaltevermögen kann gerade in der ersten Hälfte des Studiums auch ein wenig Idealismus nicht schaden. Wenn nämlich erst einmal der Patientenkontakt im Vordergrund steht, setzen sich kleine Puzzle-Teilchen zusammen und du wirst feststellen, dass sich die Arbeit gelohnt hat!

Damit dir die Entscheidung leichter fällt, ist ein genauerer Blick auf das Verhältnis zwischen Studium und späterem Beruf nötig.

Das Studium

Vergleicht man das Studium mit dem späteren Berufsbild, wird schnell ein Auseinanderklaffen deutlich: Das Medizinstudium selbst ist sehr theoretisch gehalten, die deutsche Ausbildung im internationalen Vergleich sogar ganz besonders. Das bedeutet zum einen, dass die Absolventen deutscher Unis ein relativ gutes Fachwissen besitzen, zum anderen aber, dass sie in Sachen praktischer Fertigkeiten oftmals Defizite aufweisen.

In den letzten Jahren wurden sehr viele Bestrebungen angestellt, konkrete Berufsanforderungen stärker in den Ausbildungsgang einfließen zu lassen. Durchaus mit Erfolg. Zum Beispiel wurden in vielen Fächern Blockpraktika eingeführt, um Theorie und Praxis stärker zu verknüpfen. Ebenso werden mittlerweile häufiger als zuvor klinische, also praxisnahe Bezüge integriert. Das soll helfen, den Gesamtzusammenhang besser einsehen zu können, und auch ein Verständnis dafür zu schaffen, warum bestimmte Grundlagen einfach erlernt werden müssen.

Klar: Je weiter du in deinem Studienverlauf fortgeschritten bist, desto mehr Kontakt zu den Patienten bekommst du und desto öfter wirst du die erlernten Fähigkeiten auch anwenden dürfen.

Im sechsten und in der Regel letzten Jahr des Studiums befinden sich die angehenden Mediziner im so genannten „Praktischen Jahr" (PJ). Dann wird in Vollzeit auf verschiedenen Stationen gearbeitet, so dass die praktischen Fähigkeiten für den unmittelbar bevorstehenden Berufseintritt erlernt und gefestigt werden.

GELAUSCHT

DAS STUDIUM

Im Forum von MEDI-LEARN wird das Thema ausführlich diskutiert:

- Wie seid ihr auf Medizin gekommen?

  www.medi-learn.de/STF1

- Warum Medizin studieren?

  www.medi-learn.de/STF2

Berufsbild Arzt

Nun ein kleiner Einblick in das eigentliche Berufsbild Arzt: Nach sechs Jahren Studium beginnt die Arbeit im Krankenhaus. Jeder Mediziner, der eine Tätigkeit im weißen Kittel, sprich am Patienten anstrebt, ist zunächst im Krankenhaus tätig. Ein besonderes Arbeitsfeld, über das man sich vor der Entscheidung zum Medizinstudium klar werden sollte. In der Regel verbringt man mindestens fünf Jahre in der Klinik, denn so lange dauert die Ausbildung zum Facharzt, die Voraussetzung für eine Tätigkeit in einer niedergelassenen Praxis (z.B. Hausarzt) ist. Viele Ärzte arbeiten hier jedoch wesentlich länger, nicht wenige bleiben hier bis zum Ende ihrer Berufszeit.

Dem Arzt obliegt die Sorge für die Gesundheit seiner Patienten. Er führt Untersuchungen durch, erhebt Befunde, ordnet gegebenenfalls weitere Untersuchungen an und stellt die Diagnose. Aus dieser heraus ermittelt er die Therapie, die er selbst durchführt oder bei deren Durchführung er sich von seinen Assistenten (Gesundheits- und Krankenschwester/-pfleger, Arzthelfer etc.) unterstützen lässt.

Als Arzt arbeitet man sehr viel und sehr eng mit den Patienten zusammen. Man begleitet sie durch die Krankheit, freut sich mit ihnen, wenn eine Therapie Erfolg zeigt, muss aber auch lernen, schlechte Nachrichten überbringen zu können.

Nach der Tätigkeit im Krankenhaus kann man als Arzt auch in einer niedergelassenen Praxis arbeiten. Im Rettungsdienst kann man parallel zur klinischen Arbeit tätig sein. Ebenso kann nach dem Medizinstudium in der Forschung, in der Pharmaindustrie, in der Fachpresse oder als Medizininformatiker gearbeitet werden.

GELAUSCHT

FASZINATION MEDIZIN

Der Artikel „Faszination Medizin" könnte an dieser Stelle für dich von Interesse sein:

www.medi-learn.de/STF3

Die Arbeitszeit

In den Krankenhäusern wird häufig im Schichtbetrieb gearbeitet. Laut Arbeitsvertrag haben die meisten Ärzte eine Arbeitszeit von morgens um 7.00 Uhr bis ca. 16.30 Uhr (die Zeiten variieren von Haus zu Haus). In der Realität jedoch bleibt der Arzt meistens länger im Krankenhaus, da die Arbeit in dieser Zeit nicht zu schaffen ist und entsprechende, oftmals unbezahlte Überstunden von den Vorgesetzten erwartet werden.

Neben den eigentlichen Schichten sind Ärzte auch für Not- und Bereitschaftsdienste eingeteilt, beispielsweise nachts oder am Wochenende. Trotz vorhandener gesetzlicher Regelungen ist es z.Zt. leider immer noch an vielen Kliniken so, dass die Schichtdienste neben der eigentlichen Arbeitszeit durchgeführt werden. Deshalb kann es durchaus einmal vorkommen, dass ein Arzt 24 Stunden (in manchen Fällen sogar 36 Stunden) am Stück in der Klinik ist! Bedenkt man, dass die Wochenarbeitszeit laut neu geregeltem Arbeitszeitgesetz von 2004 maximal 48 Stunden betragen darf, wird die Schieflage zwischen Gesetz und Praxis nur allzu deutlich.

Es lässt sich jedoch prognostizieren, dass die Anzahl der Krankenhäuser, an denen man derartig extreme Arbeitszeiten findet, immer geringer wird und dass zu erwarten ist, dass sich die Arbeitszeiten normalisieren werden. Wann dies jedoch so weit sein wird, steht in den Sternen.

Arbeitsort Krankenhaus: eine Ellbogengesellschaft?

GELAUSCHT

ARBEITSORT KRANKENHAUS

Die beiden folgenden Artikel vertiefen das Thema „Arbeitsort Krankenhaus" weiter und sind absolut lesenswert:

- Kampf der Kittel

  www.medi-learn.de/STF4

- Arbeitsbedingungen im Krankenhaus

  www.medi-learn.de/STF5

In der Klinik herrscht eine strenge Hierarchie. Unten stehen die jungen Ärzte, die gerade ihr Medizinstudium abgeschlossen und ihre Approbation erlangt haben. Darüber folgen die Assistenzärzte, die bereits länger in der Klinik tätig sind und weitgehend selbständig arbeiten. Diejenigen Assistenzärzte, die schon den Grad des Facharztes erreicht haben, stehen noch ein Stück darüber. Oberärzte und Chefärzte bilden die Spitze der Pyramide. Gerade in großen Krankenhäusern sind die hierarchischen Strukturen stark ausgeprägt, was je nach Charakter zu Problemen führen kann und „Ellenbogen spüren" lässt. In kleineren Häusern „kennt man sich", die Hierarchien sind flacher. Im Grunde ist es also so wie in jedem Unternehmen. Manch einer bevorzugt übersichtliche, „mittelständische" Strukturen, andere kommen besser in einem großen Betrieb zurecht. Hier entscheidet die persönliche Vorliebe!

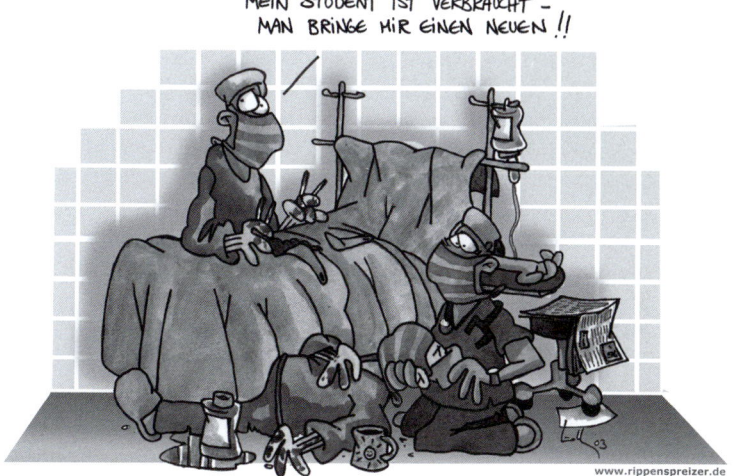

www.rippenspreizer.de

Berufsaussichten

Die Jobaussichten für junge Ärzte sind im Vergleich zu anderen Branchen momentan vergleichsweise gut: Die derzeitige Arbeitslosenquote unter Ärzten von ein bis zwei Prozent macht Mut, zumal davon noch die Wechsler, die sich zwischen zwei Stellen befinden, abzuziehen sind. Zurzeit sieht es so aus, dass jeder Mediziner, der einen Arbeitsplatz sucht, auch fündig wird. Anhand der zahlreichen Angebote in verschiedenen Stellenbörsen (z.B. www.medi-learn.de/jobboerse) lässt sich sehr gut erkennen, dass ausreichend freie Stellen vorhanden sind.

In einigen Bereichen, derzeit zum Beispiel in der Herzchirurgie, wird der Nachwuchs sogar bedenklich knapp. Auch in vielen Regionen Ostdeutschlands wird händeringend nach Fachkräften gesucht und manchmal auch mit übertariflicher Bezahlung gelockt.

Die politische Entwicklung im Bereich Gesundheit und die Umsetzung des neuen Arbeitszeitgesetzes lassen die Prognose zu, dass sich der Arbeitsmarkt auch in den kommenden Jahren weiter positiv für werdende Ärzte entwickeln wird.

Doch um die Chancen auf dem Arbeitsmarkt solltest du dir erst einmal keine allzu großen Gedanken machen. Denn so verheißungsvoll die Arbeitsmarktprognosen derzeit sein mögen, so wenig verlockend waren sie noch vor einigen Jahren. Die Zyklen, denen die Berufsperspektiven unterliegen, sollten auch in

SURFTIPP

JOBAUSSICHTEN

Auch zum Thema Jobaussichten findest du online weitere Informationen:

- Zahlen und Fakten zur Situation der Ärzteschaft

  www.medi-learn.de/STF6

- Bundesärztekammer zur Situation der Ärzteschaft

  www.medi-learn.de/STF7

„guten Zeiten" eine gesunde Portion skeptischer Vorsicht im Umgang mit Prognosen nicht vergessen lassen.

Was aber noch viel wichtiger ist: Sie sollten nicht entscheidend für das Aufnehmen eines Medizinstudiums, geschweige denn der alleinige Anreiz dafür sein. Denn wer nur wegen der Jobaussichten Medizin wählt, ist über kurz oder lang genauso wenig erfolgreich wie derjenige, der es nur wegen des guten Abiturs tut!

Fragen Sie Ihren Arzt!

Wenn man sich, wie du es tust, ernsthaft mit der Frage beschäftigt, ob Medizin das richtige Studienfach bzw. später der richtige Beruf ist, sollte man sich am besten mit jemandem unterhalten, der das Studium bereits hinter sich hat und als Arzt tätig ist. Falls du keinen Mediziner in der Verwandtschaft oder im Bekanntenkreis hast, könntest du z.B. mal deinen Hausarzt fragen. Die meisten geben ihre Erfahrungen – und Erinnerungen – gerne weiter.

Warum ich Mediziner wurde

Interview mit praktizierenden Ärzten

„Warum bist du Arzt geworden?" Diese Frage haben wir zwei praktizierenden Medizinern gestellt: Lilian und Andrej. Die Antworten der beiden „fertigen Ärzte" geben unterschiedliche und abwechslungsreiche Einblicke in mögliche Beweggründe, ein Studium der Humanmedizin zu beginnen.

Beschreibt bitte kurz Euren Werdegang. Welche Höhepunkte und welche Tiefpunkte gab es im Medizinstudium?

Lilian:
Meine Schulzeit verlief ohne große Probleme und Vorkommnisse. Der Beginn meines Studiums sah da schon anders aus: Nach dem Abi erhielt ich im Nachrückverfahren einen Studienplatz für Medizin an der Uni Magdeburg. Hier sah ich mich nicht nur mit einer mir völlig fremden Stadt und neuen Leuten konfrontiert, sondern auch mit einem bereits laufenden Semester! Die ersten Testate standen an und ich wusste gar nicht, wann und vor allem wie ich anfangen sollte, den Stoff zu lernen.
Die Kurzfassung der Geschichte ist, dass ich mich im zweiten Jahr entschied, die Uni zu wechseln und drei Jahre bis zum Physikum gebraucht habe. Diese Entscheidung habe ich nie bereut, da ich an meiner neuen Uni in Lübeck gemerkt habe, dass das Studium auch Spaß machen kann und nicht größtenteils aus Tiefpunkten besteht.
Die klinische Zeit verlief auch für mich reibungsloser. Während der Blockpraktika konnte ich immer etwas Klinikluft schnuppern und an der lange vermissten Praxis teilhaben. Zum Praktischen Jahr (PJ: letztes Jahr im Medizinstudium) habe ich die Uni nochmals gewechselt, weil ich diesen Abschnitt meines Studiums nicht an der Klinik der Uni machen wollte, wo sich viele Studenten auf einer Station drängeln. Ich erhielt über die Uni Göttingen einen Platz an einem Bremer Lehrkrankenhaus. Das PJ war für mich definitiv einer der Höhepunkte des Studiums, da mir hier bewusst wurde, dass ich das für mich richtige studiert habe!

Andrej:
Mein Abi habe ich mit 19 gemacht, dann kam die Bundeswehr – ursprünglich nicht für zwölf Monate, sondern für zwölf Jahre geplant. Ich durchlief die normale Offizierskarriere inklusive Maschinenbaustudium (unter anderem in

Unna, Aachen, Hannover, Hammelburg, Altenstadt, München und Augustdorf). Dann gab es plötzlich die Möglichkeit, die Verpflichtungszeit von zwölf auf neun Jahre, trotz Studiums, zu verkürzen, da die Bundeswehr damals von 490.000 auf 370.000 Mann verkleinert wurde.

Diese Chance ließ ich mir natürlich nicht entgehen und entschied mich gegen das Arbeiten und für ein Studium, da ich die Freiheiten eines Studiums sehr wohl zu schätzen wusste und zudem finanziell durch eine ordentliche Abfindung und Übergangsgebührnisse sowie zusätzlich durch eine kleine Nebentätigkeit in einem eigenen Ingenieurbüro relativ unabhängig war.

Ich habe dann also an der Medizinischen Hochschule in Hannover mein Studium begonnen und nach fünf Jahren und dem 2. Staatsexamen für das Praktische Jahr an die WWU nach Münster gewechselt. So richtige Tiefpunkte gab es eigentlich nicht. Ich habe das Studium genossen und es als fortwährenden Höhepunkt angesehen!

Mit welcher Motivation habt Ihr Euch entschieden, Medizin zu studieren?

Lilian:

Mein Vater war Arzt und ich fand es schon als Kind spannend, mit ihm ins Krankenhaus zu fahren, ab und zu mal einen Blick in den Rettungswagen werfen zu können und ihn auszufragen, was er eigentlich den ganzen Tag so macht.

Erst in der Oberstufe habe ich mich vermehrt mit der Frage beschäftigt, ob ich Ärztin werden sollte. Ich fand die Vielzahl an Möglichkeiten spannend, die dieser Beruf bietet. Der Gedanke, anderen Menschen helfen zu können, hat mich einfach fasziniert, auch wenn sich das etwas platt anhört. Wirklich ernsthaft darüber nachgedacht, etwas anderes zu studieren, habe ich eigentlich nicht. Irgendwie wusste ich, dass das der richtige Beruf für mich ist!

Andrej:

Ich habe Medizin gewählt, weil ich es mit meiner vorherigen Ausbildung bestens verbinden kann. Mein Ziel ist und bleibt eine Tätigkeit im Überschneidungsgebiet von Maschinenbau und Medizin: Die Entwicklung von Endoprothesen beispielsweise ist ein Traum für mich. Aber auch die derzeitige Arbeit in der Orthopädie ist schön.

Wie bewertet Ihr Eure Entscheidung rückblickend? Wer sollte Medizin studieren?

Lilian:

Ich denke, dass eine Portion Idealismus dazugehört, dieses Studium auf sich zu nehmen und es durchzustehen. Ich wusste, was ich wollte, auch wenn ich manchmal nicht wusste, wie ich das erreichen sollte. Wenn ich aus Prestige- oder Geldgründen den Arztberuf gewählt hätte, hätte ich wahrscheinlich schon früh aufgegeben.

Andrej:
Prestige allein bringt einen sicher nicht weit. Und ich finde, man muss kein Überflieger sein, um Arzt zu werden. Ich würde mich wahrlich nicht als „Brenner" bezeichnen, ich bin auch kein Arbeits- oder Lerntier. Das Ökonomische Prinzip – also mit möglichst wenig Aufwand das Maximum zu erreichen – das habe ich quasi perfektioniert!

Wie sieht der Alltag als Arzt für Dich heute aus? Was macht Dir am meisten Spaß? Was am wenigsten?

Lilian:
Ich arbeite seit ein paar Monaten als Assistenzärztin in einer großen unfallchirurgischen Klinik. Im Moment arbeite ich in der Ambulanz: Das kann sehr stressig, aber umgekehrt auch sehr lehrreich sein. Beim Befunden von Röntgenbildern, Festsetzen der Therapie und Fragen nach OP-Indikationen gibt es zwar fast täglich Fälle, bei denen ich nicht so recht weiter weiß, weil man durch Uni und PJ einfach nicht genug Routine und Praxiswissen bekommen hat. Aber ich habe nette Kollegen, die mir immer mit Rat und Tat zur Seite stehen.
Nach dem 3. Staatsexamen habe ich zunächst an meiner Doktorarbeit geschrieben. Ich wünschte, ich hätte sie schon fertig stellen können – an den dienstfreien Wochenenden auch noch an der Dissertation zu schreiben, ist ziemlich anstrengend.

Andrej:
Derzeit arbeite ich in einem schnuckeligen Ort in der Schweiz als Assistent in der Orthopädie. Hier arbeite ich zu 50 % klinisch und zu 50 % wissenschaftlich, natürlich im Bereich der Endoprothetik. Das hält mich auf dem richtigen Weg und macht viel Freude!

Welche Tipps würdest Du Studenten, die jetzt vor der Entscheidung stehen, Medizin zu studieren, mit auf den Weg geben?

Lilian:
Der Arztberuf ist einer der schönsten, die es gibt. Auch wenn das Studium mitunter manchmal endlos und schwierig erscheint und es vorher immer Leute

gibt, die einem abraten wollen: Wer den Entschluss für sich gefasst hat, sollte sich davon nicht abbringen lassen! Man muss sich sein Ziel zwischendurch immer wieder vor Augen führen und die Momente, in denen man weiß, warum man gerade diesen Beruf gewählt hat, gut im Gedächtnis behalten. Zum Beispiel dann, wenn sich Patienten für die Behandlung bedanken und man merkt, dass man etwas leisten kann.

Andrej:

Dem kann ich mich nur anschließen. Nichts ist so wertvoll, wie festzustellen, dass man etwas bewirken, jemandem helfen kann. Das macht den Beruf so einzigartig. Und was das Studium angeht: Hört einfach mal auf das, was die erfahrenen Studenten der höheren Semester sagen! Versucht bloß nicht, immer alles selber herauszufinden: Wenn die Älteren zum Beispiel sagen, die Veranstaltung kann man knicken, da muss man nicht hin, dann knickt es und genießt lieber die Zeit!

Fazit

Abschließend lässt sich folgendes sagen: Wer gerne Medizin studieren möchte, sich über das Studium und die spätere berufliche Tätigkeit informiert hat und wirklich bereit ist, die Herausforderung anzunehmen, der sollte das Studium unbedingt anstreben.

Bereits früh im Studium wirst du merken, wie interessant das Erlernen der verschiedensten Vorgänge im menschlichen Körper ist. Dabei faszinieren die meisten werdenden Ärzte besonders das Erkennen und die Behandlung von Krankheiten.

Darfst du nach dem Studium die erlernten Tätigkeiten schließlich anwenden, so wirst du merken, dass sich die lange, oft mühsame Zeit der Ausbildung gelohnt hat! Du wirst immer mehr Verantwortung für die eigene Tätigkeit und für die eigenen Patienten übernehmen. Dabei wirst du feststellen, dass diese Verantwortung, verbunden mit der Möglichkeit, etwas gegen die Krankheiten und Leiden deiner Patienten bewirken zu können, sehr viel Freude bereitet und Erfüllung für das eigene Leben bringt.

Soviel ist sicher: Wer diese Erfüllung findet, hat den richtigen Beruf gewählt!

SURFTIPP

FAZIT

Weitere Interviews mit praktizierenden Ärzten findest du unter:

www.medi-learn.de/STF8

Weitere Informationen rund um den Arztberuf erhältst du auch auf den Seiten des Arbeitsamtes unter:

www.medi-learn.de/STF9

ZUSAMMENFASSUNG

Ist Medizin das Richtige für mich?

- **Die Note ist nicht der entscheidene Faktor**

  Auch wenn eine gute Abinote wichtig ist, um einen Studienplatz in Medizin zu bekommen, sollte im Umkehrschluß auf keinen Fall eine gute Abinote der Grund für die Auswahl des Faches Medizin sein (siehe Seite 13).

- **Erst kommt die Theorie**

  Das Medizinstudium in Deutschland hat wesentlich weniger praktische Bezüge als in anderen Ländern. Je weiter du jedoch im Studium fortschreitest, desto näher kommst du der Praxis und damit den Patienten (siehe Seite 14).

- **Nach dem Studium in die Klinik**

  Nach dem Medizinstudium musst du dich in jedem Fall auf mehrere Jahre Tätigkeit in der Klinik einstellen, um deine Facharztausbildung zu machen. Die Zeit in der Klinik dauert in den meisten Fällen mindestens fünf bis sieben Jahre (siehe Seite 15).

- **Überstunden sind immer noch die Regel**

  Trotz europäischen Arbeitszeitgesetzes arbeiten Ärzte immer noch weit mehr als 40 Stunden in der Woche. Auch wenn sich die Arbeitszeiten im Gesamten immer mehr normalisieren, solltest du dir bei der Entscheidung zum Medizinstudium darüber im Klaren sein (siehe Seite 16).

- **Die Hierarchie im Krankenhaus**

  In fast jedem Krankenhaus herrscht eine sehr steile Hierarchie, in der die jungen Assistenzärzte einen der unteren Ränge bekleiden. Auch über diesen Sachverhalt, der in den ersten Jahren deiner ärztlichen Tätigkeit auf dich zukommt, solltest du dir vor der Entscheidung zum Medizinstudium klar sein (siehe Seite 16).

- **Arzt - eigentlich ein sicherer Job**

  Vom heutigen Standpunkt aus gesehen, sind die Jobaussichten für Mediziner sehr gut. Die grundsätzliche politische Entwicklung spricht dafür, dass dies sich auch in den nächsten Jahren nicht ändern wird. Da der Arbeitsmarkt jedoch immer periodischen Zyklen unterliegt, kann dir niemand zu Beginn deines Studiums versprechen, dass du einen festen Job bekommen wirst (siehe Seite 17/18).

- **Fragen Sie Ihren Arzt**

  Das Medizinstudium und die Tätigkeit als Arzt ist ein faszinierender Weg, bei dem du zum einen naturwissenschaftlich einmalige Einblicke in den menschlichen Körper bekommst und zum anderen durch deine Arbeit Menschen helfen kannst. Um die Begeisterung noch einmal aus erster Hand zu hören, solltest du dich auf jeden Fall einmal mit einem praktisch tätigen Arzt unterhalten und du wirst merken, dass das Medizinstudium mehr als eine Ausbildungsentscheidung ist.

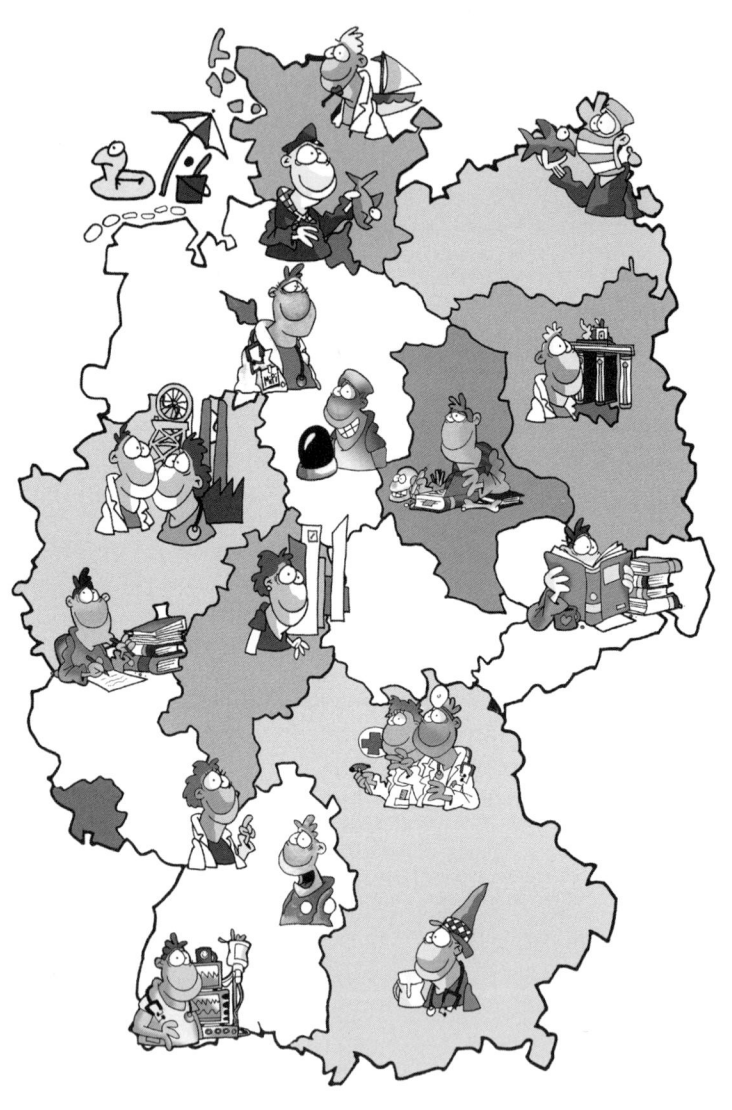

Verschiedene Uni-Typen
für verschiedene Studenten-Typen:
Wo studiere ich am besten?

Ist die Entscheidung zum Medizinstudium prinzipiell gefallen, stellt sich sehr schnell die Frage, wo man am liebsten studieren würde. Allerspätestens beim Ausfüllen der Onlinebewerbung der Zentralstelle für die Vergabe von Studienplätzen (ZVS) gilt es, diese Frage zu beantworten. Neben taktischen Überlegungen, die später im Detail erläutert werden, spielen Aspekte wie Größe, Ansehen der Uni und natürlich die Stadt, in der die Uni steht, eine wichtige Rolle bei der Auswahl. Wir stellen dir nun unterschiedliche Kriterien vor, die bei der Wahl des Studienortes eine wichtige Rolle spielen können. Was davon im Einzelfall für dich zutrifft und wichtig ist, musst du persönlich entscheiden – wir können nur die grobe Richtung und ein wenig Orientierung vorgeben.

Viel Selbstständigkeit, aber auch viele Möglichkeiten: Die große Uni

Was zeichnet eine große Uni aus? Erfahrungsgemäß werden hier wesentlich mehr fakultative (freiwillige) Zusatzveranstaltungen angeboten, so dass nicht nur das Pflichtprogramm absolviert werden kann, sondern auch zahlreiche Möglichkeiten bestehen, „nach links und nach rechts" zu gucken und nach Interesse Veranstaltungen zu belegen. Das breite Themenspektrum bedeutet auch bei der späteren Suche nach einer Doktorarbeit eine größere Wahlfreiheit.

Die großen Unis verlangen oftmals mehr Selbstständigkeit von ihren Studenten. Konkret bedeutet das zum Beispiel, dass die Studenten sich ihre Stundenpläne selbst zusammenstellen und sich rechtzeitig um ihre Kurse kümmern müssen. Es gibt Unis, an denen man für einen Platz in einer bestimmten Veranstaltung manchmal sehr früh aufstehen muss! Nicht wenige Morgenmuffel nehmen sich deswegen gleich ein Sitzkissen für den etwas unbequemen Platz auf der Treppe mit.

An einer großen Universität herrscht größere Anonymität: Meist kennen sich Dozenten und Studenten nur flüchtig. Nicht selten sieht man den Dozenten in der Abschlussprüfung zum ersten Mal oder der Professor kann sich in einer

GELAUSCHT

DIE GROSSE UNI

Im Forum kannst du beispielhaft eine Diskussion zum Studienort Berlin anschauen:

www.medi-learn.de/STF10

Sprechstunde nicht auf Anhieb daran erinnern, dass du schon einmal bei ihm in der Vorlesung warst. Ob die größere Anonymität nun positiv oder negativ zu bewerten ist, hängt natürlich von deinen persönlichen Vorlieben ab.

Befindet sich die große Uni in einer entsprechend großen Stadt, gibt es hier natürlich auch ein breiteres Kultur- und Freizeitangebot als an kleineren Standorten. Zu den großen Medizin-Standorten zählen unter anderem: CUB Berlin (s. Seite 212), Göttingen (s. Seite 232), München (s. Seite 264), Hannover (s. Seite 240) und Leipzig (s. Seite 252).

Das verschulte Studium mit dem persönlichen Touch: Die kleine Uni

Und was zeichnet die kleine Uni aus? Hier kennt man sich, die Atmosphäre ist oft familiär. Es kann dir durchaus passieren, dass dich die Dozenten beim Namen ansprechen! Durch den engeren Kontakt, auch zu den anderen Studenten, lassen sich viele Probleme des Studienalltags recht einfach lösen. Wegen der übersichtlichen Studentenzahl sind die Dozenten hier eher bereit, ein Gespräch auf dem Gang zu führen (also ohne Terminvereinbarung), die Kommunikationswege sind insgesamt kürzer als an großen Fakultäten.

Das Studiensystem ist an den kleinen Standorten häufig verschulter: Zu Anfang des Semesters wird ein Stundenplan veröffentlicht, an den du dich mehr oder weniger zu halten hast. Auch Praktikumsplätze sind in der Regel fest „gebucht", so dass du dich um diese meist nicht selbst kümmern musst.

An den kleineren Standorten hat man als Student meist bessere Chancen, eine gute und günstige Wohnung zu finden, da weniger Studenten um ein und dieselbe Unterkunft buhlen. Da das Freizeitangebot sich meist in überschaubaren Dimensionen abspielt, ist auch hier die Chance, außerhalb der Uni Mitstudenten zu treffen, recht groß. Zu den kleinen Unis zählen zum Beispiel: Regensburg (s. Seite 270), Mannheim (s. Seite 260), Dresden (s. Seite 218), Lübeck (s. Seite 254) und Greifswald (s. Seite 234).

3x umsteigen oder 3 Schritte bis zur nächsten Veranstaltung? Campus-Uni oder dezentrale Uni?

Übrigens: Große oder kleine Uni, das sagt noch nicht viel über die Strecken aus, die du zwischen einzelnen Veranstaltungsorten zurückzulegen hast. „Alles an einem Fleck" oder „Weit über die Stadt verstreut" – getreu diesen Mottos unterscheidet man grob zwei Uni-Typen: die Campus-Uni und der dezentrale Typ einer Uni.

 Johann ist Medizinstudent an der Ruhr-Universität in Bochum. „Im Ersten Abschnitt spielt sich fast alles auf dem Campus ab, die Laufwege sind denkbar kurz. Auch zur Mensa oder zur Uni-Verwaltung sind es nur wenige Schritte. Erst später werde ich mehr fahren müssen, weil Bochum keine zentrale Uni-Klinik hat, sondern mehrere Lehrkrankenhäuser."

Claudia hingegen studiert Medizin in Berlin. Hier sieht es ganz anders aus: „Es gibt hier vier Standorte: Die Charité in Mitte, das Virchow-Klinikum in Wedding, das Universitätsklinikum Benjamin Franklin in Steglitz und das Helios-Klinikum in Buch. Meine Veranstaltungen sind über die ganze Stadt verstreut. Wenn ich von der Charité zum Virchow-Klinikum fahren muss, brauche ich mindestens eine halbe Stunde dafür. Wenn ich ans Klinikum nach Steglitz fahre, dauert es noch länger, weil ich noch in den Bus umsteigen muss, der nur alle 20 Minuten fährt. Mein Stundenplan ist aber nicht auf die Fahrtzeiten

SURFTIPP

DIE KLEINE UNI

Online findest du weitere Artikel rund um das Thema Ortswechsel:

- Greifswald immer beliebter

  www.medi-learn.de/STF11

- Mannheim punktet

  www.medi-learn.de/STF12

- Ausbildungsranking im Ärzteblatt

  www.medi-learn.de/STF13

- Witten-Herdecke

  www.medi-learn.de/STF14

abgestimmt, ein Zuspätkommen lässt sich oft überhaupt nicht verhindern. Und für die Mensa fehlt die Zeit sowieso."

Claudia schätzt, dass sie an einem gewöhnlichen Uni-Tag rund zweieinhalb Stunden in Bus und Bahn unterwegs ist. „Dadurch wird der Tag natürlich sehr lang und die Zeit zum Lernen geht für das Pendeln drauf." Hinzu kommt, dass man Kommilitonen bei verstreuten Lehrstätten seltener über den Weg läuft als auf dem Campus. „Jemanden bei der vielen Fahrerei zu treffen, ist ein echtes Highlight", bemerkt Claudia. „Aber dafür ist Berlin natürlich eine sehr reizvolle Stadt. Und das Unterwegs-Sein gehört hier einfach dazu."

GELAUSCHT

RICHTIGER STUDIENORT

Auch im Forum von MEDI-LEARN wird intensiv über den richtigen Studienort diskutiert. Zwei der zahlreichen Diskussionen findest du unter den folgenden Links:

* Über die Unis und ihren Ruf

  www.medi-learn.de/STF15

* Humanmedizin studieren, aber wo?

  www.medi-learn.de/STF16

Leidet die Lehre unter guter Forschung?
Die „renommierten" Universitäten

Wenn man jemanden fragt, wo man denn Medizin studieren kann, wird man spätestens seit dem Film „Anatomie" als erstes Heidelberg (s. Seite 242) zu hören bekommen. Weitere namhafte Uni-Standorte wie Tübingen (s. Seite 274), Freiburg (s. Seite 228), Hannover (s. Seite 240), München (s. Seite 264) oder die Charité in Berlin (s. Seite 212) werden folgen.

Der gute Ruf der Unis basiert entweder darauf, dass diese Standorte schon sehr lange bestehen oder, dass sie sehr gute Forschungsergebnisse publizieren. Für denjenigen, der sich später auf einem Gebiet wie zum Beispiel der Tumorforschung oder in der Molekularmedizin spezialisieren möchte, ist es sicherlich sinnvoll, eine solche Uni mit hoher Reputation anzuvisieren – zumindest zum zweiten Studienabschnitt.

Doch was nützen dir als Uni-Anfänger die guten Forschungsergebnisse einer Uni, wenn du vor allem erst mal gut durch das Studium kommen willst und deshalb ein motivierter, didaktisch kompetenter Dozent wichtiger für dich ist als einer, der sich lieber den Laborproben für seine Habilitation als seinen Studenten widmet?

Tatsächlich ist es so, dass der Ruf der renommierten Unis manchmal erheblich besser sein kann als ihre Qualität in der Ausbildung. Besonders dann, wenn eine Universität ihr Augenmerk zu stark auf die Forschung legt, bleibt für die eigentliche Ausbildung wenig Zeit und Geld übrig.

Ein weiterer Nachteil der renommiereren Unis besteht darin, dass sie in der Regel wegen ihres Rufes sehr überlaufen sind und man nur sehr schwer an einen der begehrten Studienplätze gelangt.

In den Stadtberichten, die du im hinteren Teil des Buches (ab Seite 210) findest, wirst du feststellen, dass viele der so genannten Top-Unis von ihren Studenten gar keine Top-Noten bekommen. Im Gegenzug erhalten viele der Ausbildungsorte, die bei der ZVS-Bewerbung eher weniger beliebt sind, weil sie weniger gute Rankings bekommen (ab Seite 210), dennoch gute Bewertungen ihrer Studenten. Kurz gesagt: Erst Stadtberichte studieren – dann Ortswunsch platzieren.

SURFTIPP

Die „renomierten" Unis

Auch wenn die bekannten Unirankings von Stern und Zeit aus unserer Sicht nur sehr bedingt Auskunft über den richtigen Studienort geben, seien sie hier der Vollständigkeit halber genannt. Über die folgenden Links gelangst du direkt zu den entsprechenden Rankings:

Stern-Uniranking:

* www.medi-learn.de/STF17

Zeit-Uniranking (CHE)

* www.medi-learn.de/STF18

Darüber hinaus bietet MEDI-LEARN ein Uniranking, das auf Basis einer Befragung von über 3.000 Studenten entstanden ist.

In den Städteberichten im Anhang sind bereits die wichtigsten Punkte dieses Rankings enthalten. Das komplette MEDI-LEARN Uni-Ranking findest du unter folgendem Link:

* www.medi-learn.de/ranking

Organ-, patienten- und praxisnah: Reformstudiengänge

Vielleicht hast du schon davon gehört: Viele der in Deutschland angebotenen Medizinstudiengänge wurden in den letzten Jahren reformiert. An einigen Universitäten wird neben dem herkömmlich aufgebauten Studium auch ein so genannter Reformstudiengang angeboten – entweder als Alternative oder als einzige Studienform. An manchen Universitäten, wie zum Beispiel in Aachen, werden z.B. alle neu beginnenden Studenten automatisch in den Reformstudiengang eingeschrieben. An anderen Unis, etwa in Bochum oder in Berlin, gibt es parallel zum „alten" Studiengang Medizin nun auch ein reformiertes Curriculum in einem separaten Studiengang. Das bedeutet, dass die hier zugelassenen Studenten sich auf die beiden Studiengänge aufteilen. Wenn mehr Studenten sich bei diesem internen Vergabeverfahren für das Reformmodell bewerben als Plätze vorhanden sind, entscheidet das Los.

Was macht einen Reformstudiengang aus? Um die Neuerungen zu verstehen, die eingeführt wurden, musst du natürlich erst einmal wissen, wie der reguläre Medizinstudiengang aufgebaut ist, welche Abschnitte, Fächer und Prüfungen es gibt.

Deshalb solltest du nun einmal „springen": Weiter hinten im Buch findest du eine detaillierte Beschreibung des Studienverlaufs für das „Normalstudium". Lies dich dort ein wenig in die Materie ein und kehre dann an diese Stelle zurück.

Gut, nun bist du über den grundsätzlichen Aufbau des Medizinstudiums informiert, schauen wir uns nun die Reformstudiengänge im Detail an:

Bei den reformierten Studiengängen, so unterschiedlich sie auch in ihrer individuellen Gestaltung und Namensgebung sein mögen, gibt es folgende vier wesentliche Kennzeichen festzuhalten: Organzentriertes Lernen, Problemorientiertes Lernen (POL), Unterricht am Krankenbett (bedside-teaching) und die Zusammenführung von Vorklinik (Erster Studienabschnitt) und Klinik (Zweiter Studienabschnitt).

Organzentriertes Lernen

Organzentriertes Lernen bedeutet, dass sich Unterrichtsstoff und Lernmethoden stärker als zuvor an den Körperteilen des Menschen orientieren. Nehmen wir als Beispiel die Niere: Wie ist sie aufgebaut? Welche Funktionen hat sie? Welche Fehlfunktionen und Krankheiten können in der Niere auftreten? Und welche Behandlungsmethoden gibt es für Nierenkrankheiten?

Diese und weitere Fragestellungen werden im Organzentrierten Lernen der Reformstudiengänge zusammenfassend behandelt, zum Beispiel im Rahmen eines mehrwöchigen Block-Kurses.

Im Regelstudiengang ist der Aufbau der Niere ein Thema der Anatomie, Stoffwechselfunktionen, die sie übernimmt, kommen in der Physiologie an die Reihe, Stoffwechselvorgänge in der Biochemie und ihre Krankheitsbilder werden erst in der Klinik behandelt, also im Zweiten Studienabschnitt.

Während die Niere dort also in verschiedenen Veranstaltungen und in unterschiedlichen Semestern thematisiert wird, gibt es im Reformstudiengang quasi „Niere kompakt".

Problemorientiertes Lernen

Die zweite Neuerung: Problemorientiertes Lernen (POL). Meistens in Kleingruppen (bis zu acht Personen) bekommen die Studenten ein schriftliches Fallbeispiel mit einer Aufgabenstellung ausgehändigt. Das kann z.B. eine Krankengeschichte eines Patienten sein, die sich so im ärztlichen Arbeitsalltag stellen könnte.

Ziel ist es, in der Gruppe das vorliegende Problem zu definieren und mögliche Problemlösungswege zu formulieren. Die Teilnehmer sind nun gefragt, individuell Fachliteratur zu besorgen und Internetrecherche zum vorliegenden Fall zu betreiben und Lösungsvorschläge zu machen. Gemeinsam werden die Ergebnisse ausgewertet und an Lernzielen orientiert zu einem Gruppenergebnis zusammen getragen. Auch beim Problemorientierten Lernen (POL) geht es also darum, eine ganzheitliche Sichtweise für medizinische Fragestellungen herzustellen. So bekommen die Studenten schon ab dem ersten Semester Einblicke in Fälle, die im ärztlichen Alltag auftreten werden.

Unterricht am Krankenbett (bedside-teaching)

Das trifft, du kannst es dir sicher schon denken, auch für Punkt drei zu: bedside-teaching bedeutet, dass bereits in den ersten Semestern des Studiums Unterricht am Krankenbett durchgeführt wird, um frühzeitigen Kontakt zu den Patienten herzustellen. Im Rahmen dieses praktischen Unterrichts erlernen die Studenten ab Studienbeginn die typischen Untersuchungsformen im Krankenhaus: Anamnese, Befunderhebung und Diagnosestellung.

Zusammenführung von Vorklinik und Klinik

Damit wären wir beim vierten Unterschied zwischen Reformstudiengang und Regelstudiengang, der im Grunde alle vorherigen Punkte beinhaltet: die Zusammenführung und Verzahnung von Vorklinik (Erster Studienabschnitt) und Klinik (Zweiter Studienabschnitt).

Die alte Trennung „erst die Theorie und dann Praxis" soll überwunden werden mit dem Ziel, den Medizinstudenten von Anfang an eine patientenorientierte Einstellung mit auf den Weg zu geben. Ist ja ganz logisch: Wer schon früh mit praktischen Beispielen und Patienten in Berührung kommt, der versteht Medizin nicht nur als „graue Theorie", wie es im alten Studiengang – zumindest in den ersten Jahren – oft der Fall ist.

Jetzt könntest du natürlich denken, dass du an einer Uni mit Reformstudiengang automatisch wesentlich besser aufgehoben bist als im herkömmlichen Regelstudiensystem mit vermeintlich völlig überholten Lehrmethoden. Das ist aber nicht zwangsläufig der Fall.

Zum einen ist im Rahmen der Reformbestrebungen, die schon Ende der 80er Jahre begannen, auch das klassische Studium verändert worden. So gibt es seit 2003 eine neue Approbationsordnung, die auch hier bedside-teaching, POL und insgesamt mehr Praxisnähe vorschreibt. Also wirst du auch hier in die Vorzüge neuer Lehrmethoden kommen.

Zum anderen hat das neue Modell auch Nachteile für die Studenten. Die Lehrverfahren sind aufwändig und oft noch nicht ausgereift, so dass manche Veranstaltung experimentellen Charakter haben kann, wie die „Pioniere" dieser Studiengänge berichten.

Auch auf Erfahrungswerte wie im herkömmlichen Studiengang können die Studenten noch nicht immer zurückgreifen. Ältere Studenten, die dir sagen können, „wie der Hase läuft", gibt es bei den noch jungen Reformstudiengängen vergleichsweise wenige.

So können wir an dieser Stelle nur festhalten, dass durch verstärkte Gruppenarbeit und weniger Prüfungen in Form von Testaten das Reformmodell eher diejenigen anspricht, die gerne im Team lernen und arbeiten (was nicht jedem liegt) und auch unter dem hier geringeren Prüfungsdruck fleißig sein können. Wer hingegen besser alleine lernen und arbeiten kann und die Prüfung „vor der Nase" braucht, um leistungsfähig zu sein, kommt möglicherweise besser mit dem bisherigen Modell zurecht.

So oder so: Am Ende gehen alle durch das gleiche Examen – egal, ob zuvor ein reguläres oder ein reformiertes Studium beschritten worden ist!

Reform- oder Modellstudiengänge bieten derzeit folgende Unis an:

Aachen (s. Seite 210), Berlin (Charité) (s. Seite 212), Bochum (s. Seite 214), Hannover (s. Seite 240), Heidelberg (s. Seite 242), Köln (s. Seite 250) und Mannheim (s. Seite 260). Auch die Privatuniversität Witten-Herdecke (mehr dazu im Abschnitt „Studienalternativen" s. Seite 60) hat einen reformierten Medizinstudiengang.

Mehr Infos dazu findest du in den jeweiligen Stadtberichten (ab Seite 210).

GELAUSCHT

REFORMSTUDIENGÄNGE

Auch in den Foren von MEDI-LEARN wird intensiv über die Reformstudiengänge gesprochen. Die meisten Diskussionen findest du im Forum „vor dem Studium" und „Vorklinik". Hier einige ausgewählte Links mit Beiträgen zu Reformstudiengängen:

- Modellstudiengänge - www.medi-learn.de/STF19

- Modellstudiengang in Köln - www.medi-learn.de/STF20

- Modellstudiengang in Bochum - www.medi-learn.de/STF21

- Hannibal in Hannover - www.medi-learn.de/STF22

- Heicumed in Heidelberg - www.medi-learn.de/STF23

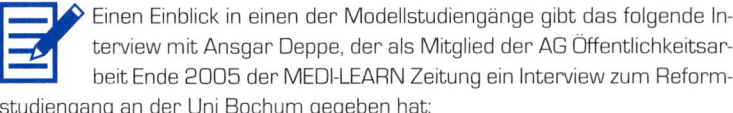 Einen Einblick in einen der Modellstudiengänge gibt das folgende Interview mit Ansgar Deppe, der als Mitglied der AG Öffentlichkeitsarbeit Ende 2005 der MEDI-LEARN Zeitung ein Interview zum Reformstudiengang an der Uni Bochum gegeben hat:

Ansgar, in Bochum wird parallel zum konventionellen Medizinstudium auch ein Reformstudiengang angeboten. Hältst du den Studiengang grundsätzlich für besser?

Da erlaube ich mir nach so kurzer Zeit seit der Einführung noch kein fundiertes Urteil. Zudem kennt man ja nur seine eigene Studienform gut genug, um sich ein detailliertes Bild zu verschaffen. Ein Entscheidungskriterium für den Modellstudiengang sollte aber meiner Meinung nach sein, ob man sich zutraut, genügend Lern-Motivation auch ohne wöchentlichen Testat- und Prüfungsstress aufzubringen. Natürlich hat man auch bei uns im Modellstudiengang durch das Problemorientierte Lernen (POL) in Siebener-Gruppen einen gewissen Druck. Abgesehen davon spielt die Fähigkeit und Bereitschaft, sich in Gruppenstrukturen einzufügen, eine wichtige Rolle bei der Wahl zwischen Regel- und Modellstudiengang. „Einzelkämpfer" können wahrscheinlich weniger mit dem neuen Konzept anfangen. Außerdem ist der Regelstudiengang etabliert: Man hat gewisse Erfahrungswerte, kann sich Altklausuren besorgen und die höheren Semester erzählen dir, wie alles abläuft.
Im Modellstudiengang herrscht eher Pioniergeist. Mittlerweile ist erst die zweite Generation am Start. Vieles ist einfach neu und ungewohnt. Das hat allerdings auch den Vorteil, dass aktiv mitgestaltet und mitgedacht werden kann.

Das Studienangebot im Reformstudium ist recht neu. Gab es Pannen und Unzulänglichkeiten oder lief alles glatt?

Hin und wieder gab es organisatorische Schwierigkeiten. Zum Beispiel dann, wenn die Zeit knapp wurde, von einem Veranstaltungsort zum nächsten zu gelangen, weil ein Seminar mal länger gedauert hat oder spontan Änderungen im Stundenplan vorgenommen werden mussten. Im Großen und Ganzen gab es aber keine schweren Pannen. Durch die viel persönlichere Struktur kann es bei uns zu individuellen Differenzen kommen, allerdings schulen solche möglichen sozialen Probleme den Dialogcharakter und die Anpassungsfähigkeit, finde ich. Auch nicht unwichtig für den Arzt-Beruf!

Gibt es gemeinsame Veranstaltungen, die Reformstudenten und Normalstudenten in Bochum gemeinsam besuchen?

Nein, bedauerlicherweise nicht. Durch die unterschiedliche Studienkonzeption wäre das schwierig zu realisieren. Trotzdem kennt man sich gegenseitig durch

Vorkurse und die Ersti-Fahrt. Weiterhin bekomme ich auch im Fachschaftsrat einiges vom Regelstudiengang mit und natürlich auch umgekehrt. Aber gemeinsame Veranstaltungen gibt es bislang nicht.

Wie stehen die Professoren dem Thema „Reform der Lehre" gegenüber?
Die Meinungen sind recht gespalten. Einige Dozenten zeigen sich den neuen Ideen gegenüber sehr aufgeschlossen. Andere betrachten die naturwissenschaftlichen Grundlagen bei uns als zu stiefmütterlich behandelt und beobachten das Geschehen mit einer gewissen Skepsis, soweit ich das bisher beurteilen kann. Kritik zu üben und Verbesserungsvorschläge mitzuteilen, ist meiner Meinung nach aber auch wichtig für die Weiterentwicklung des Modellstudiengangs. Andernfalls kämen die Ideen und die reformierte Lehre zum Stillstand.

Was denkst du über den Ablauf der Unterrichtsveranstaltungen im Reformstudium?
Eigentlich sollen die Seminare, Praktika und praktischen Übungen interaktiven Charakter haben. Natürlich legt nicht jeder Dozent diesen Begriff gleich aus und einige Seminare haben schon eher Vorlesungscharakter. Trotzdem bin ich begeistert davon, wie eng der Kontakt zu den Dozenten ist und dass man immer die Möglichkeit hat, Fragen zu stellen. Oftmals haben die Veranstaltungen auch den tatsächlich angedachten Dialogcharakter. Das ist dann natürlich besonders erfreulich.

Welche Dinge gäbe es im Reformstudium Bochum zu verbessern?
Mitunter könnten die Lehrveranstaltungen besser aufeinander und auf die Patientengeschichte abgestimmt sein. Einige Seminare sind da manchmal zu speziell. Grundsätzlich aber ist das Engagement der meisten Dozenten schon sehr groß. Unser Physik-Professor zum Beispiel bietet zurzeit einen Crash-Kurs an. Dabei wiederholt er an Wochenenden die bisher behandelten physikalischen Lehrinhalte auf freiwilliger Basis. Das geht über das normale Maß hinaus!

Wie darf man sich die Lehrveranstaltungen der Vorklinik vorstellen?
Im Prinzip besteht der Unterricht aus POL, Seminaren, Praktika und Praktischen Übungen. Dazu kommt das Selbststudium: Jeder Student soll sich auf eigene Art – egal ob in Gruppen oder alleine, ob anhand von Modellen oder Lehrbüchern – vorbereiten, zum Beispiel auf das Anatomie-Seminar. Dabei kommt natürlich auch das problemorientierte Lernen zum Tragen: Hier setzen wir uns anhand von Patientengeschichten einmal pro Woche Lernziele, die es zu erreichen gilt. Dieses Lernsystem ist Grundlage des Modellstudiengangs

hier in Bochum. Im Seminar selbst kommen die grundlegenden Inhalte natürlich auch noch zur Sprache, manches wird allerdings vorausgesetzt. Die Veranstaltung selbst läuft dann häufig im fachlichen Gesprächsstil ab. Das heißt,
dass der Dozent uns anhand von Präsentationen die Inhalte näher bringt,
gleichzeitig aber auch Fragen an uns richtet. Natürlich können Verständnis-
probleme aus der Selbstlernzeit dann auch angesprochen und ausgeräumt
werden. Der kleinere Rahmen ermöglicht einen viel weniger anonymen Unterricht und motiviert zur aktiven Teilnahme.

Welche Tipps möchtest du zukünftigen Studenten mit auf den Weg geben?

Mein Ratschlag lautet, ein Stück weit auch auf das Bauchgefühl zu vertrauen
und kombiniert mit allen Infos, die man bekommen kann, eine Studienwahl zu
treffen. Erstsemestern würde ich raten, den Studienalltag so gut wie möglich
zu organisieren. Optimal ist
es, ausreichend viel für die
Uni zu tun, so dass sich kein
allzu schlechtes Gewissen
ausbreiten kann. Daneben
ist es auch sehr wichtig,
seinen Hobbys nachzuge-
hen und die bleibende Freizeit zu genießen. Dann ist
man auch privat zufrieden
und fokussiert das ganze
Leben nicht ausschließlich
auf das Studium. Diese
Gratwanderung ist schon
eine echte Herausforde-
rung, finde ich.

SURFTIPP

REFORMSTUDIENGÄNGE

Online findest du weitere Einführungs-
berichte zu den Reformstudiengängen:

- MaReCuM

  www.medi-learn.de/STF24

- POL in Leipzig – erste Erfahrungen

  www.medi-learn.de/STF25

- Reformstudiengang HANNBAL in
  Hannover

  www.medi-learn.de/STF26

- Theaterspielen in der
  Medizinerausbildung

  www.medi-learn.de/STF27

Der Schlüssel zur Entscheidung?
Die Uni-Rankings

Wo soll ich studieren? Welche Uni hat einen guten Ruf? Die Antwort darauf versprechen Rankings. Alle Jahre wieder publizieren die großen Zeitschriften zu Semesterbeginn Uni-Bewertungen, aus denen man ablesen können soll, an welchem Standort welcher Studiengang „am besten" studiert werden kann. Grundlage dieser Rankings sind meist Umfragen unter Ausbildungsexperten, Dozenten und erst in letzter Linie unter den Studenten. Was die Studenten angeht, so erkennt man schnell, dass in der Regel eine sehr geringe Anzahl an Interview-Partnern rekrutiert wird, zumindest im Bereich Medizin (Internet-Links findest du im Tippkasten auf Seite 206).

Nichts aber ist aussagekräftiger als die Meinung von Studenten, wenn es um die Qualität des Studiums an sich und um die Eignung als Uni-Standort geht. In einem eigenen Uni-Ranking, das sich ganz auf die Medizin konzentriert, hat MEDI-LEARN ausführlich einzelne Bereiche des Medizinstudiums unter mehreren tausend Medizinstudenten erfragt: Wie wird die vorklinische Ausbildung bewertet, welche Uni wird von Studenten besonders empfohlen? Wo ist zum Beispiel die Didaktik im Fach Anatomie am besten? Aber auch: Wie gut wird das Freizeit- und Kulturangebot in den einzelnen Städten eingeschätzt? Insgesamt 25 Fragen haben wir deutschlandweit und im Vergleich von Universität zu Universität ausgewertet.

Das Ranking von MEDI-LEARN findest du unter:

www.medi-learn.de/ranking

UNSER TIPP
DIE QUAL DER WAHL

Informationen über die gewünschte Uni erhältst du natürlich am besten vor Ort, z.B. bei den Fachschaften. Dort kannst du dich mit Studenten der Uni unterhalten und einiges an Tipps einholen, was die Uni, den Studiengang und die Stadt betrifft. Ein Besuch ist also mehr als empfehlenswert! Die Links zu den Homepages der Fachschaften findest du auf den Seiten der Medizinischen Fakultäten aller Universitäten oder auf der Seite von MEDI-LEARN unter www.medi-learn.de/fachschaften

Die Qual der Wahl:
Wo soll ich studieren?
Ein Fazit

Wo du am besten studieren solltest, lässt sich natürlich nicht pauschal beantworten. Der eine favorisiert eine Uni nahe der Heimat, der andere möchte möglichst weit weg. Den einen interessiert ein bestimmter Forschungsschwerpunkt, der andere möchte dort studieren, wo er am Wochenende viel unternehmen kann. Mit den neu entstandenen Reformstudiengängen wird die Qual der Wahl noch ein bisschen größer.

Es gilt also, die einzelnen Vor- und Nachteile nach persönlichen Vorlieben abzuwägen. Danach kannst du deine Entscheidung durch unser Uni-Ranking und die Einzelberichte zu den Uni-Städten am Ende des Buches weiter untermauern.

Ganz frei kannst du ohnehin nicht entscheiden: Bei der ZVS-Bewerbung kannst du zwar genau angeben, wo du gerne studieren möchtest, eine Garantie auf diesen Ort bekommst du aber nicht. Zudem gibt es mehr Bewerber als Studienplätze.

Es ist daher sehr wichtig, möglichst viel über das Verfahren der ZVS zu wissen, um die realistische Chance auf den Platz auszuloten und clevere Alternativen zu berücksichtigen.

GELAUSCHT

WO STUDIEREN?

Auch die Studenten im Forum von MEDI-LEARN diskutieren die Frage „Wo am besten studieren?" immer wieder sehr intensiv. Hier einige Links zu entsprechenden Diskussionen. Kleiner Tipp: Die Beiträge im Forum sind manchmal sehr von einzelnen persönlichen Erfahrungen geprägt. Du solltest die Meinungen im Forum immer gemeinsam mit den Tipps im letzten Abschnitt und den Aussagen der Studenten in den Stadtberichten betrachten (ab Seite 210).

- Wo besser nicht studieren? - www.medi-learn.de/STF28

- Die richtige Uni-Wahl ?!? - www.medi-learn.de/STF29

- Welche Uni? - www.medi-learn.de/STF30

ZUSAMMENFASSUNG

WO STUDIERE ICH AM BESTEN?

- **Studieren an einer großen Uni**

  Ein Studium an einer großen, studentenreichen Uni bietet zahlreiche Vorteile, z.B. ein breites Themenspektrum und ein vielfältiges Kultur- und Freizeitangebot. Nachteile: Studium verläuft oft anonymer und verlangt z.T. mehr Eigeninitiative (siehe Seite 25).

- **Kleinere Uni-Standorte**

  Wem die zeitweilige Hektik in einer großen Uni-Metropole nicht liegt und wer eher auf persönliche Kontakte, günstige Mietpreise und überschaubare Studentenzahlen statt auf breites Themenspektrum und Kultur in rauen Mengen Wert legt, der sollte die kleineren Uni-Standorte bei der Studienortwahl näher unter die Lupe nehmen (siehe Seite 26).

- **Campus-Uni oder dezentrale Uni – das ist hier die Frage**

  An einer Campus-Uni (z.B. MH Hannover) finden sich alle Lehr-Gebäude praktischerweise zusammen liegend auf einem Uni-Gelände. Bei der dezentralen Uni (z.B. Charité Berlin) hingegen sind die einzelnen Institute über die ganze Stadt verteilt (siehe Seite 27).

- **Universitäten mit „hohem" Ansehen**

  Bundesdeutsche Unis mit hohem Ansehen (z.B. Heidelberg oder Tübingen) erzielen oft glänzende Forschungsergebnisse bzw. können schon auf eine sehr lange Geschichte zurück blicken. Über die Qualität in der Ausbildung ihrer Studenten sagen diese Kennzahlen nicht immer etwas aus, so dass du zur Unterstützung bei der Entscheidung zusätzlich auf Erfahrungen der Studenten vor Ort vertrauen solltest (siehe Seite 28).

- **Reformstudiengänge für das Medizinstudium**

  An vielen Uni-Standorten wird ein so genannter Reformstudiengang Medizin angeboten, der ebenfalls mit der Prüfung zum Arzt abschließt, aber durch einen neuartig gestalteten Studienaufbau gekennzeichnet ist. Reformstudiengänge stellen das an Organ und Krankheit ausgerichtete, problemorientierte Lernen (z.B. am Krankenbett) in den Vordergrund (siehe Seite 29).

- **Uni-Rankings**

  Viele bekannte Hochschul-Ranglisten in großen Zeitschriften (sog. „Rankings") stellen die Forschungsleistung der Uni bei der Bewertung in den Vordergrund und vernachlässigen eher die Meinung der dort studierenden jungen Menschen. Das MEDI-LEARN Uni-Ranking hingegen basiert auf den Erfahrungen von mehreren tausend Medizinstudenten, die aus ihren Erlebnissen heraus eine Wertung vornahmen (siehe Seite 36).

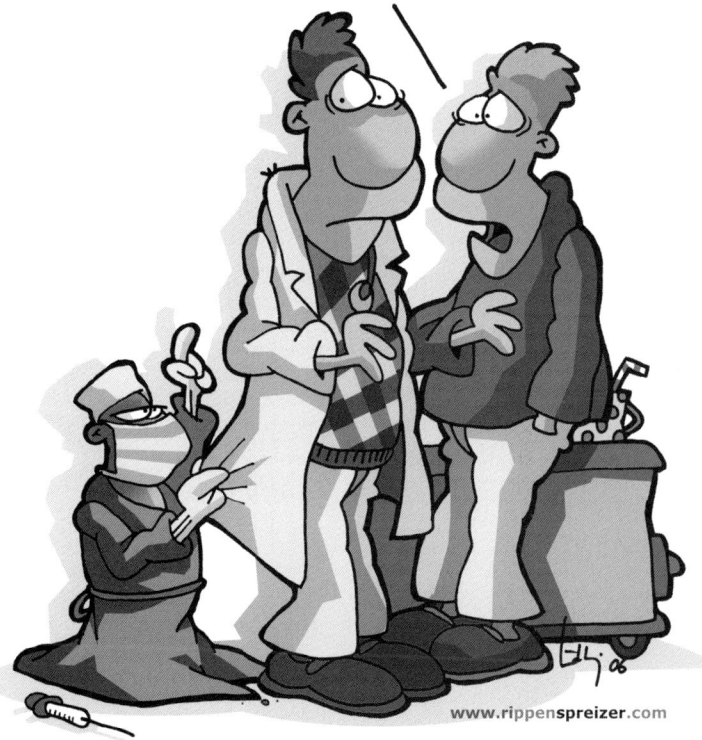

ZVS, Auswahlverfahren oder Los
Wie bekomme ich einen Studienplatz?

Ganz wichtig: Im Bereich der Studienplatzvergabe ändert sich die Sachlage momentan stark. Die ZVS bleibt weiterhin die zentrale Anlaufstelle. Einige Unis führen z.B. im Rahmen des Auswahlverfahrens auch so genannte Auswahl-gespräche vor Ort durch. Weil sich so viel ändert, informieren wir dich auf unserer Webseite www.medi-learn.de immer über den aktuellen Stand der Dinge, z.B. welche Kriterien im Auswahlverfahren an den Unis wichtig sind und wie die Auswahlgespräche aufgebaut sind. Darüber hinaus solltest du dich auf den Seiten der ZVS (www.zvs.de) über die Auswahl- und Zuteilungswege informieren: So gibt es laut ZVS für das Wintersemester 2008/09 Ände-rungen beim Versandtermin der Zulassungsbescheide im Auswahlverfahren der Hochschulen. Weiterhin wurde in Baden-Württemberg 2007 ein offizieller Mediziner-Test wieder eingeführt.

Eines ist jedoch sicher: Um Medizin studieren zu können, benötigt man eine Hochschulzugangsberechtigung. Diese erlangt man in der Regel über das Abi-tur/Allgemeine Hochschulreife. Daneben gibt es auch andere Wege, so z.B. den fachbezogenen Hochschulzugang oder den Hochschulzugang für beson-ders Befähigte.

Für den Normalfall gilt: Je besser die Note, desto größer sind die Chancen, schnell einen Studienplatz zu bekommen, denn Medizin ist ein zulassungsbe-schränktes Fach. Für Studenten mit einer „durchwachsenen" Abi-Note ist es mit dem neuen Verfahren eher schwieriger geworden, über den Notenschnitt einen Studienplatz zu bekommen.

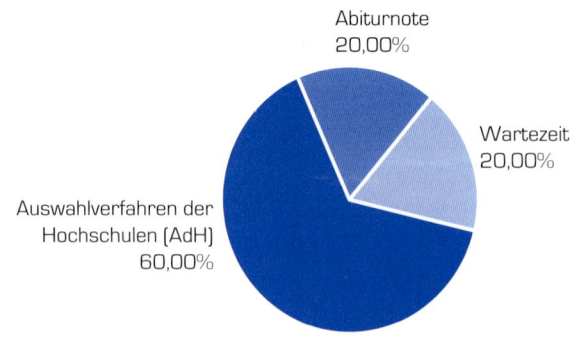

Abiturnote 20,00%

Wartezeit 20,00%

Auswahlverfahren der Hochschulen (AdH) 60,00%

Zu allererst kommt die Bürokratie
Die Bewerbung bei der ZVS

Zunächst einmal benötigst du das ZVS-Info. Das gibt es bei den Berufsinformationszentren (BIZ) der Arbeitsagenturen, an Gymnasien, Universitäten und bei der ZVS selbst. In ihm findest du sämtliche Details zu den angebotenen Studiengängen und den jeweils zur Verfügung stehenden Unis. Bitte beachten: Nicht alle Universitäten bieten den Studienbeginn auch zum Sommersemester

UNSER TIPP

DIE QUAL DER WAHL

Das ZVS-Info wird für jedes Semester neu herausgegeben, deshalb ist es wichtig, immer die aktuelle Version vorliegen zu haben! Auf der Webseite der ZVS findest du auch mehr als ein Dutzend Merkblätter (u. a. zum Thema Wehr- und Zivildienst, Härtefallantrag oder für ausländische Studienbewerber). Der Downloadbereich ist unter www.medi-learn.de/STF31 zu erreichen.

an. Darüber hinaus wird im ZVS-Info das Prozedere des Verfahrens erläutert. Eine wichtige Neuerung: Die Online-Bewerbung bei der ZVS ist ab dem Wintersemester 2008/09 verpflichtend. Der Antrag wird im Internet ausgefüllt und der unterschriebene Ausdruck an die ZVS geschickt. Erforderliche Unterlagen (z.B. Abiturzeugnis) müssen in amtlich beglaubigter Kopie beigelegt werden. Keine Originale mitschicken!

Maßgeblich ist der berühmt-berüchtigte NC, der „Numerus Clausus". Er gibt den Notendurchschnitt an, den man benötigt, um in einem bestimmten Studiengang angenommen zu werden. Er ist keine fixe, willkürlich gesetzte Zahl, sondern ergibt sich in jedem Bewerbungsverfahren neu aus der Anzahl der Bewerber, ihren Abi-Noten sowie aus der in diesem Fach zur Verfügung stehenden Anzahl an Studienplätzen. Du kannst dich allerdings grob an den Vorjahreswerten orientieren, die unter www.zvs.de einzusehen sind. Dort einfach links in der Navigation auf „NC" klicken. Als zweite Bemessungsgrundlage fungieren die Wartesemester. Das sind die verstrichenen Semester (Halbjahre) seit Datum des Erlangens der Hochschulzugangsberechtigung, in denen nicht studiert wurde. Eine Bewerbung bei der ZVS ist nicht notwendig, um Wartesemester angerechnet zu bekommen. Zur Wartezeit zählen auch Ausbildungen nach dem Abi, Wehr- oder Zivildienst, das Freiwillige Soziale Jahr und ähnliche Dienste, aber auch mehrmonatige Weltreisen, Jobben oder reines Nichtstun – also alles, was in den Bereich des Nicht-Studierens fällt. Nicht zur Wartezeit hingegen zählt also die Zeit, in der man an einer Uni, einer Fachhochschule oder anderen Form von Hochschule eingeschrieben ist. Das gilt es zu berücksichtigen, wenn nicht sofort ein Studienplatz in der Medizin frei steht und ein so genanntes „Parkstudium" (zum Beispiel Psychologie oder Biologie für eventuelle Schein-Anrechnungen) erwägt wird. Es mag fachliche Einblicke in medizinische Teilbereiche bieten, bringt aber keine Vorteile für das ZVS-Vergabeverfahren!

GELAUSCHT

BEWERBUNG BEI DER ZVS

Schon an dieser Stelle sei auf die FAQ-Liste (Liste häufig gestellter Fragen) zur ZVS im Forum verwiesen. Früher oder später wird dir dort ganz sicher eine deiner Fragen beantwortet werden:

• Häufig gestellte Fragen zur ZVS

www.medi-learn.de/STF32

Abi, Warten oder direkt – das ist hier die Frage
Die neue Quotenverteilung 20:20:60

Das neue Vergabeverfahren wird seit dem Wintersemester 2005/06 angewendet. Danach gehen 20 % der Studienplätze an die Abiturbesten, die sich ihre Wunschhochschule aussuchen können. Die nächsten 20 % der Studienplätze werden nach Wartezeit vergeben. Der Löwenanteil der Studienplätze, 60 % nämlich, wird von den Hochschulen selbst vergeben - allerdings weiterhin koordiniert über die ZVS in Dortmund.

Bevor also die Universitäten ihr eigenes Auswahlverfahren starten können, werden 40% der Studienplätze von der ZVS zu gleichen Teilen nach Abiturnote und Wartezeit vergeben. Was danach mit den Bewerbungen geschieht, hängt von den einzelnen Bildungsinstituten ab. Durch die Änderung des Hochschulrahmengesetzes haben die Hochschulen nun die Möglichkeit, sich 60% ihrer künftigen Studierenden selbst auszusuchen. Mögliche Verfahren sind Vorstellungsgespräche, Studierfähigkeitstests, die besondere Gewichtung von Einzelnoten, die Berücksichtigung von Berufsausbildungen oder praktischen Erfahrungen. Auf den Internetseiten der ZVS und der Universitäten sollten Abiturienten genau recherchieren, welche Auswahlverfahren an den gewünschten Hochschulen angewendet werden. Doch völlig frei in der Gestaltung der Auswahlverfahren sind die Hochschulen nicht. Die Abiturdurchschnittsnote muss – so das Hochschulrahmengesetz – weiterhin ein maßgebliches Kriterium sein. Egal, wie die Länder die Vorgabe des Bundes auslegen, eines bleibt klar: Abiturienten mit einem sehr guten Durchschnitt sind weiterhin im Vorteil gegenüber Kandidaten, die wesentlich schlechtere Noten haben. Die Chancen verbessern sich insbesondere für die Bewerber und Bewerberinnen, deren Abiturnote sonst nicht für einen Studienplatz gereicht hätte. Ein Beispiel: Liegt der Numerus clausus bei 1,8 und der Bewerber hat einen Schnitt von 1,9, so hätten ihm nach altem System bis zu zehn Semester Wartezeit gedroht. Nun hat der Bewerber die Chance, im Vorstellungsgespräch zu überzeugen und das fehlende Zehntel wett zu machen.

Drei Chancen auf einen Studienplatz

1. Chance: Abiturbestenquote

20 % der Studienplätze je Hochschule werden an die Abiturbesten vergeben. Du kannst für die Abiturbestenquote maximal sechs Universitäten nennen.

1. Schritt: Auswahl
Bei der Auswahl der Abiturbesten konkurrierst du zunächst mit denjenigen um die Plätze, die im gleichen Bundesland Abitur gemacht haben (Landes-NC).

2. Schritt: Verteilung
Für die Ausgewählten wird im nächsten Schritt geprüft, ob sie an ihrer erstgenannten Hochschule zugelassen werden können. Gibt es dort mehr Interessenten als Plätze, entscheidet die Ortspräferenz und die Abiturnote darüber, wer an dieser Universität seinen Studienplatz bekommt (Hochschul-NC). Sind Ortspräferenz und die Abiturnote gleich, entscheiden die bessere Punktzahl, dann soziale Gründe (s. Wartezeit), dann das Los darüber, wer an der Hochschule zugelassen werden kann.

Konnte der Erstwunsch nicht berücksichtigt werden, prüft die ZVS die Zulassung an der Zweithochschule. An dieser Uni gehen aber diejenigen vor, die diese an erster Stelle genannt haben. Das bedeutet, dass sich deine Chancen auf eine Zulassung an einer nachrangig genannten Hochschule je nach Nachfragesituation verschlechtern können.

Wer trotz sehr guter Abiturleistungen in der Abibestenquote an keinen der genannten Studienorte zugelassen werden kann, nimmt mit weiteren Chancen in der Wartezeit- bzw. Hochschulquote an der Studienplatzvergabe teil.

2. Chance: Wartezeitquote

20 % der Studienplätze je Hochschule werden nach Wartezeit vergeben. Du kannst für die Wartezeitquote beliebig viele Studienorte nennen.

1. Schritt: Auswahl
Wartezeit sind die seit dem Abitur verstrichenen Halbjahre. Studienzeiten an deutschen Hochschulen zählen nicht dazu.

2. Schritt Verteilung:
Die Verteilung erfolgt nach deinen Ortswünschen. Wenn nicht alle Wünsche erfüllt werden können, entscheiden folgende soziale Kriterien:
1. Schwerbehinderte Bewerber
2. Verheiratete oder Alleinerziehende, die an der jeweils nächstgelegenen Universität studieren wollen
3. Besondere in einem Sonderantrag nachgewiesene Bindungsgründe an den Studienort
4. Bewerber, die bei den Eltern wohnen und an der nächstgelegenen Hochschule studieren wollen
5. Alle übrigen

3. Chance: Hochschulquote

60 % der Studienplätze können die Hochschulen nach eigenen Kriterien vergeben. Du kannst maximal sechs Universitäten nennen. Die ZVS meldet dich an diese Hochschulen weiter. Falls du keine Hochschule nennst, kann dein Antrag auch nicht in der Hochschulquote beteiligt werden.

1. Schritt: Vorauswahl
Die Hochschulen haben die Möglichkeit, die Zahl der Teilnehmer am Hochschulauswahlverfahren zu begrenzen. Zur Vorauswahl werden von den Hochschulen die Ortspräferenz, die Abiturnote oder die Kombination beider Kriterien herangezogen.

2. Schritt: Auswahl
Zur endgültigen Auswahl dienen - ggf. miteinander kombiniert - die Kriterien:
• Abiturdurchschnittsnote
• gewichtete Einzelnoten
• fachspezifische Studierfähigkeitstests
• Auswahlgespräche
• Berufsausbildung oder -tätigkeit
• ggf. zusätzliche Kriterien nach Landesrecht
Die Abiturdurchschnittsnote muss aber einen maßgeblichen Einfluss behalten.

3. Schritt: Abgleich der Hochschulauswahl

Für das Bewerbungsverfahren zum Wintersemester 2008/09 gibt es aller Voraussicht nach beim Abgleich der Hochschulorte eine Änderung: Bereits

---

SURFTIPP

AKTUELLE ZAHLEN DER **ZVS**

Wir bieten dir eine aktuelle Zusammenstellung der Werte für die Abi-Quoten (Landes-NC und Hochschul-NC), für die Wartezeit-Quote sowie Hinweise zu Vorauswahl- und Auswahlkriterien im Auswahlverfahren der Hochschulen in einem speziellen Onlinebereich unter:

www.medi-learn.de/STF33

Anfang September erhalten Bewerber, für die bereits zu diesem Zeitpunkt die günstigste Zulassungsmöglichkeit fest steht (d.h., dass sie sich nicht weiter verbessern können), ihre Zulassung. Die Zulassungen und die Ablehnungen für die übrigen Bewerber werden Ende September versandt. Die genauen Bescheidtermine und weitere Einzelheiten dazu findest du auf den Seiten der ZVS.

Nicht nur Auszubildende erwartet ein Bewerbungsgespräch: Auswahlverfahren der Unis

Immer mehr Universitäten führen ein Auswahlverfahren durch. Studierfähigkeitstests oder Auswahlgespräche sollen vor allem die Motivation für das Studium und für den späteren Arztberuf feststellen. Manche Unis wenden auch eine Einzelnotengewich-

 SURFTIPP

AUSWAHLVERFAHREN DER UNIS

Darüber hinaus findest du auf der Seite von MEDI-LEARN eine Auswahlgesprächs-Protokoll-Datenbank:

www.medi-learn.de/adh

tung an, was denjenigen Vorteil verschafft, die medizin-relevante Fächer (insbesondere naturwissenschaftliche und mathematische) in der Oberstufe hatten und entsprechend gute Noten vorweisen können.

Ein Beispiel: Daniel B. hat seinen Studienplatz per Auswahlgespräch bekommen. „Im Gespräch ging es hauptsächlich um meine Motivation zum Studium und nachrangig um meine Noten, so dass ich trotz eines Abis von 2,0 einen Studienplatz bekommen habe. Dabei hat mir besonders geholfen, dass ich schon vorher einige Jahre freiwillig im Rettungsdienst tätig war. "Mit welchen Dingen gepunktet wird und was du sonst noch beachten solltest, haben drei Teilnehmer im Interview preisgegeben. Auf der ZVS-Homepage und unter www.auswahlgespraeche.de erhältst du übrigens weitere, detaillierte Infos dazu.

Die Fakten zählen

Sebastian Steven hat an der Uni Göttingen ein Auswahlgespräch mitgemacht. "Ich hatte Göttingen auf Position 1 angegeben, nur so wird man derzeit in Göttingen überhaupt eingeladen. Zwei Personen waren außer mir beim Gespräch anwesend: eine Psychologin und ein Anästhesist." Wer bei diesen Berufsgruppen die Augenbrauen heben muss, dem kann Sebastian die Sorge nehmen: "Ich konnte meine Situation in einer angenehmen Atmosphäre schildern. Aber Daherschwafeln interessiert die nicht. Es zählen die Fakten, die für die Auswahl relevant sind, danach werden Punkte vergeben und ein Ranking durchgeführt." Fachfragen musste Sebastian nicht beantworten, dafür wurden die persönliche Einstellung und Tätigkeiten abgeklopft.

"Hier konnte ich mit meiner Ausbildung als Rettungssanitäter punkten und mit Bissfestigkeit, also allen Herausforderungen, die man angenommen hat, um etwas zu erreichen. Das waren bei mir z.B. meine vielen sportlichen Erfolge." Sebastian hat einen Platz ergattern können. Was rät er neben den genannten persönlichen Vorzügen noch an Rüstzeug mitzubringen? "Klar ist, dass man den Ablauf des Studiums kennen sollte. Schriftliche Belege von allem, was man gemacht hat, und sei es nur ein vierwöchiges Praktikum: mitbringen! Empfehlungsschreiben von Lehrern oder Ausbildern ebenfalls." Und der Auftritt? "Selbstsicher, aber bitte nicht arrogant. Und nicht im Anzug erscheinen, die machen das während der Arbeitszeit und haben bei mir im Kittel da gesessen."

"Ich habe eine ordentliche Jeans mit Turnschuhen angezogen und darüber einen Blazer mit Top, weil ich mir nicht sicher war, was die Leute von mir erwartet haben", berichtet Lisa Rauschen. Sie hat das Auswahlgespräch an der Uni Essen-Duisburg mitgemacht. "Vor dem Gespräch habe ich mich über den Aufbau des Studiengangs informiert, was auch gefragt wurde. Auch über weitere Ausbildungsmöglichkeiten sollte man sich ebenso informieren, wie über die aktuelle Gesundheitspolitik, den Marburger Bund oder Hartmannbund oder auch die Grundsätze der Versicherungsleistungen!"

Wie Sebastian konnte auch sie mit einschlägigen Ausbildungserfahrungen Punkte sammeln. "Ich habe meinen Rettungshelfer beim Deutschen Roten Kreuz gemacht und bin anderthalb Monate nach dem Abi Krankenwagen gefahren. Als Leistungskurse im Abi hatte ich Biologie und Chemie, so wurde mein Interesse an Naturwissenschaften und am sozialen Engagement zumindest nicht bezweifelt."

„Man sollte das Berufsbild des Arztes gut kennen und seine Pläne für die eigene ärztliche Tätigkeit darlegen können. Es wurde sehr präzise nachgehakt, warum man was später machen möchte! Und es ist ratsam, Informationen zu aktuellen medizinischen und gesundheitspolitischen Themen parat zu haben. Zeitungen lesen!", rät Alexandra Kulicki, die ebenfalls an der Ruhrgebiets-Uni zum Auswahlgespräch eingeladen wurde.

Eigensinn zeigen

„Man sollte zeigen, dass man einen gewissen Eigensinn hat, das Studium auch durchzuziehen. Zum Beispiel habe ich ehrlich zugegeben, dass meine Eltern mich lieber in einer Ausbildung oder in einem Lehramtsstudium sehen wollten, ich aber unbedingt meinen eigenen Weg gehen und Medizin studieren wollte!"

Alexandra hatte Essen-Duisburg auf Position 3 ihrer Wunschliste gesetzt, Lisa auf Zwei – und hatte bei der Frage, warum sie sich „ausgerechnet Essen" ausgesucht habe, so ihre Probleme. „Ich wollte eigentlich ja woanders hin." Ihre Fragensteller – ein Pathologieprofessor und ein Doktor – schwärmten ihr denn auch „zwischendurch immer wieder von Essen" und dem guten Angebot der Uni vor. Eine lockere Plauderei war es für Lisa und Alexandra aber nicht. Beide beschrieben die Gesprächssituation durchaus als prüfungsähnlich. „Ich musste meine Antworten sehr häufig belegen oder immer wieder Nachfragen beantworten, die einem das Gefühl gaben, in die Ecke gedrängt zu werden oder das Falsche gesagt zu haben", so Alexandra.

„Insgesamt waren die beiden Herren sehr nett, sie haben mich mit ihren Fragen jedoch manchmal ein wenig aus der Fassung gebracht, wenn ich die Antwort nicht wusste. Der Professor hat jedoch teilweise die Fragen selber beantwortet und mir den Sachverhalt erklärt, was recht lange dauerte und mir vor Augen führte, dass meine Antwort ziemlich falsch war. Deswegen war ich auch nach dem Auswahlgespräch ziemlich fertig und hatte überhaupt kein gutes Gefühl", fügt Lisa hinzu. „Aber auch ein subjektiv nicht so gut verlaufendes Gespräch bedeutet nicht sofort, dass man ‚durchgefallen' ist", kann Alexandra beruhigen. Schließlich hat sie – wie auch Lisa – einen der begehrten Plätze für das Medizinstudium in Essen bekommen. „Ich kann nur raten, ganz ruhig zu reden und auf Themen umzuschwenken, die man besser darstellen kann, wenn es die Situation erlaubt."

Nach wie vor gilt: gut vorbereiten!

Fazit: kein Verhör, aber auch kein Kaffeekränzchen. Wer an einer Uni einen Platz in der Medizin haben will, der sollte sich gut vorbereiten. Information über das Studium und das Berufsbild des Arztes, über Rahmenbedingungen und medizinische und aktuelle gesundheitspolitische Themen gehören genauso zur „Prüfungsvorbereitung" wie persönliche Erfahrungen, Praktika, Kurse und vor allem: die unbedingte Motivation, genau dieses Fach studieren zu wollen. Insofern ist das neue Verfahren denjenigen zuträglich, die neben guten Noten auch den echten Willen mitbringen, Mediziner zu werden. Wie Sebastian Steven es formuliert: „Man muss den Eindruck erwecken, es wirklich zu wollen." Und wie könnte man das besser, als es in der Tat wirklich zu wollen?

Wichtig: Der Bewerbungsablauf ändert sich durch das neue Verfahren indes nicht. Alle Bewerbungen zum Studienbeginn sind weiterhin an die ZVS zu richten. Erst ein Wechsel in höheren Fachsemestern bei einem Studienplatztausch läuft über eine Direktbewerbung an der Hochschule, aber das hier nur am Rande.

Es werden 20 % der Studienplätze über die Kriterien Abiturnote und 20 % über die Wartezeit vergeben. Von den dann noch nicht zugelassenen Bewerbern werden - koordiniert über die ZVS - im Auswahlverfahren der Hochschulen (AdH) die weiteren 60 % der Studienplätze vergeben, auch hier spielt die Abi-Note weiterhin eine maßgebliche Rolle.

So wird das Studium zum Strategie-Spiel
Hinweise zur Ortswahl in der Abiturbestenquote

In der Abiturbestenquote zugelassenen Bewerber werden nach Maßgabe ihrer Wünsche an den Universitäten zugelassen. Liegen mehr Zulassungswünsche als Studienplätze für eine Universität vor, entscheidet die ZVS nach den unter „Abiturbestenquote" aufgeführten Kriterien wer an der Wunschhochschule seinen Studienplatz bekommt. Erst dann, wenn alle Bewerber mit Erstwunsch für diese Uni einen Platz erhalten haben und noch Plätze frei sind, wird erneut nach den gleichen Kriterien unter denen verteilt, die diesen Ort an zweiter Stelle angegeben haben usw. Das bedeutet: Es macht wenig Sinn, eine Uni, an der du mit an Sicherheit grenzender Wahrscheinlichkeit nicht genommen wirst, an die erste Stelle zu setzen, auch wenn du noch so gerne dort studieren würdest. Denn aufgrund des Verfahrens wirst du so quasi deinen Erstwunsch verschenken. Schlimmer noch: Du wirst vielleicht deswegen auch nicht an der zweitliebsten Uni zugelassen, während du bei einer Nennung an erster Stelle dort einen Platz bekommen hättest!

Also: Es ist ratsam, lieber realistische Wünsche anzugeben und sich damit hinterher böse Überraschungen zu ersparen.

Hinweise zur Ortswahlwahl im Auswahlverfahren der Hochschulen

Durch die neu hinzugetretenen Auswahlverfahren ist es natürlich zu empfehlen, eine Uni zu wählen, die neben realistischen Chancen auch die Möglichkeit bietet, durch ein gutes Auswahlgespräch oder andere Selektionsverfahren an einen Studienplatz zu gelangen!

Es ist sehr wichtig, dieses nicht ganz unkomplizierte Verfahren zu verstehen, um gegen eventuelle Enttäuschungen gefeit zu sein und um sich nachher nicht darüber ärgern zu müssen, dass man mit einer anderen Kombination möglicherweise an einen Platz gelangt wäre.

UNSER TIPP
ZUTEILUNG

Mit dem fast liebevollen Namen „AntOn" hat die ZVS einen digitalen Service für alle Studienbewerber geschaffen. Hinter „AntOn" verbirgt sich die Antragstellung Online, welche anfänglich „nur" Wiederbewerbern zur Verfügung stand, ab dem Wintersemester 2008/09 dann für alle Bewerber verpflichtend. Laut ZVS gehen mittlerweile 100% der Anträge online ein. Alle notwendigen Informationen zur Nutzung von AntOn findest du auf den Seiten der ZVS und im ZVS-Info. Vielleicht geht es dir nach der Antragstellung auf der Webseite der ZVS wie der Studentin Kate aus Heidelberg: „Ich fand AntOn viel einfacher auszufüllen als einen umfangreichen Papierantrag - endlich mal ein Amt, dass ,kundenorientierte' Serviceleistungen anbietet."

Daher: Aktuelle Infos der ZVS einholen, alles genau lesen, das Prozedere verstehen, die Wunsch-Unis taktisch klug auswählen und erst dann die Bewerbungsunterlagen online einreichen!

Darum ist es sinnvoll, sich schon so früh wie möglich zu informieren, damit ausreichend Planungszeit bleibt. Achtung: Der Bewerbungsschluss für die ZVS-Bewerbungen richtet sich nach dem Zeitpunkt des Abiturs und bei dieser Regelung solltet ihr ganz genau hinschauen: Wer sich für das Wintersemester 2008/09 bewerben möchte, für den gilt der Stichtag 31. Mai 2008 (Abi vor dem 16. Januar 2008 erworben) oder aber der Stichtag 15. Juli 2008 (Abi zwischen 16. Januar und 15. Juli 2008 erworben). Also: Am besten nochmals genau bei der ZVS nachlesen, für welches Semester welche Bewerbungsfristen gelten. Bei Bewerbung zum Sommersemester sind der 30. November bzw. der 15. Januar Stichtag für die Bewerbung bei der ZVS. Es handelt sich bei allen hier genannten Terminen um Ausschlussfristen, der Online-Antrag muss also bis zu diesem Zeitpunkt der ZVS vorliegen! Später eingehende Online-Bewerbungen werden nicht berücksichtigt. Für das Nachreichen von Unterlagen werden Nachfristen eingeräumt. Noch eine Anekdote am Rande: Als die Online-Bewerbung (AntOn) noch nicht die Regel war und es galt, den Antrag fristgerecht einzureichen, gaben Kurzentschlossene am Stichtag bis kurz vor 24 Uhr persönlich die Unterlagen bei der ZVS in Dortmund ab. Vor dem Gebäude der ZVS wurde auf diese Art manche Party gefeiert.

Lotto spielen für zukünftige Studenten: Losverfahren

Wer durch die oben beschriebenen Verfahren nicht untergekommen ist, hat immer noch die Chance, über das Losverfahren einen Studienplatz zu erhalten. Den Versuch sollte es auf jeden Fall wert sein, es kostet pro Uni lediglich einen Brief, einen Umschlag und eine Marke. Einige Hochschulen bieten aber auch bereits für das Losverfahren eine Online-Bewerbung an.

Die Medizinstudentin Marlies L. hat ihren Studienplatz per Losentscheid erhalten: „Ich habe mich damals ganz einfach in ein Café gesetzt und an jede Uni, die am Losverfahren teilnimmt, einen formlosen Brief geschrieben." Mittlerweile ist Marlies als Stationsärztin auf der Intensivstation der Herzchirurgie tätig, kann sich aber noch genau an die Situation erinnern, als der Brief mit der Zusage eines Studienplatzes ins Haus wehte: „Ich selbst war gar nicht zu Hause. Meine Eltern riefen mich an und teilten mir mit, dass ich einen Studienplatz bekommen hätte. Ich konnte es kaum glauben!"

Zunächst sollte man sich auch hier über die Webseiten der Unis erkundigen, welche Standorte an dem Losverfahren teilnehmen und welche Fristen die einzelnen Unis setzen. An den Unis werden alle Studienplätze, die nicht durch die verschiedenen ZVS- und Uni-internen Verfahren besetzt werden können, über das Los verteilt. Meist genügt ein formloser Antrag, um teilzunehmen. Dieser ist an die jeweilige Uni, nicht an die ZVS zu richten! Einzelne Unis verlangen weitere Bescheinigungen; die Infos zum Losverfahren kannst du den entsprechenden Webseiten entnehmen. Wichtig: Bitte halte dich hier unbedingt an die jeweils von der Uni angegebenen Termin-Fristen! Alles weitere Wissenswerte zum Losverfahren ist ebenfalls auf der Webseite der ZVS zu finden.

GELAUSCHT

DAS LOSVERFAHREN

Auch im Forum von MEDI-LEARN wird über das Losverfahren diskutiert, u.a. in folgendem Beitrag:

• Losverfahren an den Hochschulen

www.medi-learn.de/STF34

Veni Vidi Vici (Ich kam, sah und siegte)
Brauche ich Lateinkenntnisse?

Mancher Studienanfänger denkt, dass er das Latinum für das Medizinstudium unbedingt benötigt. Dies ist so nicht ganz richtig: Sicherlich kann es nicht schaden, auf dem Gymnasium Latein belegt zu haben, da viele medizinische Begriffe sich aus dem Lateinischen ableiten. Andererseits kann das Beherrschen einer zweiten lebendigen Fremdsprache besonders bei Studien- oder Praktikumsaufenthalten im Ausland natürlich sehr hilfreich sein. Fest steht: Wer in der Schule kein Latein gehabt hat, wird deswegen im Medizinstudium nicht scheitern. In den ersten zwei Jahren des Studiums, der Vorklinik, absolviert man nämlich den so genannten Terminologie-Kurs, in dem die Grundlagen der lateinischen und griechischen Sprache vermittelt werden. Ähnlich verhält es sich mit den Fächern Biologie, Chemie und Physik. Jedes der drei Fächer ist Teil der Ausbildung im Medizinstudium. Auch hier gilt: keine Sorge! Wer zum Beispiel Physik abgewählt hat, hat die Chance, das Fach komplett neu zu erlernen. Die Vorlesungen beginnen sozusagen wieder bei „Adam und Eva". Vorteile können diese Fächer aber bei den Auswahlgesprächen an der Uni bringen. Kompliziert? Es wird Zeit, sich die Bewerbungs-Prozedur genauer anzuschauen. Los geht's.

Keine bundesweite Pflicht, aber manchmal anzuraten:
Test für medizinische Studiengänge (TMS)

Mehr als 10 Jahre ist es nun her, dass mit Hilfe eines Eignungstests die Auslese potentiell geeigneter Studenten für das Medizinstudium in Deutschland unterstützt wurde. Von 1986 bis 1996 konnte man mit einem guten Ergebnis im „Test für medizinische Studiengänge (TMS)" seine Chancen auf einen Studienplatz deutlich verbessern. Nachdem der Test zuletzt nur noch in der Schweiz und in Österreich eingesetzt wurde (als „Eignungstest für das Medizinstudium – EMS"), ist er nun teilweise (Unis in Baden-Württemberg, Uni Lübeck) wieder nach Deutschland zurückgekehrt.

Reicht meine Abiturnote?

Durch eine Änderung des Hochschulzulassungsgesetzes im Jahre 2005 ist es den Hochschulen seitdem möglich, 60% ihrer Studenten selbst auszuwählen. Bis zu diesem Zeitpunkt wurde die Vergabe der Studienplätze zentral von der ZVS geregelt. Die medizinischen **Fakultäten des Landes Baden-Württemberg** (Heidelberg, Mannheim, Ulm, Freiburg, Tübingen) haben daher beschlossen, für das Zulassungsverfahren zum WS 2007/2008 einen spezifischen Studierfähigkeitstest (Test für Medizinische Studiengänge - TMS) als zusätzliches Auswahlkriterium zur Abiturnote einzusetzen. Für das hochschulinterne Auswahlverfahren (AdH) zum Wintersemester 2008/2009 hat darüber hinaus die **Universität zu Lübeck** die Berücksichtigung des TMS-Ergebnisses beschlossen. Weitere Universitäten könnten diesem Beispiel bald folgen. Die Teilnahme am TMS ist zwar nicht verbindlich, jedoch bietet das Erreichen eines überdurchschnittlich guten Ergebnisses die Möglichkeit, seine Erfolgschancen auf einen Studienplatz deutlich zu verbessern. In Heidelberg geht z.B. das Testergebnis zu 39% in die Bewerberauswahl ein. Die Gewichtung des Testergebnisses kann sich jedoch zwischen den Hochschulen unterscheiden, da sie von jeder Fakultät selbst bestimmt werden kann. Auskünfte darüber geben die Auswahlsatzungen der beteiligten Hochschulen. In jedem Fall bleibt die Abiturnote das wichtigste Kriterium.

Teilnahme

Jeder, der im Besitz der Hochschulzugangsberechtigung (Abitur) ist oder diese voraussichtlich in den nächsten Monaten erlangen wird, ist zur Teilnahme am TMS berechtigt. Die Teilnahme kann nur einziges Mal erfolgen, die Anmeldung gilt dabei noch nicht als Teilnahme. Das Ergebnis, das dabei erzielt wurde, ist dauerhaft gültig, gilt also fortan für alle nachfolgenden Bewerbungen. Der Test kann also nicht wiederholt werden! Die Anmeldung zum Test erfolgt jeweils online und wird mit der Zahlung der Gebühr in Höhe von 50,– Euro wirksam. Ausführliche Infos erhältst du unter: www.tms-info.org

Am Testtag

Am Testtag im Mai wird der Einlass von 8 bis 9 Uhr möglich sein. Es empfiehlt sich, frühzeitig anwesend zu sein, da zu Beginn jeder Teilnehmer auf unerlaubte Gegenstände untersucht wird.

Im Testraum sind folgende Gegenstände nicht erlaubt:
- Jacken, Mäntel, o.ä.
- Taschen, Rucksäcke, o.ä.
- Bücher jeglicher Art, ebenso andere Hilfsmittel (z.B. Lineal)
- Elektronische Geräte aller Art (z.B. Taschenrechner, Handy, Kamera)

- Papier für Notizen (jedem Teilnehmer werden 3 DIN-A4-Blätter zur Verfügung gestellt. Darüber hinaus kann das Testheft verwendet werden.)
- Aufbewahrungsbehälter (z.B. für Brillen oder Lebensmittel)

Erlaubt sind folgende Materialien:
- Markierstift / Textmarker
- Verpflegung für den Tag
- Uhr, Taschentücher
- Evtl. benötigte Medikamente

Alle Gegenstände, die mit in den Testraum genommen werden, müssen in einem durchsichtigen Beutel, in dem jeder einzelne Gegenstand deutlich erkennbar ist, transportiert werden. Der Test startet zwischen 9:30 und 10:00 Uhr. Nach einer einstündigen Mittagspause beginnt der zweite Teil um ca. 14:00 und endet etwa um 16:30 Uhr.

Was Du unbedingt mitbringen musst:
- Einen gültigen amtlichen Lichtbild-Ausweis (Personalausweis, Reisepass oder Führerschein)
- Den Ausdruck des Einladungsschreibens zum TMS
- Zwei dünne und nicht verwischbare Faserstifte/Filzstifte (Fineliner) in schwarz oder dunkelblau (Bleistifte dürfen nicht benutzt werden)

Die Aufgaben
Der TMS setzt sich aus insgesamt 9 Untertests zusammen und setzt kein spezifisches Wissen voraus. Ziel des Tests ist es solche Fähigkeiten zu messen, welche eine zuverlässige Prognose auf den medizinischen Studienerfolg zulassen.

PRODUKTHINWEIS

MEDI-LEARN TMS-Training

Bereite dich bei den Examensexperten von MEDI-LEARN in Marburg professionell in einem 2-Tage-Test-Training auf den TMS vor. Es ist orientiert an den veröffentlichten Originalversionen des TMS sowie an den Testfragen der Informationsbroschüre. Im Laufe des 2-tägigen Trainings werden Strategien vermittelt, die im Wesentlichen auf Erkenntnissen der Intelligenzforschung basieren und entscheidend dazu beitragen, die eigene Leistung zu maximieren und den TMS erfolgreich zu absolvieren.

Mehr unter:

www.medi-learn.de/STF75

Folgende Aufgaben werden im TMS gestellt:

Aufgabentyp	Bearbeitungszeit	Anzahl der Aufgaben
Muster zuordnen	22 Min.	24
Med.-Naturwiss. Grundverständnis	60 Min.	24
Schlauchfiguren	15 Min.	24
Quantitative und formale Probleme	60 Min.	24
Konzentriertes und sorgfältiges Arbeiten	8 Min.	soviel wie möglich
Pause – 1 Stunde		
Figuren lernen (Lernphase)	4 Min.	20 Einheiten
Fakten lernen (Lernphase)	6 Min.	15 Einheiten
Textverständnis	60 Min.	24
Figuren lernen (Reproduktion)	5 Min.	20 Einheiten
Fakten lernen (Reproduktion)	7 Min.	15 Einheiten
Diagramme und Tabellen	60 Min.	24

Die jeweiligen Einzelfragen sind nach dem Prinzip des Multiple-Choice-Verfahrens aufgebaut. Zu jeder Aufgabe werden 5 Lösungsmöglichkeiten ('A' bis 'E') vorgegeben, von denen jeweils genau eine richtig ist. Dieser Lösungsbuchstabe muss auf dem Antwortbogen bei der entsprechenden Frage markiert werden.

Beispielaufgabe:
Die Teilnahme am TMS ist für alle Bewerber verpflichtend, die

(A) sich in Deutschland auf einen Humanmedizin-Studienplatz bewerben.

(B) voraussichtlich über die ZVS keinen Studienplatz zugeteilt bekommen.

(C) eine Abiturnote von 2,0 oder schlechter haben.

(D) an einer baden-württembergischen Universität oder in Lübeck Humanmedizin studieren möchten.

(E) Die Teilnahme am TMS ist für keine Bewerbung verpflichtend.

(Richtige Lösung: F)

Die Auswertung
Punktzahl → Standardwert/Testwert → Prozentrang

Zunächst wird für jeden Aufgabentyp die Anzahl der korrekt gelösten Aufgaben ermittelt. Dies ergibt die 'Punktzahl'. Nicht richtig gelöste Aufgaben werden dabei nicht berücksichtigt. Anschließend wird die erreichte Punktzahl standardisiert, d.h. die Punktzahl wird in Bezug gesetzt zu den Ergebnissen der anderen Teilnehmer (‚Standardwert'). Der Mittelwert aller Teilnehmer wird dabei auf eine Skala umgerechnet, die einen Mittelwert von 100 hat. Die Abweichungen werden so skaliert, dass eine Abweichung von +/- 10 Punkten um den Mittelwert herum insgesamt rund 68% aller Teilnehmer erfasst. D.h., dass 68% aller Teilnehmer einen Standardwert zwischen 90 und 110 Punkte erreicht haben. Dies bedeutet auch, dass ein Teilnehmer mit einem Standardwert von 105 in einem Aufgabentyp eine überdurchschnittlich gute Leistung erbracht hat. Die Umrechnung in Standardwerte ermöglicht es nun, die verschiedenen Ergebnisse in den einzelnen Aufgabengruppen miteinander bzw. mit dem Gesamtergebnis zu vergleichen, und zwar unabhängig von der Anzahl der Aufgaben oder deren Schwierigkeit.

Schließlich wird neben dem Standardwert noch der Prozentrang errechnet. Dieser besagt, wie viele der Testteilnehmer besser bzw. schlechter abgeschnitten haben. So besagt ein Prozentrang von 85, dass 15 Prozent aller Teilnehmer besser, und 85 Prozent ebenso gut oder schlechter abgeschnitten haben.

Der (Gesamt-)Testwert

Zuletzt werden die Punktzahlen aller Aufgabentypen addiert und wiederum in einen Standardwert (= „Testwert") umgerechnet. Und auch hier gibt der Prozentrang Auskunft über die Güte des Ergebnisses im Vergleich mit den anderen Teilnehmern. Schließlich wird für den Testwert ein ‚Notenäquivalent' errechnet, der einen Vergleich bzw. eine Kombination mit der Abiturnote zulässt. Dies ist für das Auswahlverfahren der Hochschule wichtig, das z.B. das Testergebnis mit einem Gewicht von 39% in die Entscheidung einfließen lässt. Dabei verteilen sich die Notenäquivalente aller Testteilnehmer auf der Notenskala im selben Maß, wie die Noten der Hochschulzugangsberechtigung (Mittelwert und Abweichung gleich).

Das Ergebnis

Der Testentwickler, die ITB-Consulting GmbH, Koblenzer Str. 77, 53177 Bonn, korrigiert die Tests und veröffentlicht die Ergebnisse meist bis Ende Juni des Jahres. Das persönliche Ergebnis kann dann über den eigenen Account abgerufen werden. Wichtig: Da der Account zum 1. August wieder gelöscht wird, ist es unbedingt erforderlich, dass der Teilnehmer sein Testergebnis ausdruckt und sorgfältig aufbewahrt. Im Falle eines überdurchschnittlich guten Testergebnisses bewirbt sich der Teilnehmer mit dem Testergebnis und seinem Abiturzeugnis bei der ZVS und ggf., je nach der Regelung der gewünschten Hochschule (entsprechend der Auswahlsatzungen), zusätzlich direkt an der Fakultät um einen Studienplatz im AdH.

Wunsch-Uni nicht erhalten – was kann ich tun?
Informationen zum Studienplatztausch

Die Freude ist groß, wenn du deine Zusage für einen Studienplatz erhältst. Doch beim zweiten genaueren Blick auf den Uni-Ort trüben sich manche Gedanken, wenn es nicht die erste Wahl war. Doch hier heisst es – wie so oft im Leben – die Hoffnung nicht aufgeben. Wer nicht gleich an den Studienort gelangt ist, an dem er gerne studieren wollte, dem bleibt immer noch die Möglichkeit des späteren Studienplatzwechsels. So kann beispielsweise direkt nach dem ersten Semester gewechselt werden oder, wie es der Großteil der Studenten macht, nach einem der großen Examina (etwa nach dem Physikum, also nach zwei Jahren).

Prinzipiell gibt es zwei Möglichkeiten, die Uni zu wechseln: Entweder bewirbt man sich direkt bei der Ziel-Uni und bekommt einen Studienplatz zugeteilt oder man findet einen Tauschpartner, mit dem man den Studienplatz wechselt.

Zunächst zur ersten Variante: nicht ganz unanstrengend. Das Bewerbungsritual ist bei jeder Uni verschieden; nahezu jede hat ihre eigenen Bewerbungsformulare für den Wechsel und auch eigene Fristen, die einzuhalten sind. Manchmal reicht das Zusenden einer amtlich beglaubigten Kopie des Abiturzeugnisses aus, manchmal muss es eine notariell beglaubigte Kopie sein.

Kurz: Die sicherste Methode ist, sich zunächst im Internet die Unis herauszusuchen, an denen man sich bewerben möchte und dort auf den Seiten des Studiendekanates (Studentensekretariates) Infos einzuholen und einmal dort anzurufen.

Es ist ratsam, eine Checkliste über die benötigten Dokumente zu erstellen, bei Mehrfachbewerbungen in tabellarischer Form. Einige Unis bieten die Formulare bereits zum Download an, bei anderen bekommt man sie auf Anfrage zugesendet, manchmal muss erst ein frankierter Rückumschlag zugeschickt werden. Sind die Formulare ausgefüllt und rechtzeitig zurückgeschickt, heißt es Warten. Meist kommen die Zusagen erst kurz vor dem neuen Semesterbeginn, aber selbst nach Beginn des Semesters können sie noch eintrudeln. Dann muss recht schnell gehandelt werden, denn wer sich auf eine Zusage binnen eines seitens der Uni festgelegten Zeitraums (meist wenige Tage) nicht meldet, der verliert den Platz gleich wieder. Soweit zur ersten Variante, den Studienplatz im Wunschort durch direkte Bewerbung und Losverfahren an der Ziel-Uni zu erhalten. Die zweite Variante ist der Wechsel des Studienplatzes mit einem Studenten in der anderen Stadt. Wir stellen euch den Studienplatztausch nun ausführlich vor.

Online tauschen – nichts leichter als das
Die Studienplatztauschbörse

Man kann seinen Studienplatz auch mit einem anderen Studenten aus der

Wunsch-Stadt tauschen, der bereit ist, die Uni zu wechseln. Die Unis erlauben den Tausch von Studienplätzen.

Hierfür muss man zunächst natürlich einen Studenten finden, der bereit ist, zu tauschen. Zahlreiche Tauschbörsen stellen den Dialog her. Eine der größten Tausch-Plattformen für Medizinstudenten mit mehreren Tausend Einträgen in der Datenbank findet sich auf den Seiten von MEDI-LEARN und ist direkt erreichbar unter *www.medi-learn.de/tausch*.

Findet sich kein direkter Tauschpartner für die Wunsch-Uni, gibt es noch eine clevere Alternative: den Ringtausch. Hier werden die Plätze unter mehreren Personen ausgetauscht, was von Seiten der Unis ebenfalls möglich ist. So kann man beispielsweise seinen Platz in Bonn gegen Heidelberg eintauschen, um diesen wiederum gegen den eigentlich gesuchten Platz in Ulm zu tauschen. Das hat schon viele in die Uni-Stadt ihrer Träume gebracht. Auch ein Tausch über vier Positionen ist möglich. Wichtig ist, dass man sich dabei fest mit den Tauschpartnern einig ist. Die Berechnung des Ringtausches übernimmt das Tool von MEDI-LEARN.

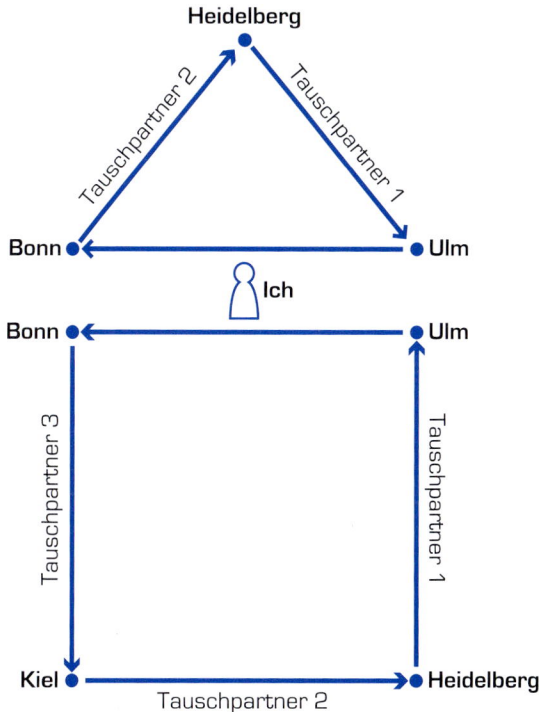

ZUSAMMENFASSUNG

WIE BEKOMME ICH EINEN STUDIENPLATZ? TEIL 1

- **Bewerben bei der ZVS**

  Die Zentralstelle zur Vergabe von Studienplätzen (ZVS) ist erster und wichtigster Ansprechpartner bei der Studienplatzbewerbung. Das ZVS-Info (erhältlich z.B. bei Arbeitsagenturen oder unter www.zvs.de) informiert über die Zulassung. Der Antrag wird zunächst online ausgefüllt, danach unterschrieben, durch Kopien wichtiger Nachweise ergänzt und eingeschickt. Der NC (Numerus clausus) stellt die Notenuntergrenze dar, mit der man noch einen Studienplatz erhalten hat und ergibt sich in jedem Verfahren neu aus den Abinoten der aktuellen Bewerber und der Zahl der zur Verfügung stehenden Plätze. Wartesemester ist die seit Erwerb der Hochschulzugangsberechtigung verstrichene Zeit in Halbjahren, die nicht mit Studieren zugebracht wurde (siehe Seite 41).

- **Die Quotenverteilung bei der Studienplatzvergabe: 20 – 20 – 60**

  20 % der Studienplätze gehen an die Abitur-Besten, 20 % an die Wartezeit-Besten und 60 % werden von den Hochschulen im sog. „Auswahlverfahren der Hochschulen (AdH)" selbst vergeben (siehe Seite 42).

- **Die Abiturbesten-Quote**

  Ein Fünftel der Studienplätze wird unter den Abitur-Besten vergeben. Die für diese Quote an jeder Uni zur Verfügung stehende Studienplatzzahl wird zunächst auf Bundesländer aufgeteilt. Innerhalb dieser für die Abiturienten eines Bundeslandes vorgesehenen Plätze konkurrieren nun die Abitur-Besten um die Plätze (Landes-NC). Die „Sieger" im Landes-NC werden nun entsprechend der Rangfolge der von ihnen genannten Universitäten (und den dort verfügbaren Plätzen wie auch den Bewerbern) an die einzelnen Hochschulen aufgeteilt (Hochschul-NC) (siehe Seite 43).

- **Die Wartezeit-Quote**

  Ein weiteres Fünftel (20 %) wird an diejenigen vergeben, die mit der höchsten Anzahl an sog. Wartesemestern aufwarten können. Wartesemester sind die Halbjahre seit dem Abi, die nicht mit einem Studium verbracht wurden (siehe Seite 44).

- **Die Hochschul-Quote und das Auswahlverfahren der Hochschulen (AdH)**

  Den Löwenanteil von 60 % der Studienplätze dürfen die Unis im so genannten Auswahlverfahren der Hochschulen (AdH) vergeben. An einigen Universitäten wird zunächst eine Vorauswahl nach bestimmten Kriterien getroffen, innerhalb derer dann die Entscheidung über die Studienplatzvergabe erfolgt. Einige Universitäten führen in diesem Rahmen u.a. auch ein Auswahlgespräch mit den Bewerbern durch (siehe Seite 44).

- **Hinweise zur Ortswahl**

  Bei der Ortswahl und Angabe in Frage kommender Unis macht es Sinn, realistische Wünsche anzugeben. Dazu ist es ratsam, den Erstwunsch unter Berück

ZUSAMMENFASSUNG ✔

sichtigung der eigenen Note und Wartezeit auf der einen und den Vorjahreswerten der Lieblings-Unis auf der anderen Seite geschickt zu platzieren (siehe Seite 48).

- **Das Losverfahren als Nebenweg zum Ziel**

  Neben den über die ZVS vergebenen Plätzen kannst du dich an vielen Unis auch über das Losverfahren um einen Studienplatz bewerben. Hier gilt es, die auf den Uniseiten bekannt gegebenen Terminfristen und Verfahrenshinweise unbedingt zu beachten (siehe Seite 50).

- **Der Studienplatz-Tausch**

  Wer nicht an seiner Wunsch-Uni gelandet ist, kann von der Möglichkeit des Studienplatz-Tausches Gebrauch machen. Ein Studienplatztausch ist durch Direktbewerbung oder aber mittels Tauschpartner möglich (siehe Seite 56).

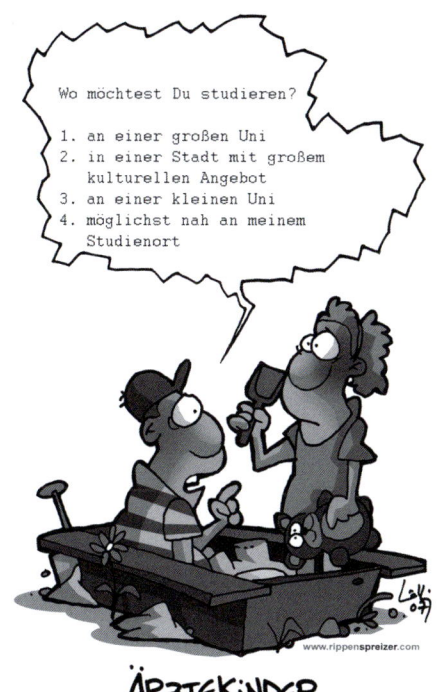

Keinen Studienplatz erhalten – und jetzt?

Anfangs ist der Frust verständlicherweise groß: Da hatte man gehofft, in diesem Jahr einen Studienplatz zu erhalten und doch kam keine Zusage von der ZVS. Hier heißt es: Nicht gleich die Flinte ins Korn werfen, denn viele Wege führen nach Rom, und mit dem Medizinstudium verhält es sich nicht anders. Es gibt eben nicht nur den direkten Weg, sondern manchmal müssen Umwege in Kauf genommen werden. Was also tun, wenn wider Erwarten keine Zusage für einen Studienplatz kommt?

Studienort-Alternativen: Witten-Herdecke, Budapest und Hradec Králové

Wer für sich weder durch die Abiturnote noch über die Wartezeit realistische Chancen ausrechnet, in absehbarer und vertretbarer Zeit einen Studienplatz zu erhalten, aber dennoch möglichst bald ein Medizinstudium aufnehmen möchte, für den gibt es drei Alternativen, die wir hier kurz vorstellen möchten: die Privat-Universität Witten-Herdecke, die Semmelweis-Universität in Budapest und die Karls-Universität Prag am Standort Hradec Králové (Königgrätz).

Das Wittener Hochschulmodell fußt auf der anthroposophischen Lehre Rudolf Steiners, welche auch die Waldorfschulen maßgeblich bestimmt. Neben der medizinischen Ausbildung durchlaufen die Wittener Studenten das so genannte „studium fundamentale", das der Vertiefung der Allgemeinbildung dienen soll. Ebenso wird in hohem Maße Wert auf Praxisnähe und eine ethische Reflektion der ärztlichen Tätigkeit gelegt.

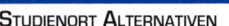

SURFTIPP

STUDIENORT ALTERNATIVEN

Infos zum Thema Medizinstudium in Witten-Herdecke auf der Uni-Homepage:

www.medi-learn.de/STF35

Die Auswahl der Studierenden erfolgt über eine ausführliche Bewerbung und einen Interviewtag. Hinzu kommt der Nachweis eines sechsmonatigen Pflegepraktikums vor dem Studium. Die Studiengebühren liegen bei insgesamt rund 15.000 Euro, die wahlweise monatlich während des Studiums, in Raten nach Beendigung oder in Kombination entrichtet werden können.

Die zweite Alternative ist ein Studium in Ungarn, zum Beispiel in Budapest: An der altehrwürdigen Semmelweis-Universität besteht seit 1983 die Möglichkeit, Medizin auch in deutscher Sprache zu studieren. Das Studium der Vorklinik können deutsche Studenten nämlich in ihrer Muttersprache absolvieren. Erst ab dem dritten Studienjahr werden Ungarischkenntnisse vorausgesetzt, denn von nun an treten die Studenten in Kontakt mit Patienten der Lehrkrankenhäuser. Für diesen Studienabschnitt werden seit 1989 Veranstaltungen in Englisch angeboten. Mit 30 % ist der Ausländeranteil unter den rund 4.000 Studenten der Fakultäten Humanmedizin, Zahnmedizin und Pharmazie entsprechend hoch. Im Fach Medizin werden pro Jahr maximal 150 Studenten aufgenommen.

Im Vergleich zu Witten-Herdecke sind in Budapest sehr hohe Studiengebühren fällig: Satte 5.400 Euro pro Semester sind zu berappen. Viele der deutschen Studenten versuchen auch aus diesem Grund, nach ein paar Semestern wieder in heimische Gefilde zu

SURFTIPP

Uni Budapest

Weitere Infos zum Thema „Medizinstudium an der Semmelweis-Universität Budapest" findest du online unter:

www.medi-learn.de/STF36

www.medi-learn.de/STF37

wechseln. Dafür sind die Lebenshaltungskosten besonders für einheimische Produkte in der pittoresken ungarischen Hauptstadt recht niedrig, so dass sich viele Studenten weitläufige Wohnungen in den stadttypischen Gebäuden mit Innenhof leisten können.

Daneben bieten auch die Universitäten in Szeged, Pecs und Debrecen Medizin für deutsche Studenten an. Wie in der ungarischen Hauptstadt ist auch hier die Möglichkeit eines Studiums in erster Linie abhängig von den finanziellen Möglichkeiten.

Wer an ungarischen Unis zugelassen wird, das entscheidet übrigens nicht direkt ein Numerus Clausus, sondern wird individuell anhand der Abinote, der Zusammensetzung der Abifächer (wobei Naturwissenschaften vorteilhaft sind) und Vorkenntnissen (Rettungsdienst, Krankenhauspraktika) entschieden. Den Faktor Wartezeit gibt es nicht, wer also ein Parkstudium macht und sich dann in Ungarn bewirbt, hat dadurch zumindest hier keine Nachteile.

Die dritte Alternative ist ein Studium an der Medizinischen Fakultät der Karls-Universität in Tschechien. Am Standort Hradec Králové (Königgrätz) besteht seit 1992 die Möglichkeit, Medizin in englischer Sprache zu studieren. Jedes Jahr stehen für Studienanfänger aus dem Ausland 45 Plätze für Humanmedizin zur Verfügung. Wie in Ungarn beginnt ab dem dritten Studienjahr der Patientenkontakt, Teilnahme an Tschechisch-Kursen in den ersten beiden Jahren ist daher Pflicht. Zugangsvoraussetzungen: Abitur, das Bestehen einer Aufnahmeprüfung in den naturwissenschaftlichen Fächern und Mathematik sowie ein Interview. Die Kosten betragen rund 8.900 Euro pro Studienjahr.

GELAUSCHT

STUDIUM IN UNGARN

Da rund um das Studium in Ungarn zahlreiche Fragen im Forum von MEDI-LEARN gestellt werden, haben wir hierfür ein Extra-Unterforum eingerichtet, das du unter folgendem Link findest:

• Ungarn-Forum

www.medi-learn.de/MT94

Österreich und die Schweiz

Bisher galt für Österreich folgendes: Wer dort als Deutscher Medizin studieren wollte, musste auch in Deutschland einen Studienplatz in der Medizin vorweisen können. Das hat sich geändert: 2005 entschied der Europäische Gerichtshof, dass die geltenden Bestimmungen eine Diskriminierung Studienwilliger aus anderen EU-Ländern darstellen und damit gegen EU-Recht verstoßen.

Dies hatte den Effekt, dass in jenem Jahr noch so mancher deutsche Student an den Medizin-Unis in Innsbruck, Graz oder Wien einen Platz ergattern konnte. Schnell wurde in Österreich daher eine Quotenregelung eingeführt, nach der 75 % der Studienplätze Österreichern vorbehalten sind. 20 % gehen an EU-Ausländer und die restlichen an 5 % Nicht-EU-Ausländer. Diese umstrittene Regelung gilt vorläufig und ist noch in der rechtlichen Prüfungsphase. Wer in Österreich Medizin studieren will, muss in Wien und Innsbruck außerdem den Eignungstest Medizin (EMS) bestehen, der dem ehemaligen Medizinertest ähnelt. In diesem Test werden unter anderem Gedächtnistests durchgeführt, konzentriertes Arbeiten und medizinisch-wissenschaftliches Grundverständnis geprüft. Um sich über die aktuelle Vergabepraxis österreichischer Universitäten auf dem Laufenden zu halten, lohnt also der Blick auf die Internet-Seiten der Unis jenseits der Alpen.

GELAUSCHT

Studieren Österreich und Schweiz

Analog zum Ungarn-Forum findest du online auch Foren zum Studieren in Österreich und der Schweiz:

• Österreich Forum

  www.medi-learn.de/MT92

• Schweiz Forum

  www.medi-learn.de/MT93

Wie ist es im Nachbarland Schweiz um einen Studienplatz bestellt? In der Schweiz als Nicht-EU-Land können ausländische Studenten nur dann ein Medizinstudium aufnehmen, wenn sie schon mindestens fünf Jahre wohnhaft in der Schweiz sind. An den Medizin-Unis der deutschsprachigen Schweiz in Basel, Bern, Fribourg (Freiburg) und Zürich wird ebenfalls der EMS (Eignungstest Medizinstudium) durchgeführt, in der französischsprachigen Schweiz (Genf, Lausanne und Neuchâtel) gilt der Notenschnitt des Schweizer Abiturs.

Die Schweiz ist wegen dieser strengen Regelung für deutsche Studienanfänger nicht besonders interessant. Zum Praktischen Jahr (PJ) ändert sich das: Viele deutsche Medizinstudenten absolvieren einen der drei Abschnitte dieses Praktischen Jahres (ein Tertial) in der Schweiz, unter anderem weil sie hier eine recht gute Bezahlung dafür bekommen und mehr Verantwortung übernehmen dürfen als in Deutschland. Im MEDI-LEARN Onlinebereich zum Praktischen Jahr findest du viele Erfahrungsberichte und Informationen zum Thema PJ in der Schweiz.

SURFTIPP

Nachbarland Schweiz

Zum Studieren in der Schweiz findest du online folgende Erfahrungsberichte:

• Ein Hopp in die Schweiz

  www.medi-learn.de/STF38

• Studieren in Zürich

  www.medi-learn.de/STF39

• So nah und doch so fern

  www.medi-learn.de/STF40

Studien-Alternativen: Healthcare und Co.

Muss es denn wirklich Medizin sein? Diese Frage musst du dir natürlich selbst beantworten. Hier sei nur kurz darauf hingewiesen, dass in den letzten Jahren viele so genannte medizinnahe Studiengänge entstanden sind. Ein paar Stichworte: Medizin-Technik, Medizin-Informatik, Krankenhausmanagement/ Health Care Management sowie Public Health/Gesundheitswissenschaft. Daneben gibt es natürlich die klassischen Studiengänge Zahnmedizin, Tiermedizin und Pharmazie. Wir können in diesem Buch keinen kompletten Überblick über sämtliche alternative, medizinnahe Studienmöglichkeiten geben, aber über die klassische Internetsuche mit diesen Stichworten wirst du auf weitere Studienmöglichkeiten an Unis und Fachhochschulen stoßen!

Ausbildung / Wartesemester sammeln

Wartesemester sind ebenfalls ein Vergabekriterium für die Vergabe von Studienplätzen. Zur Verbesserung des persönlichen „Wartesemester-Accounts" zählt nicht die Möglichkeit, einen anderen Studiengang zu absolvieren: Solltest du dir eine bessere Chance ausrechnen, einen Medizinstudienplatz über das Kriterium „Wartesemester" zu erreichen, so empfiehlt es sich in diesem Falle also nicht, einen anderen Studiengang zu beginnen. Wenn es mit dem Studienplatz nicht auf Anhieb geklappt hat, bieten sich dir dennoch zahlreiche Möglichkeiten, durch eine Ausbildung in medizinnahen Bereichen zum einen Praxis-Erfahrungen in der Medizin zu sammeln und zum anderen dein persönliches Wartesemester-Konto aufzufüllen. Absolvierst du beispielsweise nach dem Abi zunächst eine dreijährige Ausbildung, ergibt das 3 x 2 = 6 Semester Wartezeit, die du sinnvoll genutzt hast.

Mögliche medizinnahe Ausbildungsberufe sind:
- Gesundheits- und Krankenpfleger(in)
- Krankenschwesterhelferin / Pflegehelfer
- Arzthelferin / Arzthelfer
- Rettungssanitäter(in) / Rettungsassistent(in)

Daneben gibt es folgende Assistentenberufe der Medizin:
- Medizinisch-technische(r) Assistent(in) (MTA)
- Chemisch-technische(r) Assistent(in) (CTA)
- Medizinisch-technische(r) Radiologieassistent(in) (RTA)
- Pharmazeutisch-technische(r) Assistent(in) (PTA)
- Operations-technische(r) Assistent(in) (OTA)

Diese und weitere Ausbildungsmöglichkeiten im Bereich des Gesundheitswesens findet Ihr auf den Berufsinformationsseiten des Arbeitsamtes näher erläutert.

SURFTIPP

Ausbildung & Wartesemester

Auf den Webseiten von MEDI-LEARN findest du Erfahrungsberichte von Studenten, die vorab eine Ausbildung gemacht haben:

- Medizin auf den zweiten Blick

  www.medi-learn.de/CA0474

- Krankenpflege als Alternative

  www.medi-learn.de/CA1318

Die Vorteile einer medizinnahen Ausbildung

Neben der Tatsache, dass du während einer Berufsausbildung in medizinnahen Bereichen Wartesemester anhäufst, die deine Chancen auf den Studienplatz bei der ZVS-Vergabe erhöhen, sammelst du bereits praktische Erfahrungen in der Medizin bzw. in den angrenzenden Bereichen. Zudem hast du beim kompletten Durchlaufen der Ausbildung schon einmal einen Beruf erworben und kannst dir Teile dieser Ausbildung später im Medizinstudium anrechnen lassen. Bestimmte Pflichtkurse müssen während des Studiums dann nicht mehr absolviert werden (z.B. das Krankenpflegepraktikum und der Erste-Hilfe-Kurs). Ein weiterer dicker Pluspunkt: In den Auswahlgesprächen, die manche Unis mit ihren Bewerbern führen, ist es vorteilhaft, bereits praktische Kenntnisse und Fertigkeiten wie auch eine abgeschlossene Ausbildung im pflegerischen bzw. medizinischen Bereich absolviert zu haben. An einigen Unis führen Ausbildungen in bestimmten Berufen sogar zu einer Verbesserung des Notendurchschnitts und erhöhen somit indirekt ebenfalls die Chance auf den Studienplatz - ein Grund mehr also, über eine derartige Ausbildung nachzudenken.

Nicht zuletzt kannst du dir mit solch einer Ausbildung dein Studium gut finanzieren. Viele examinierte Krankenschwestern und -pfleger finanzieren sich z.B. durch Pflegetätigkeiten im Nebenjob (Sitzwache, Nachtwache) weite Teile des Studiums selbst – und das mit einer medizinischen Tätigkeit.

Nachteile

Eine Ausbildung vor dem Studium zu absolvieren, bringt aber auch Nachteile mit sich. Wer erst einige Jahre einen Beruf erlernt, kommt vergleichsweise spät an die Uni. Die meisten Mitstudenten dürften dann ein ganzes Stück jünger sein, was nicht immer einfach für die Kommunikation ist. Vor allem jedoch wirst du später und älter in den Arztberuf einsteigen, was bei manchen Auswahlgesprächen wiederum einen Minuspunkt bringt. Auch hier gilt: Abwägen, was einem wichtig ist!

SURFTIPP

Freiwilliges soziales Jahr

Weitere Informationen zum Freiwilligen Sozialen Jahr findest du unter den folgenden Internet-Adressen:

- www.freiwilliges-jahr.de/
- www.pro-fsj.de/

Freiwilliges Soziales Jahr

Das Freiwillige Soziale Jahr (FSJ) stellt ebenfalls eine Möglichkeit dar, ein wenig Berufserfahrung zu erwerben und die Überbrückungszeit bis zum Studienbeginn sinnvoll zu nutzen. Sofern du ein FSJ in einem Pflegeheim, einem Altersheim oder im Krankenhaus absolvierst, hast du hier zudem die Möglichkeit, Teile der dort erfolgten Einweisungen und Ausbildungen (Erste-Hilfe-Kurs, krankenpflegerische Tätigkeiten) im Laufe des späteren Medizinstudiums ganz oder teilweise anrechnen zu lassen, so dass du entsprechende Nachweise und Kurse dann nicht mehr belegen musst.

GELAUSCHT

Wartezeit sinnvoll nutzen

Wie fast zu jedem Thema hast du auch bei der Ausbildung die Möglichkeit, im Forum über die Erfahrungen anderer zu lesen:

- Physiotherapeutenausbildung zur Überbrückung

  www.medi-learn.de/STF41

- Krankenpflegeausbildung oder FSJ im Ausland

  www.medi-learn.de/STF42

- Wartezeit – Ausbildung oder Bachelorstudium?

  www.medi-learn.de/STF43

Das Studium vorfinanzieren

Ein Studium ist teuer und nicht jeder erhält hinreichende Unterstützung in Form von BAföG, Stipendien oder elterlichen Zuschüssen. Die Wartezeit bis zum Antritt des Studiums kann ebenfalls genutzt werden, um durch Jobben schon einmal den ein oder

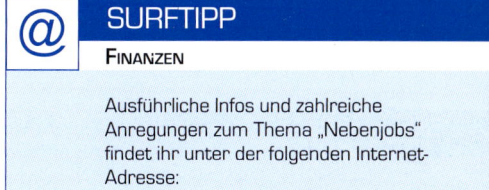

SURFTIPP

FINANZEN

Ausführliche Infos und zahlreiche Anregungen zum Thema „Nebenjobs" findet ihr unter der folgenden Internet-Adresse:

www.medi-learn.de/CA0612

anderen Cent für spätere Engpässe zu erwirtschaften. Das empfiehlt sich besonders dann, wenn dein Studienbeginn absehbar ist, also im nächsten oder übernächsten Semester ansteht.

Das Studium vorlernen?

Immer wieder wird an die MEDI-LEARN Redaktion die Frage herangetragen, ob man die Zeit des Wartens auf den Studienplatz nicht schon einmal nutzen sollte, um das ein oder andere Medizin-Fach per Literaturstudium zu lernen. Zwar mag es sinnvoll sein, im Vorfeld schon einmal eine Buchhandlung zu besuchen und in den medizinischen Lehrbüchern zu blättern, um einen ersten Eindruck zu erhalten. Ein hartnäckiges Bücherwälzen vor dem eigentlichen Studium halten wir allerdings für nicht empfehlenswert. Die Lektüre medizinischer Fachbücher bringt erst dann echten Lerneffekt, wenn sie mit Vorlesungen, Praktika und den anderen Lehrveranstaltungen an der örtlichen Uni verbunden wird, man also eingeschriebener Student ist.

Fazit zur Studienplatzvergabe

An dieser Stelle ist ein Fazit nicht ganz so leicht zu ziehen. Wer den gewünschten Studienplatz nicht erhalten hat, ist verständlicherweise nicht gerade bester Dinge, besonders, wenn mit einer Ablehnung überhaupt nicht gerechnet wurde. Es ist immer sinnvoll, Plan B in der Tasche zu haben, um für den Fall einer Ablehnung einen alternativen Weg beschreiten zu können – sei es für eine Überbrückung bis zur nächsten Bewerbung, für einen anderen Studiengang oder für eine andere Form der Ausbildung.

Früher war es noch härter: Lag der Numerus Clausus zum Beispiel bei 1,8 und die eigene Abinote war eine 1,9, so drohten bis zu zehn Semester Wartezeit.

Durch die neu geschaffenen Auswahlverfahren der Universitäten, die nun 60 % ihrer Studenten selber auswählen können, wurde mehr Flexibilität geschaffen. Wer also wegen des Notendurchschnitts in der Auswahl der Abiturbesten (Abi-Quote) abgelehnt wurde, muss nicht gleich den Kopf hängen lassen, sondern kann sich schon mal fit für etwaige Auswahlgespräche und Studierfähigkeitstests machen, um hier zu punkten.

An seinen Zielen festzuhalten, halten wir für ratsam. Falls diese Ziele jedoch völlig illusorisch sein sollten oder man sich mehrere Male vergeblich bemüht hat, einen Platz zu bekommen, sollte man seine Zukunftspläne überdenken und sich z.B. mit einer der genannten Studienalternativen beschäftigen.

GELAUSCHT

WARTEZEIT

Da die Wartezeit für viele eine echte Härteprobe darstellt, seien an dieser Stelle noch einige Forendiskussionen genannt. Tipp von unserer Seite: Lass dich nicht entmutigen; wer unbedingt Medizin studieren möchte, schafft es auch irgendwann, einen Studienplatz zu bekommen:

- Wartezeitdepressionen

  www.medi-learn.de/STF44

- Die Sache mit dem Warten

  www.medi-learn.de/STF45

Im Namen des Gesetzes

§ Die so genannten Studienplatzklagen (eigentlich gerichtliche Kapazitätsverfahren) gibt es, seit es die ZVS und den Numerus clausus gibt. Grundlage ist eine Entscheidung des Bundesverfassungsgerichts aus den 70er Jahren, nach der festgestellt wurde, dass die Universitäten verpflichtet sind, so viele Studierende wie möglich aufzunehmen. Damit wurde das so genannte Kapazitätserschöpfungsgebot aus der Taufe gehoben. Dies bedeutet, dass die Universitäten im Prinzip verpflichtet sind, jeden Bewerber für einen Studienplatz aufzunehmen und auszubilden.

Die Praxis sieht natürlich anders aus: Nach wie vor gibt es einen hohen Numerus clausus, der in den medizinischen Studiengängen bis zu einer Wartezeit von vier Jahren führt.

Die Verwaltungsgerichte, die für diese Verfahren zuständig sind, ermitteln nicht zusätzliche Studienplätze, sondern verdeckte Plätze. Bei der Ermittlung der Anzahl der Studienplätze je Universität muss eine umfangreiche und in weiten Teilen sehr komplizierte Berechnung durchgeführt werden, bei der immer wieder Fehler passieren. In manchen Bundesländern werden die Hochschulen durch die Ministerien angewiesen, nur eine bestimmte Anzahl von Studienplätzen zur Verfügung zu stellen, die mit der Wirklichkeit anhand der Kapazitätsberechnung nicht immer übereinstimmen. Der Erfolg der Studienplatzverfahren in den vergangenen Jahren hat deren Bedeutung zum wiederholten Male gezeigt.

Die Verfahren richten sich nicht gegen die ZVS, sondern gegen einzelne Universitäten. Hierbei sind es in erster Linie die Gerichte, die die zusätzlichen Studienplätze ermitteln. Die Kapazitätsunterlagen werden von den Gerichten angefordert und eingehend überprüft. Hierbei hilft ein wichtiges Gesetz, das erst nach der o. g. Entscheidung des Bundesverfassungsgerichts in den 70er Jahren verkündet wurde: Es handelt sich um die Kapazitätsverordnung, die jede Universität bei der Ermittlung der Studienplätze beachten muss.

Die Studienplätze fallen also nicht „vom Himmel"

Deren Anzahl richtet sich nach der Ausstattung der Universität, z. B. nach der Anzahl der Lehrpersonen, nach dem Umfang des Lehrdeputats, der Lehraufträge etc.. Wenn beispielsweise ein Hochschullehrer durch ein Forschungssemester nicht unterrichten kann, muss geprüft werden, ob „seine" Stelle bei der Kapazitätsberechnung noch mitgezählt wird. Weiter prüfen die Gerichte, ob und wie viele Studierende das Studium im Laufe der Semester wieder aufgeben oder aus anderen Gründen die Hochschule verlassen. Da insoweit dann weniger Lehre abgefragt wird, muss im Rahmen einer so genannten Schwundberechnung überprüft werden, wie sich dies auf die Kapazität zu Beginn des Studiums (also bei den Studienanfängern) auswirkt.

Das Bundesverfassungsgericht hat (damit) festgestellt, dass absolute Zulassungsbeschränkungen für Studienanfänger einer bestimmten Fachrichtung nur dann verfassungsgemäß sind, wenn sie in den Grenzen des unbedingt Erforderlichen unter erschöpfender Nutzung der vorhandenen Ausbildungskapazitäten angeordnet werden. Weiter liegt insoweit eine Rechtmäßigkeit nur dann vor, wenn Auswahl und Verteilung der Bewerber nach sachgerechten Kriterien mit einer Chance für jeden Bewerber und unter möglichster Berücksichtigung der individuellen Wahl des Ausbildungsortes erfolgen.

Wenn Unis sich verrechnen

Die Kapazitätsprozesse sind dann erfolgreich, wenn sich also die Universität „verrechnet" hat und wenn sich die neue Berechnung aufgrund einer gerichtlichen Überprüfung anders darstellt, als zunächst in den Bundesländern für die einzelnen Hochschulen festgesetzt war. Damit ordnen nicht die Rechtsanwälte, sondern die Gerichte an, unter welchen Voraussetzungen zusätzliche Studienplätze verteilt werden. Dies erfolgt regelmäßig durch das Los. In Ausnahmefällen werden die Studienplätze nur an die Kläger mit den besten Voraussetzungen nach einer bestimmten Rangfolge verteilt.

Studienplatzverfahren enden gelegentlich auch durch einen Vergleich. Darin einigen sich die Parteien, dass ohne gerichtliche Entscheidung zusätzliche Plätze unter den Bewerbern ver-lost werden.

Die Zahl der Studienplatzbewerber, die sich für ein Klageverfahren entscheiden, ist seit dem Jahre 2006 ungefähr konstant. Wenn man sich dafür entscheidet, parallel mehrere Verfahren gegen verschiedene Hochschulen durchzuführen (beispielsweise zehn an der Zahl) liegt die Chance bei 50 % bis 60 %. Wichtig ist, dass es der Anwaltskanzlei gelingt, die wirklich aus-sichtsreichen Verfahren herauszusuchen. Hier spielt die Erfahrung der auf diesem Rechtsgebiet spezialisierten Rechtsanwaltskanzleien eine entscheidende Rolle.

Dieser Abschnitt wurde verfasst von: Reinhard Karasek, Rechtanwalt, Postfach 11 69, 35001 Marburg, Tel: 06421-1 68 96-0, Fax: 06421-1 68 96-78, E-Mail: reinhard.karasek@bbh-online.de, Homepage: www.bbh-online.de

Nachdem Herr Karasek die rechtliche Seite beleuchtet hat, schildert nun Sascha M. seine Erfahrungen zur Studienplatzklage als Student.

Schule vorbei, ich will Medizin studieren, Abi 3,1 und nun?

 An dieser Stelle möchten wir dich an den Erfahrungen von Sascha Michalzik teilhaben lassen, der über seine Erlebnisse im Rahmen der Studienplatzklage berichtet:

Du hattest doch erst vor Kurzem von einer Freundin gehört, dass sie sich eingeklagt hat, um studieren zu können. Da könnte man ja einmal nachfragen.

Einige Tage später traf ich mich mit ihr und musste erfahren, dass sie sich für Psychologie einklagt hat. Ob das auch für das Gebiet Medizin geht, wisse sie zwar nicht, gab mir aber trotzdem die Nummer ihres Anwalts. Dieser wohnt im Süden Deutschlands und ich entschied mich, ihn einmal anzurufen – fragen kostet ja bekanntlich nichts. Nach einem ca. 15-minütigen Telefonat wusste ich, dass das Einklagen für Medizin möglich ist, allerdings kostet es Geld. Wenn man unbedingt Medizin studieren will und keine 5 Jahre warten möchte, ist dies zumindest die einzige Chance, so dachte ich damals zumindest. Nach Rücksprache mit meinen Eltern und einem Blick auf mein mühsam Erspartes war klar, ich klage mich ein.

Nach einem erneuten Telefonat mit dem Anwalt erhielt ich bereits 2 Tage später die Unterlagen inklusive erster Rechnung. Wie hoch der Betrag genau war, weiß ich nicht mehr, aber so ca. 3.000,00 € ließ er sich seinen „Aufwand" kosten. Dazu kamen dann noch jedes Mal Kosten pro verklagter Uni, aber da musste ich nun durch.

Es verging einige Zeit, bis die ersten Briefe von ein paar Plätzen an 2 Unis kamen. Diese wurden unter allen Klägern an diesen Unis verlost und ich landete immer unter „ferner liefen". Dieses Spiel wiederholte sich dann noch einige Male. In Leipzig wurden damals 100 und in Dresden 80 Plätze verlost. Meine Wunsch-Uni Göttingen verloste damals 32 Plätze, aber ich hatte leider kein Glück.

Ein Semester verging und ich stand noch immer ohne Studienplatz da, wurde allerdings von meinem Anwalt beruhigt, dass es vielen anderen Studenten auch so erging. Zum nächsten Semester würden dann die Unis erneut verklagt werden und dann würden auch nur diese Kosten anfallen und keine weiteren Anwaltskosten.

Das Spiel „Plätze, die verlost werden" ging also weiter: Allerdings waren es noch Klagen aus dem vorangegangenen Semester – auch dort lief es nicht gut für mich. Jede einzelne Nachricht war damals für mich ein neuer Tiefschlag, an dem ich sehr zu knabbern hatte. Meine Hoffnung hingegen wollte ich aber nicht aufgeben, nicht für den Traum vom Medizinstudium!

Der Osterhase als Überbringer der Freudennachricht

Es war Samstag vor Ostern. An diesem Tag war ich unterwegs zu einer Taufe in Würzburg und kam auf dem Weg von Bremen unweigerlich an meiner Uni-Traumstadt Göttingen vorbei. Viele Träume und Wünsche gingen mir auf dem Weg nach Würzburg durch den Kopf. Allerdings überkam mich eine gewisse Art der Trauer auf der Rückfahrt, da ich mich fragte, ob mein Wunsch jemals in Erfüllung gehen würde.

Bereits 3 Stunden später ging dann mein Ostermärchen tatsächlich in Erfüllung! Daheim angekommen lag ein Brief von der ZVS im Briefkasten. Ziemlich verwundert fragte ich mich innerlich, was die wohl von mir wollten; vielleicht die Absage vom normalen Vergabeverfahren bestätigen? Ich öffnete den Brief: Da war er, mein Studienplatz in Göttingen!

Aber halt, da stand etwas von „Teilstudienplatz" und die ZVS führte dazu noch einiges im Brief aus. Ich durfte nun also in Göttingen anfangen und dort zumindest schon einmal die Vorklinik verbringen. Was danach geschehen würde, wusste ich zwar noch nicht, aber wenigstens war ich nun an meiner Wunsch-Uni angenommen worden.

Bereits eine Woche später sollte alles losgehen. Ein paar Tage später habe ich dann meinen Anwalt angerufen und ihm die guten Neuigkeiten mitgeteilt. Er meinte, ich wäre auch in Rostock und Mainz angenommen worden – einen Beweis dafür hatte er allerdings nicht. Das war mir jedoch egal, zumal ich durch die Zusage der ZVS noch ein paar Klagen zurückziehen und somit Geld sparen konnte.

Nach der ersten Uni-Woche wurde ich auf das Forum von MEDI-LEARN aufmerksam. Beim Durchlesen wurde mir klar, dass ich eine Menge Geld hätte sparen können. Von Teilstudienplätzen hatte ich ja vorher noch nichts gehört und wusste auch nicht, dass andere Anwälte noch günstiger gewesen wären.

Eine Garantie, dass man per Klage einen Studienplatz erhält, gibt dir leider niemand. Ein Kommilitone von mir hat beispielsweise 2 Jahre lang geklagt und ist ebenfalls per Teilstudienplatz der ZVS an sein Studium gekommen.

Die Anwälte selbst berichten zwar von Ausnahmen, aber wenn man sich umhört ist es fast schon normal geworden, dass man sich erst einmal ein Semester lang einklagen muss, ehe man Erfolg hat.

Letztendlich muss jeder selbst entscheiden, ob er diese Chance wahrnehmen und sie sich vor allem leisten kann.

ZUSAMMENFASSUNG

KEINEN STUDIENPLATZ ERHALTEN - UND JETZT?

- **Studienalternativen an anderen Universitäten im In- und Ausland**

  Die Universitäten in Witten-Herdecke, im ungarischen Budapest und im tsche-
  chischen Hradec Králové bieten interessante Studienalternativen. Zu einem
  Platz in Witten-Herdecke gelangt man über ein erfolgreiches Bewerbungs-
  gespräch. An den ausländischen Unis gilt es, auf die Unterrichtssprache zu
  achten, z.B. bietet die Semmelweis-Uni in Budapest in den ersten vier Semestern
  Unterricht in Deutsch. Ebenfalls wichtig: Es werden nicht unerhebliche Studiengebühren in Höhe von mehreren Tausend Euro je Semester fällig (siehe Seite 60).

- **Österreich und Schweiz**

  Auch an den österreichischen Unis in Innsbruck, Graz und Wien ist für Bundes-
  bürger die Bewerbung um einen Studienplatz möglich, in Wien und Innsbruck
  muss ein Test namens EMS (Eignungstest Medizin) absolviert werden. Schwieriger ist die Aufnahme eines Medizinstudiums in der Schweiz mit ihren Unis in
  Basel, Bern, Genf, Lausanne, Neuchatel, Zürich und Fribourg, denn dazu musst
  du mindestens 5 Jahre in der Schweiz gelebt haben (siehe Seite 62).

- **Wartezeit mit Ausbildung sinnvoll nutzen**

  Wartesemester ist die Zeit in Halbjahren seit Erwerb der Hochschul-Zugangs-
  berechtigung, die nicht mit einem Studium verbracht wurde. Du kannst diese
  Zeit für eine Weltreise, für´s Faulenzen oder aber sinnvoll für ein Freiwilliges
  Soziales Jahr oder eine medizinnahe Ausbildung (Gesundheits- und Kranken-
  pfleger, Rettungssanitäter. MTA u.a.) nutzen (siehe Seite 64).

- **Das Studium vorfinanzieren**

  Als angehender Student ist es empfehlenswert, schon in Ruhe vor Studienbeginn durch Jobben den ein oder anderen Euro auf die hohe Kante zu legen
  (siehe Seite 63).

- **Soll ich für das Studium schon vorher lernen?**

  Gegen ein Blättern in Büchern aus deiner Bücherei ist nichts einzuwenden,
  aber höhere Aufmerksamkeit solltest du dem potentiellen Lernstoff VOR dem
  eigentlichen Studium nicht widmen, denn du kannst noch nicht unterscheiden,
  worauf es genau ankommt und was wirklich wichtig ist. Warte also, bevor es
  an der Uni losgeht (siehe Seite 67).

- **Im Namen des Gesetzes: Studienplatz-Klage**

  Auch dieser Umweg kann zum Ziel führen: Über das Spezialgebiet z.B. einer sog.
  Kapazitätsklage kannst du – mit anwaltlicher Hilfe – einen Studienplatz in einem
  Gerichtsverfahren – meist als Sammelklage – erstreiten (siehe Seite 68).

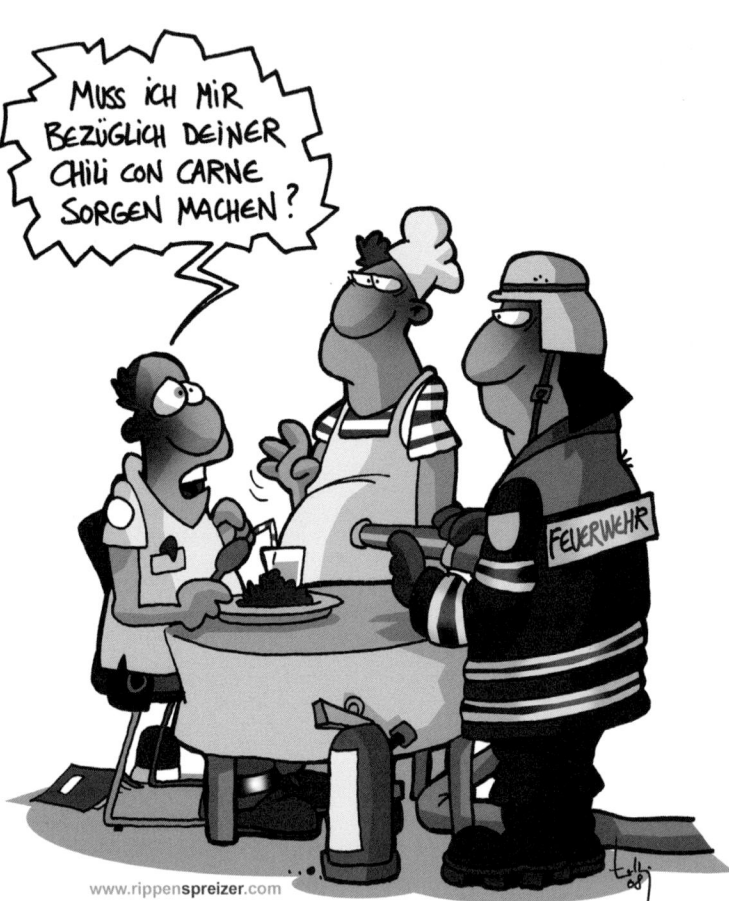

www.rippenspreizer.com

Eigener Herd ist Goldes wert

Der Weg zur neuen Bleibe

Dein Studienort steht fest und du hast einen Studienplatz erhalten? Herzlichen Glückwunsch! Nun gilt es, eine neue Bleibe zu finden, sofern der Auszug aus dem elterlichen Domizil angesagt ist. Du kannst natürlich Glück haben und zufälligerweise auf dem Unigelände mit jemandem zusammenstoßen, der gerade sein Studium beendet hat und ganz dringend einen Nachmieter für seine große, günstige Wohnung in zentraler Lage sucht. Mit Whirlpool.

Das ist aber eher seltener der Fall - für die Wohnungssuche solltest du daher ein paar Tage mit Luftmatratze und Schlafsack in der Jugendherberge, im Hotel, bei Freunden (oder Freunden von Freunden von Freunden) oder Verwandten einplanen. Falls du überhaupt nicht weißt, wo du während der Suche übernachten sollst, kann dir oft auch die Fachschaft oder der AStA (s. S. 76) weiterhelfen!

Erste Anlaufstelle sind meist die Annoncen in der örtlichen Zeitung oder in den Stadtmagazinen. Du kannst hier in den Wohnungsangeboten stöbern oder aber selbst eine Annonce aufgeben. Bekanntlich lassen sich die Blätter die Wohnungsanzeigen allerdings teuer bezahlen, zudem ist die Anzahl der Zeichen innerhalb einer Anzeige sehr beschränkt. All das zwingt dich, den Text möglichst komprimiert darzustellen. Auch hier werden sehr viele Abkürzungen verwendet, deren Entschlüsselung so manchem (Erst-) Wohnungssuchenden Schwierigkeiten bereiten kann.

Ein paar einschlägige Abkürzungen – und ihre Bedeutungen – liefern wir dir an dieser Stelle:

1 ZKW	Einzimmer-Komfortwohnung
Abl.	Ablöse
Court.	Courtage (Vermittlungsgebühr des Immobilienmaklers)
D'bad	Duschbad (nur Dusche, keine Badewanne)
EBK	Einbauküche
erf.	erforderlich
Fb'hzg.	Fußbodenheizung
Gem.-Ant.	Gemeinschaftsantenne
Hs.-Mst.	Hausmeister
inkl.	inklusive Nebenkosten (Achtung: meist ohne Heizkosten bzw. Strom)
MM	Miete pro Monat

Nsphzg.	Nachtspeicherheizung - nutzt kostengünstigeren Nachtstrom (ist meist trotzdem recht teuer)
RMH	Reihenmittelhaus
sof. frei	sofort frei
V'bad m.Fe.	Vollbad mit Fenster
Ww.	Warmwasser
Zhzg.	Zentralheizung

UNSER TIPP

UMZUG

Eine ausführliche Liste findest du im Add-On-Dokument „Umzug und Wohnungssuche". Hier stehen dir auch weitere nützliche Dinge zur Verfügung, wie z.B. ein Muster eines Wohnungsbesichtigungs-Protokolls und ein Rechenbeispiel, wie viele Umzugskartons du benötigen wirst.

www.medi-learn.de/umzug

Als zweite Anlaufstelle bei der Wohnungssuche dienen die Einrichtungen der Uni: zum einen das Studentenwerk. Wer einen Platz in einem Studenten-Wohnheim beantragen will, ist hier richtig aufgehoben. An vielen Unis gibt es allerdings Wartelisten für die Wohnheime. Manche Studentenwerke vermitteln auch private Unterkünfte. Bitte im Einzelfall nachfragen!

Zum anderen kannst du dein Glück beim AStA (Allgemeiner Studentenausschuss, sozusagen „die SV an der Uni") versuchen, der in der Regel ebenfalls eine Vermittlung anbietet oder dir zumindest Tipps zur leichteren Suche vor Ort geben kann. Hier findest du auf jeden Fall ein großes schwarzes Brett. An diesem befinden sich meist so viele Angebote und Gesuche, dass von der schwarzen Grundfarbe nicht mehr viel zu sehen ist! Wenn du einen eigenen Aushang machen willst, kann ein bisschen Kreativität in der Gestaltung nicht schaden, um ihn optisch etwas abzuheben. Einen „Standard" solltest du aber auf deinem Aushang führen: die eigene Nummer, am besten natürlich die Handynummer, in höherer Anzahl unten auf dem Blatt zum Abreißen (Blatt mit Schere einschneiden) angeben. Das erleichtert die Kontaktaufnahme. Kleiner Tipp: ein bis zwei Adresszettelchen schon kurz nach dem Aushang abreissen, dann trauen sich auch die anderen...

Die dritte Anlaufstelle, die immer beliebter wird, sind die diversen Wohnungsbörsen für Appartments und Wohngemeinschaften, die das Internet zu bieten hat. Die bekanntesten haben wir hier für dich zusammen getragen:

Wohnungsbörsen

www.immobilienscout24.de

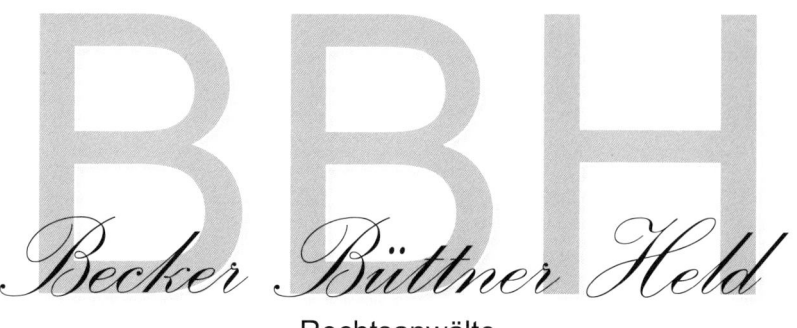
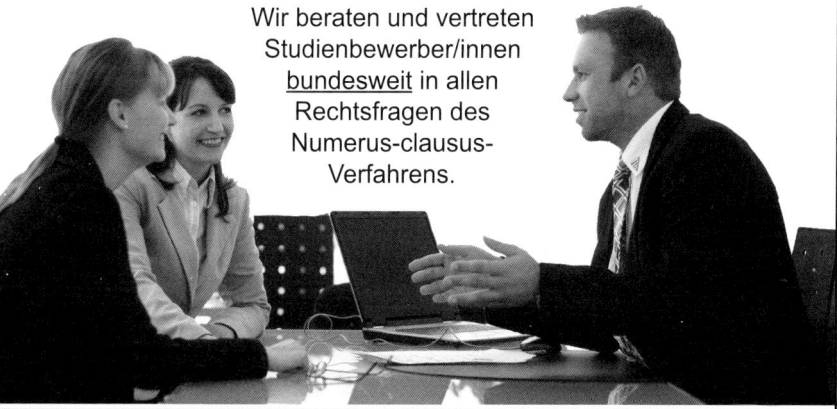

www.suchezimmer.de

www.wohnanzeiger.de

www.wohnfinder.de

www.wohnung.de

www.immo2.sueddeutsche.de/suche/index.php

www.wohnungssuche.de

www.wowi.de/info/wohnungsmarkt/index.htm

WG-Wohnungsbörsen

www.studenten-wg.de/wohnungsmarkt.html

www.studentenwohnungsmarkt.de

www.wg-gesucht.de

www.wgcompany.de

www.wg-homepages.de

www.die-wg-boerse.de

Darüber hinaus sind Ratgeber und Checklisten rund um das Thema Umzug und Wohnungssuche im Netz vorhanden, die dir einige wichtige Tipps geben können:

www.umzugsservice.com/page/ratgeber/specials/studenten.php

www.einfacher-umziehen.de

www.umzugs-checkliste.de

www.ummelden.de/ratgeber/checklisten0.html

www.ummelden.de/ratgeber/spartipps1.html

www.ummelden.de/ratgeber/mietrecht4.html

www.beobachter.ch/_pdf/Checkliste_Wohnungssuche.pdf

www.umzug-checkliste.de

www.post-umzug.de/umzug_checkliste.html

www.umzugservice.com

www.umzuege.de

UNSER TIPP

WOHNBERECHTIGUNGSSCHEIN

In vielen Städten kannst du einen Wohnberechtigungsschein (sog. B-Schein) beantragen, mit dem du - sofern dein Einkommen überschaubar ist - eine günstige Unterkunft ergattern kannst. Und das muss nun wirklich keine Bruchbude sein! Viele Berliner Studenten beispielsweise nutzen diese Möglichkeit. Ebenso solltest du dich erkundigen, ob du eventuell Anspruch auf Wohngeld hast! Infos erhältst du in der Regel über die Homepage der jeweiligen Stadt.

Abenteuer Wohnungssuche

 Damit Du einen kleinen, realistischen Einblick in das „Abenteuer Wohnungssuche" bekommst, gibt es an dieser Stelle einen Beitrag von MEDI-LEARN-Autorin Yvonne Bernsdorf, die in unterhaltsamer Erzählform von ihren Erlebnissen während der Wohnungssuche zum Beginn ihres Medizinstudiums in Gießen berichtet.

Zimmer frei!

Erfreuliche Post von der Uni: Der Studienplatz war mir sicher! Aber wie würde mein zukünftiges Zuhause aussehen? In Gießen eingetroffen, grase ich die schwarzen Bretter am Hauptgebäude der Uni ab. Plötzlich lacht mich ein sonnengelbes DIN A4-Blatt an: „Nette WG sucht Dich! Wir (2 weibliche und 1 männlicher Student), suchen eine(n) nette(n) Mitbewohner(in), Küche, Bad, ISDN- Anschluss, Tiere sind herzlich willkommen."

Das Herz schlägt höher. Ich denke an Designer-Möbel, eine große Wohnküche, nackte, gut trainierte Oberkörper von netten Mitbewohnern – wie in der Fernseh-WG von „Unter Uns". Noch halb im Seifenoper-Traum, höre ich eine etwas verschlafene Stimme am Telefon, im Hintergrund das Gebell eines Hundes. „Hallo, ich rufe wegen des Zimmers an." „Einen Moment", sagt die andere Stimme am Hörer. „Ey, da ruft schon wieder jemand für das Zimmer an!" Das Genuschel der anderen verstehe ich nicht. Mir kommen erste Zweifel. Ob das meine WG ist? „Wann möchtest Du Dir das Zimmer denn anschauen?" „Am besten wäre heute." Heute ist in Ordnung.

Ein Heim für Tiere

Eine Stunde später besteige ich die Stiege eines dunklen Flurs hinauf zu einer Dachwohnung. Während ich mit zittriger Hand die Klingel drücke, stolpere ich fast über einen mit Schlamm beschmierten Reitstiefel.

Die Tür geht einen Spalt auf. Etwas stürzt auf mich zu, dann sitze ich auf dem Boden. Das Etwas ist feucht und will nicht von meinem Hals weichen. „Jana, Pikko und Dalli weg – kommt zu Herrchen! Keine Sorge, die machen nichts." Ich komme langsam auf die Beine und erkenne, dass Jana ein Bernhardiner ist, Pikko ein Dackel und Dalli anscheinend ein Labradormischling. Ich bin in einer Vetmed-WG gelandet – angehende Tierärzte also. Ein wenig verstört, mit dem Bernhardiner zwischen meinen Beinen herlaufend, bekomme ich Einblick in die Küche. Neben der Herdplatte: eine offene Dose Hundefutter und Möhren.

Im Flur lerne ich Pünktchen und Anton kennen, zwei Widderhasen mit Schlappohren. Im Wohnzimmer lebt ein Zwerghamster. Als ich mich zu ihm beuge und ihm den Finger durch den Käfig zustecke, faucht er giftig. „Ach, das ist Rambo, unser Zwerghamster. Günther hat ihn vor einem Schlangenfraß gerettet. Vorsicht, er beißt."

Schließlich sehe ich „mein" Zimmer, welches recht freundlich wirkt, mit dem hellen Teppich. Doch dieser eigenartig strenge Geruch, den ich kaum zuordnen kann, lässt mich dann doch noch einmal nachhaken. „Ach ja, Katja, die vorher in dem Zimmer gewohnt hat, hatte zwei Chinchilla-Babys. Hat `ne Weile gedauert, bis die gelernt haben, das Klo zu benutzen. Echt, Du riechst das?"

Mit den Worten "Wenn Du diejenige bist, dann melden wir uns" begleiten mich Franzi und das Hundetrio zur Türe.

Das ZKB in JWD

Es dauert eine Weile, bis ich das beschriebene Haus der nächsten Anzeige, der ich nachgehe, gefunden habe. „ZKB in ruhiger Lage, 25 m², möbliert, mit großem Garten und zentraler Anbindung, 200 Euro warm" stand in der Zeitungsannonce.

Die Fahrt führt mich in eines der entlegenen Dörfer um Gießen herum – Hüttenberg. Es ist das letzte Haus im Dorf, der große Garten entpuppt sich als die angrenzende Weide. Ein ziemlich betagter Herr schüttelt mir überraschend dynamisch und kräftig die Hand. Dahinter sehe ich nun auch seine Frau, eine gutmütig lächelnde, zahnlose ältere Dame im Arbeitskittel.

Die mit „ZKB" betitelte Annonce entpuppt sich als ein der Scheune angegliedertes Zimmer. Die Wandtapete in Olivgrün mit großen Kringeln und ein Gemälde mit röhrendem Hirsch verraten, dass das Zimmer seit den 50ern keine Veränderung gesehen hat.

Die Kirschbaummmöbel wirken gepflegt, das Bett sieht mir jedoch ein wenig schief aus. Die angepriesene Küche entlarvt sich als Herdplatte. Es geht zum Bad, eine graue, ebenfalls im 50er Jahre-Stil „gehaltene" Nasszelle. Der Spülkasten des Klos ist offen. Herr Mayer beginnt zu erklären. Das System sei einfacher, als man zunächst glaubt, man muss nur zwei- dreimal üben. Wenn man die Kordel zum Abdrücken zieht, dann muss man diesen und jenen Hebel im Kasten umlegen – er demonstriert – und ein bedrohliches Gluckern und Rumoren lassen mich zurückweichen.

„Beeilen Sie sich, das Zimmer ist bald weg", sagt Herr Mayer mir zum Abschied.

Zehn Quadratmeter Privatsphäre

Das könnte tatsächlich so sein. Denn die Wohnungslage ist nach Aussage der Studentenwerkverwaltung angespannt. So kommt es zu Semesterbeginn in Gießen nicht selten vor, dass Matratzen im Keller als Notlager für 80 Euro pro Woche vermietet werden und die Jugendherberge oder gar das Hotel die erste Bleibe für viele Studenten darstellt. Am schlimmsten trifft es hierbei die Nachrücker, also Studenten, die verspätet die Zusage zu einem Studienplatz bekommen, wenn ein anderer aus irgendwelchen Gründen zurückgetreten ist. Oft kommen sie in einer Nacht- und Nebelaktion hunderte von Kilometer entfernt angereist, um den Studienplatz anzutreten. Für diese gesonderte Delegation hält das Studentenwerk in seinen Heimen aber immer einige Zimmer frei.

Fündig geworden!

So folgt eine Wohnungsbesichtigung der nächsten. Immer mit einer netten Verabschiedung und der Zusicherung, man würde sich melden, während man schon den nächsten potentiellen Mitbewohner kommen sieht. Und wie so häufig, macht auch hier die Not Freunde. Man grüßt sich untereinander, trifft sich immer wieder und scherzt, ob man denn nicht im schlimmsten Falle eine Zeltsiedlung unter der Brücke eröffnen solle.

Bei Einbruch der Dämmerung werde ich doch noch fündig. Tatsächlich zentral gelegen, finde ich Gefallen an einem Zimmer mit 20 m². Die WG ist mir auf Anhieb sympathisch. Vor allem scheint sie „normal" zu sein. Und diesmal soll es so sein: Ich bekomme das Zimmer!

Eigener Herd...

Rückblickend habe ich viele schöne Erinnerungen an meine WG-Zeit: Die Videoabende und die gemeinsamen Verschönerungsaktionen des Badezimmers und des Flurs, das gegenseitige Austauschen von CDs und die gemeinsam durchlebten Lernphasen.

Bald werde ich mein allererstes Studentenreich, welches ich nun fünf Jahre bewohne, mit einem lachenden und einem weinenden Auge verlassen, wobei die Aussicht auf eine schöne Wohnung mit richtiger Küche, Bad und Waschmaschine schon verlockend ist.

Mit zwei Koffern habe ich angefangen, nun werde ich ganz bestimmt einen kleinen Laster zum Auszug brauchen. Aber alles hat seine Berechtigung. Ich habe festgestellt, dass es die kleinen Details sind, die ein Zuhause ausmachen. In diesem Sinne: Ich wünsche allen Anfängern einen guten Start und „Home sweet home"!

Soweit unsere Tipps und Yvonnes Erfahrungen zum Thema Wohnungssuche. Beim Thema Wohnen stellen sich unweigerlich die Fragen nach Miete und Bezahlung, oder anders formuliert: Wie finanziere ich eigentlich Leben, Wohnen und Studium? Damit beschäftigt sich unser nächstes Kapitel im Studienführer.

ZUSAMMENFASSUNG

EIGENER HERD IST GOLDES WERT

- **Der Weg zur neuen Bleibe**

  Vor das Lernen und Studieren haben die Götter das Finden einer Studen-
  tenwohnung gesetzt. Es gilt, auf dem Weg zur neuen Bleibe die passende
  Wohnung zu finden. Die ersten paar Tage kann es empfehlenswert sein, vom
  Stützpunkt einer Jugendherberge oder einer preisgünstigen Pension aus die
  Wohnungssuche in Angriff zu nehmen (siehe Seite 75).

- **Wege zum Ziel**

  In Frage für das Sichten oder Einholen von Wohnungsangeboten kommen z.B.
  das eigene Inserat in Zeitung und Stadtmagazin, das Anbringen von Aushän-
  gen an Schwarzen Brettern, der Besuch beim Studentenwerk oder bei der
  Fachschaft und dem Asta („Studentenvertretung" an der Uni). Zudem bieten
  Wohnungsbörsen im Internet eine nicht unerhebliche Anzahl insbesondere von
  Studenten-Buden (siehe Seite 75).

- **Für immer und ewig? Mitnichten! Alles zu seiner Zeit**

  Manchmal muss die anzustrebende Erst-Wohnung auch nicht für immer
  bewohnt werden, sondern dient lediglich als Startpunkt für die nächste Suche
  – dann allerdings in Ruhe in der Zeit nach Studienbeginn (siehe Seite 76).

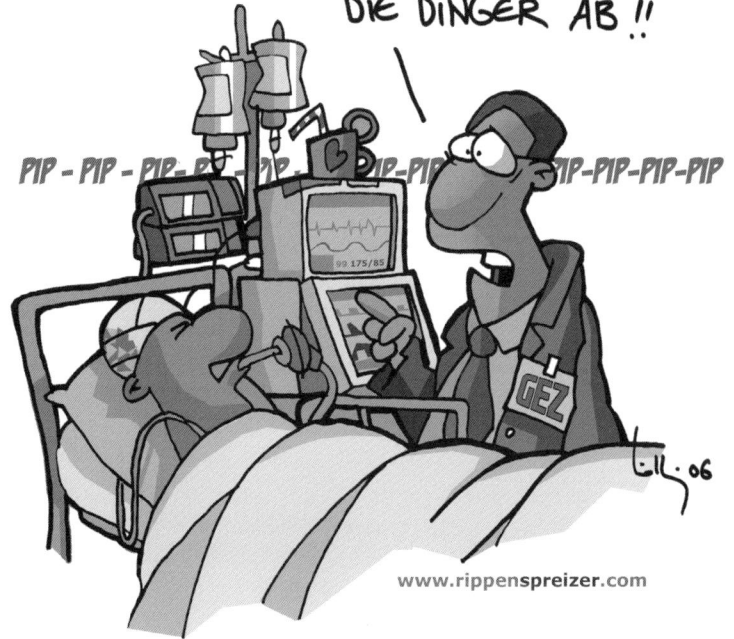

Ohne Moos gar nix los!

Tipps für die Studienfinanzierung

Ein Medizinstudium kostet einiges: Zeit, Energie, Nerven und vor allem Geld. Rechnet man alle Kosten zusammen, die für den persönlichen Lebensunterhalt, das Wohnen und das Studium selbst ausgegeben werden, so ergibt sich ein Richtwert von 600 Euro, der zur Deckung des Mindestbedarfes notwendig ist. Hier gibt es natürlich erhebliche Unterschiede, die sich abhängig von örtlichen Lebenshaltungskosten, persönlichem Konsumverhalten und dem zur Verfügung stehenden Budget gestalten. Die „Standardausgaben" für Miete, Nahrungsmittel, Mobilität (Bahn, Auto, öffentliche Verkehrsmittel) und Freizeitaktivitäten (Kino, Sport, Reisen etc.) variieren von Student zu Student und von Stadt zu Stadt.

Dennoch fallen für jeden Student aber bestimmte Beträge an, die in jedem Falle berücksichtigt werden müssen. Zum einen werden an jeder Universität pro Studienhalbjahr so genannte Semestergebühren fällig: Diese setzen sich z. B. zusammen aus Beiträgen für den Verwaltungsaufwand, für den AStA (die Studentenvertretung an der Uni), das Semesterticket (falls es angeboten wird, kannst du damit die öffentlichen Verkehrsmittel kostenfrei nutzen). Der Betrag variiert erheblich, die Spanne reicht von unter 50 bis über 200 €. Je höher der Betrag, desto größer ist in der Regel das Gebiet, in dem du das Semesterticket nutzen kannst. Teilweise kannst du so mehrere hundert Kilometer Bahnstrecke mit dem Ticket fahren. Wer zum Beispiel in Göttingen studiert, kann mit dem Zug bis an die Nordsee und nach Hamburg fahren.

Zum anderen kann sich der Aufwand für Lehrbücher und weiteren Studienbedarf (Kittel, Stethoskop, Präparierbesteck) insbesondere zu Studienanfang in Bereiche von bis zu einigen hundert Euro erstrecken. Auch in späteren Semestern müssen insbesondere für Bücher höhere Beträge veranschlagt werden.

MEDI-LEARN hat in einer Umfrage zu studentischen Nebenjobs Daten unter Medizinstudenten erhoben, die unter anderem zeigen, welches monatliche Budget zur Verfügung steht. Durchschnittlich 574 € finden sich auf den Konten monatlich zur Lebensführung ein. Ein genauerer Blick auf die Verteilung zeigt allerdings zwei interessante Tendenzen: Zum einen muss ein Fünftel der Studenten mit nur 383 € und weniger im Monat haushalten, während auf der anderen Seite der Skala beinahe ebenfalls ein Fünftel der Umfrageteilnehmer über ein Budget verfügt, das 767 € und mehr beträgt.

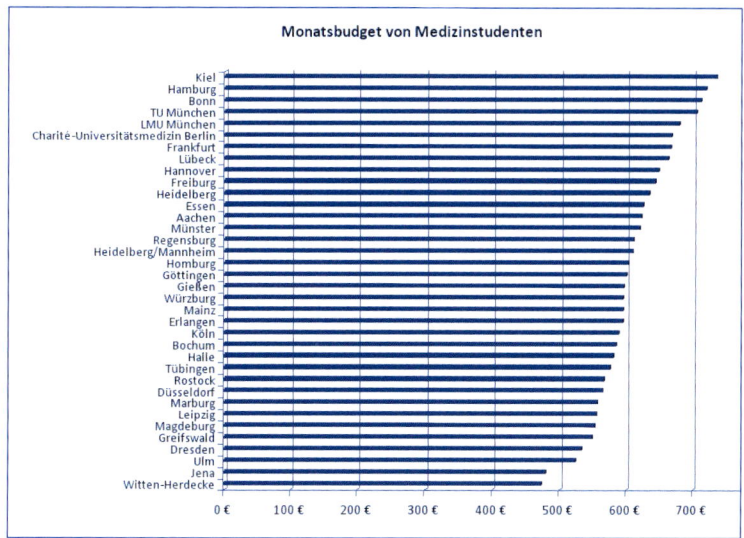

Monatsbudget von Medizinstudenten

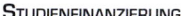

UNSER TIPP

STUDIENFINANZIERUNG

Mach dir zu Studienbeginn eine Liste aller Ausgaben und Einnahmen, die du einplanen musst. Das Beste ist, wenn du diese mit deinen Eltern und/oder Freunden, die schon studieren, durchgehst und ggf. korrigierst. So weißt du von Anfang an, was dir zur Verfügung steht.

Welche Geldquellen gibt es?

Diverse Einnahme- und Geldquellen sorgen für monatliche Zahlungen auf den Konten der Studenten: Die monatliche elterliche Finanzspritze, Zahlungen nach dem Bundesausbildungsförderungsgesetz (BAföG), Kreditprogramme der öffentlichen Hand, Kindergeld, möglicherweise Stipendien und natürlich die Einnahmen aus eigener Arbeit, also aus studentischen Nebenjobs.

Elterliche Finanzzuwendungen

Die meisten Studenten erhalten finanzielle Unterstützung von ihren Eltern, die sich zwischen einigen hundert und zum Teil auch über 1.000 € bewegen. In einer Umfrage haben wir die durchschnittliche elterliche Zuwendung erfragt, wobei hier die Angaben sehr schwankten: Rund 394 € lassen sich die Eltern das monatliche Sponsoring ihrer Zöglinge kosten. Allerdings fallen an den Extremen sowohl dasjenige Zehntel auf, das ohne Elternzuschuss zurechtkommen muss, als auch diejenigen 30 %, die 512 € und mehr im Monat „sponsored by mom&dad" verbuchen können.

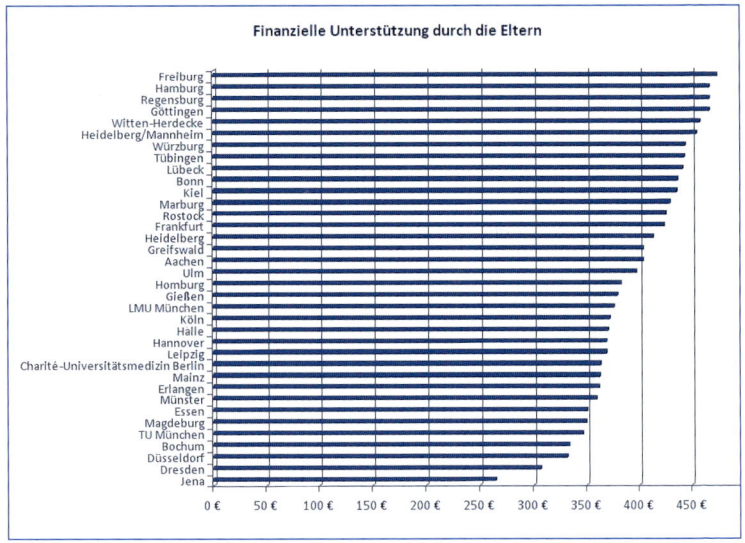

Finanzielle Unterstützung durch die Eltern

Zahlungen nach dem Bundesausbildungsförderungsgesetz (BAföG)

Seltsamerweise gilt für viele das BAföG immer noch als Almosen. So zu denken, ist allerdings nicht besonders clever. Genauso wenig, von vorn herein zu glauben, man habe keinen Anspruch. Der Freibetrag für das eigene Vermögen liegt derzeit bei immerhin 5.200 €.

Also haben auch Studierende, deren Konto nicht ganz so leer ist, eine gute Chance, die Ausbildungsförderung zu erhalten. Und genau das sollte darunter verstanden werden: Eine Förderung, die sich schon dann lohnt, wenn sie nur die Bücherkosten auffängt! Wie viel du tatsächlich ausgezahlt bekommen kannst, richtet sich natürlich auch nach der Höhe des elterlichen Einkommens und gegebenenfalls nach der Höhe eines eigenen Einkommens.

Grundsätzlich wird BAföG für den Medizinstudiengang nur für eine Förderungshöchstdauer von 13 Semestern gewährt. Weiterhin wird BAföG als zinsloses
Darlehen gewährt, so dass du BAföG-Leistungen später zur Hälfte zurückzahlen musst. Bei der Rückzahlung gibt es allerdings Sonderregelungen, die
zum Teil zu einer Verminderung des Rückzahlungsbetrages führen: Wer besonders schnell studiert, wer zu den besten seines Studienjahrgangs gehört
oder wer größere Summen des Schuldbetrages auf einmal zurückzahlen kann,
bekommt einen Erlass der BAföG-Schulden. Die Mindestrate der monatlich
zu leistenden Rückzahlung, zu der man etwa viereinhalb Jahre nach Ende der
Förderungshöchstdauer durch die Bundesfinanzverwaltung aufgefordert wird,
liegt bei 105 € (Stand 2006).
Unter den Medizinstudenten nehmen weniger als 20 % eine finanzielle Förderung gemäß BAföG in Anspruch. Der Durchschnittsbetrag, den die vergleichsweise wenigen Medizinstudenten mit BAföG-Bezug gezahlt bekommen,
beträgt rund 367 €.

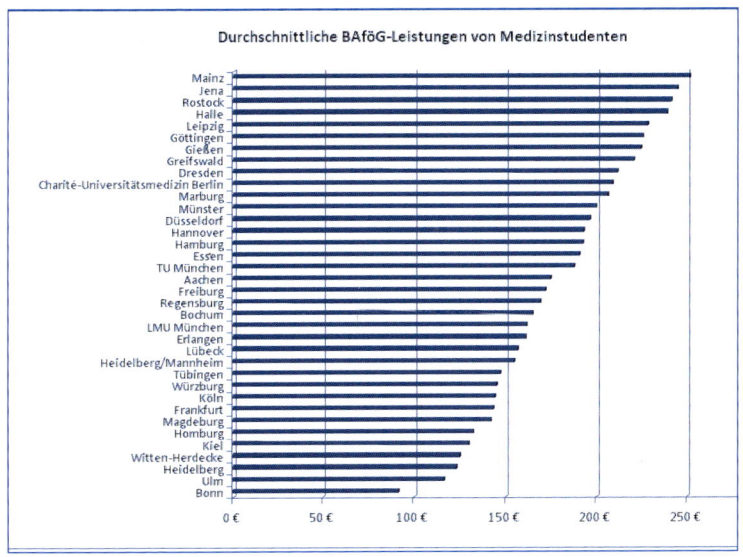

Einen BAföG-Antrag bekommst du an der Uni beim eigens dafür eingerichteten BAföG-Amt. Meist werden auch an der Uni von Tutoren oder engagierten
Studenten der Fachschaft interessante Einführungen zum Thema BAföG angeboten, so dass du dich diesbezüglich umhören solltest und/oder die Aus-
hänge an den Schwarzen Brettern beachten solltest.

Kindergeld

Mit dem Steueränderungsgesetz von 2007 wurden auch wichtige Neuerungen in der Zahlung des Kindergeldes festgelegt. Die Einzelheiten an dieser Stelle komplett darzustellen, sprengt leider den Rahmen dieses Buches. Daher empfehlen wir dir den Blick auf die Webseite:

www.arbeitsagentur.de/kinderzuschlag

Als in der ersten beruflichen Ausbildung stehender Studierender hast du bis zur Vollendung bestimmter Altersgrenzen (24., 25., 26. Lebensjahr) einen Anspruch auf weitere Zahlungen des Kindergeldes, das bei 154 € für das erste Kind liegt, bei 179 € für jedes weitere (Stand 2006). Die Zahlung verlängert sich bei absolviertem Zivil- oder Wehrdienst um die entsprechenden Monate. Für weitere Einzelheiten in deinem konkreten Fall (z.B. wenn du nebenher arbeitest oder Zuschüsse beziehst) ist vor Studienbeginn eine kurze Rücksprache mit der Kindergeldkasse des Ortes oder der Arbeitsagentur anzuraten, um die fortlaufende Zahlung des Kindergeldes während des Studium zu klären.

Eigene Arbeit und Jobben

Viele Studenten verdienen sich durch Nebenjobs ein paar Euro dazu, einige bestreiten gar ihren ganzen Lebensunterhalt durch studentische Tätigkeiten. Das Angebot an Nebenjobs für Studenten ist vielfältig: Neben Klassikern wie Nachhilfe-Geben, Kellnerjobs in Restaurants und Kneipen, Pizza-Ausliefern, Paketverfrachten bei der Post und Promotion-Tätigkeit im Tierkostüm gibt es einige Nebentätigkeiten, die nicht nur Geld einbringen, sondern vor allem auch eine inhaltliche Nähe zur Medizin aufweisen. Solche Jobs sind natürlich besonders sinnvoll. So bietet sich der Posten als studentische Aushilfskraft an der medizinischen

Fakultät an: Hier kannst du als Sitz- und Nachtwache auf Station arbeiten, in den Laboren jobben, in der Bibliothek arbeiten und, wenn du erst einmal einige Semester studiert hast, als Tutor (studentischer Hilfslehrer z.B. im Anatomie-, Biologie-, Biochemie-Kurs) tätig sein. In der Regel werden Verträge auf Stundenbasis abgeschlossen.

UNSER TIPP

NEBENJOB

Besonders für Medizinstudenten sollte der Job nebenbei auch als solcher verstanden werden. Das Studium hat Priorität! Außerdem sind die aktuellen Einkommens-Höchstgrenzen (u.a. für das BAföG) zu beachten.

Welche Nebenjobs Studenten der Medizin wahrnehmen, kannst du aus folgenden Listen ersehen:

www.medi-learn.de/STF46

Auch im Forum von MEDI-LEARN wird das Thema Jobben immer wieder diskutiert:

• Wie viele Stunden sollte man max. pro Monat jobben?

  www.medi-learn.de/STF47

• Arbeiten und Studieren gleichzeitig

  www.medi-learn.de/STF48

  www.medi-learn.de/STF49

Geld regiert die Welt - Wichtige Finanzquellen im Überblick

Nachfolgend möchten wir dir zu den wichtigsten Finanzquellen für Studenten (BAföG, KfW-Studienkredit, Bildungskredit, Studienbeitragsdarlehen einzelner Bundesländer) wichtige erläuternde und zusätzliche Informationen geben (Stand: März 2008). Bitte beachte zu diesem Thema unbedingt auch die abschließenden Hinweise sowie die nützlichen Tipps am Ende dieses Abschnittes.

Das BAföG

Die Leistungen nach Bundesausbildungsförderungsgesetz (kurz: BAföG) werden berechnet in Abhängigkeit von Einkommen und Vermögen von dir und deinen Eltern. BAföG dient für Studierende im Erststudium zur Deckung der Lebenshaltungskosten und kann als sog. bedarfsorientierte Förderung zu maximal 585 € je Monat für eine vom Studiengang abhängige Förderungshöchstdauer (Medizin: 12 Semester und 3 Monate) gezahlt werden. Der Finanzierungsbeginn kann bis Vollendung des 30. Lebensjahres erfolgen. BAföG wird vom Gesetzgeber als zinsloses Darlehen gewährt, das im Anschluss an das Studium zur Hälfte wieder zurück bezahlt werden muss. Die Gewährung einer zusätzlichen Studienabschlusshilfe ist ebenfalls möglich. Fünf Jahre nach Abschluss deines Studiums wirst du aufgefordert, die Hälfte des seinerzeit in Anspruch genommenen Betrages in erträglichen Monatsraten von z.B. 105 € zurück zu zahlen. Es gibt weitere Möglichkeiten, den zurück zu zahlenden Betrag nochmals zu reduzieren (z.B. bei Zahlung in größeren Teilbeträgen, für Prüfungsbeste). Weitere Informationen erteilt das örtliche Studentenwerk an deiner Uni, in dem du das BAföG-Amt findest oder auch unter: www.bafoeg.bmbf.de

Der KfW-Studienkredit

Zur Finanzierung von Lebenshaltungskosten im Erststudium kannst du den sog. Studienkredit der Kreditanstalt für Wiederaufbau (kurz: KfW) in Anspruch nehmen. Die KfW Förderbank vergibt diesen Wissenskredit u.a. an Studenten. Die Zahlungen werden unabhängig vom Einkommen der Eltern errechnet. Die Auszahlung von Monatsbeträgen zwischen 100 € und 650 € ist möglich, der Zinssatz liegt derzeit bei 6,29 %. Der Finanzierungsbeginn kann bis Vollendung des 31. Lebensjahres erfolgen. Die Höchstdauer liegt bei 10 Fachsemestern, auf begründeten Antrag hin ist eine Verlängerung um weitere max. 4 Semester möglich. Nach Abschluss des Studiums müssen für einen Zeitraum zwischen 18 und 23 Monaten zunächst keine Rückzahlungen vorgenommen werden (sog. Karenzphase). Dann setzt die Tilgungsphase mit Rückzahlung des in Anspruch genommenen Betrages in einem Zeitraum von meist 10, maximal 25 Jahren ein. Ausführliche Infos bekommst du unter: www.kfw-foerderbank.de

Der Bildungskredit

Eine weitere Finanzquelle des Bundes in fortgeschrittenen Ausbildungsphasen neben BAföG stellt der Bildungskredit dar. Es handelt sich um ein zeitlich befristetes Kreditprogramm mit geringen Zinsen (derzeit 5,1 %), das in der Studien-Endphase einen erfolgreichen Studienabschluss sicherstellen soll. Für Medizinstudenten im Praktischen Jahr gelten Ausnahmen, die eine Gewährung auch über das 12. Semester hinaus möglich machen. Du musst das Physikum bereits absolviert haben. Die Förderung sollte mindestens 3 und kann maximal 24 Monate in Anspruch genommen werden. Sie ist bis zur Vollendung des 36. Lebensjahres möglich. Der Bildungskredit wird unabhängig von Einkommen und Vermögen der Eltern gewährt, meist werden 300 € monatlich (Förderungshöchstsumme: 7.200 €) durch die KfW-Förderbank gezahlt. Eine Sonderzahlung bis zur Höhe der Summe von 6 Raten ist auf Antrag in Fällen eines begründeten, erhöhten außergewöhnlichen Aufwands (z.B. kostenintensive Arbeitsmaterialien) möglich. Da es sich um einen „offiziellen Kredit des Bundes" handelt, sind die Konditionen (Zinshöhe, Rückzahlung) recht günstig: Der Zinssatz liegt bei derzeit 5,1%, die Rückzahlung beginnt 4 Jahre nach der ersten Auszahlung in Raten zu augenblicklich monatlich 120 €. Achtung: das Budget wird jährlich neu festgelegt und die Mittel sind begrenzt, es besteht also – anders als beim BAföG - kein Rechtsanspruch auf den Erhalt von Leistungen. Du kannst den Bildungskredit schriftlich beim Bundesverwaltungsamt (BVA) in 50728 Köln oder online unter www.bildungskredit.de beantragen.

Das Studienbeitragsdarlehen

Ein sog. „Studienbeitragsdarlehen" einzelner Bundesländer (z.B. Niedersachsen, Hamburg, Saarland, Bayern) ermöglicht Studierenden im Erststudium (Aufnahme vor Vollendung des 35. Lebensjahres), die vielerorts bereits verpflichtenden Studiengebühren zu zahlen. Hier fließt also kein Bargeld, sondern der Kredit wird direkt zur Zahlung der Studiengebühren verwendet. Die Leistungen (500 € je Semester) werden unabhängig von Einkommen und Vermögen gezahlt. Du kannst das Studienbeitragsdarlehen bis zu 4 Semester über die Regelstudienzeit hinaus in Anspruch nehmen. Der Darlehenshöchstbetrag liegt bei 15.000 € (Summe aus Studienbeitragsdarlehen und BAföG). Die Rückzahlung startet 2 Jahre nach Ende deines Studiums und sollte innerhalb von 10, maximal 20 Jahren abgeschlossen sein. Weitere Infos unter: www.medi-learn.de/STF50.

Wichtiger Ratschlag zum Schluss

Kredite sind verlockend und für Studenten vergleichsweise leicht erhältlich. Achtung: sei hier bitte sehr kritisch und bedenke, dass du im Falle der Inanspruchnahme eines Kredites dann bei Berufsbeginn bereits einen nicht unerheblichen Schuldenberg vor dir herschieben könntest, der sich – über viele Jahre hinweg – als monatliche Belastung spürbar bemerkbar machen kann. Überlege also gut, ob und wie viel Geld zur Studienfinanzierung du dir auf diesen Wegen organisieren möchtest. Ggf. bist du mit einem kleinen studentischen Nebenjob ebenso gut bedient.

UNSER TIPP

BEDARFSLÜCKE UND TILGUNGSKALKULATOR

Auf den Seiten der KfW-Förderbank stehen zwei sinnvolle Hilfen zur Verfügung, die dich bei der Entscheidung für eine Kreditaufnahme aus den hier beschriebenen Quellen unterstützen: Du kannst zum einen deinen monatlichen Finanzbedarf genau berechnen und dann feststellen, ob sich bei dir eine Lücke im Bedarf ergibt, die es z.B. durch einen Nebenjob, BAföG oder aber einen Kredit zu überbrücken gilt. Weiterhin kannst du im Tilgungsrechner die genaue monatliche Belastung in der Rückzahlungsphase nach dem Studium durchspielen und so einen Eindruck erhalten, mit welchen zusätzlichen Belastungen du dann im Berufsleben zu rechnen hast.

Links:

- Bedarfslücke erkennen:

  www.medi-learn.de/STF51

- Tilgungsrechner:

  www.medi-learn.de/STF52

Mit dem Erlebnisbericht von Bernd Carlshaus möchten wir dir einen Einblick in einen möglichen Nebenjob geben:

Jobben auf der Intensivstation

Nach dem Physikum hatte ich mehr Zeit für einen Nebenjob und so machte ich mich auf die Suche, um etwas für meinen Geldbeutel zu tun. Ich habe nach kurzer Suche und Abklopfen der Schwarzen Bretter der Uni sowie Umhören bei Bekannten einen Job auf der Intensivstation eines bekannten Hamburger Krankenhauses gefunden. Dort hatte ich schon Teile meines Krankenpflegepraktikums absolviert und zufällig ist ein „Alt-Student", der dort bisher jobbte, gerade ausgeschieden. Das Ganze wurde mit 9 € pro Stunde samt Nachtzuschlag (Pauschal 25 € pro Nacht zusätzlich) gut bezahlt. Ich habe mich also auf den Weg zur Pflegedienstleitung gemacht und schon nach kurzer Zeit stand für beide Seiten fest, dass ich den Job antreten würde.

Vor dem ersten Arbeitstag war ich schon ein wenig nervös, da ich nicht so genau wusste, was auf mich zu kommen würde und was von mir an Fähigkeiten erwartet wird. Denn schließlich hatte ich ein Krankenhaus schon seit zwei Jahren nicht mehr von innen gesehen und nach vier Semestern Vorklinik konnte ich mich sicherlich nicht als der Praktiker vor dem Herrn bezeichnen. Ich beruhige mich in solchen Situationen dann immer mit dem Wahlspruch meiner Oma: „Mach dir nicht schon heute die Sorgen von morgen und das Leben unnötig schwer: alles zu seiner Zeit". So weit meine Oma.

Ich war der Kardiologie zugeteilt worden. Im Herz-Zentrum verbergen sich gleich 3 große kardiologische Praxen mit 30 Belegbetten, die Patienten aus dem gesamten norddeutschen Raum rekrutieren. Der Komplex verfügt auch über eine Intensivstation und ein angeschlossenes Herzkatheter-Labor. Ich war so mutig, bei der Auswahl möglicher Bereiche ausdrücklich auch die Intensivstation anzugeben, denn schließlich hatte ich dort schon einen Teil meines Krankenpflege-Praktikums absolviert. Ich kannte also den ein oder anderen Arzt und die ein oder andere Schwester noch, einige hatte es auch schon nach anderswo verschlagen oder sie hatten sich der Familiengründung gewidmet, wie ich bei einer Tasse Tee und Plausch während meiner Vorstellungsrunde erfuhr. Alles in allem ein illustres, aber sehr nettes Team, in dem alle auf Du und Du waren und ich mich von Anfang an gut aufgenommen fühlte.

Die Einarbeitungszeit verlief sehr anstrengend, aber auch interessant. Ich musste mich höllisch konzentrieren, denn viele Dinge in Hinblick auf ärztliche Tätigkeiten waren für mich neu und es gab zahlreiche Fertigkeiten zu erlernen: ich wurde immer besser in der Blutabnahme aus Venen und auch Arterien (davor hatte ich anfangs besonders Angst), konnte Braunülen legen, Blutgas-Analysen (auf Intensiv sehr, sehr wichtig) durchführen oder assistierte schon mal bei der

Anlage eines Zentralen Venenverweilkatheters (ZVK). Daneben nahmen mich natürlich auch pflegerische Tätigkeiten wie Betten machen, säubern und Blutdruckmessungen in Anspruch. Hier war ich ja eigentlich hauptberuflich „tätig". Ich konnte auf der Intensiv in kurzer Zeit wirklich sehr viele praktische Dinge erlernen, von denen ich auch später in Famulaturen immer wieder profitiert habe. Nicht zu vergessen natürlich die Reanimationen – es gab sehr häufig Herz-Kreislaufstillstände samt Defibrillation, manchmal auch Kardiokonversionen mittels Elektroschock. Langweilig wurde es also nie. In diesen Situationen galt es dann, die Wiederbelebung im Team zu praktizieren. Es war anfangs für mich erstaunlich zu sehen, wie routiniert und flink das Team dabei vorging. Am Anfang schaute ich oft nur zu, später wirkte ich auch mit, wenn jemand abgelöst werden musste.

Was gab es sonst so zu sehen, erleben und wie lief der Tag ab? In der Frühschicht (6 bis 14 Uhr) wurden Patienten direkt nach dem Wecken gewaschen, das haben wir oft zu zweit oder dritt gemacht. Einige mussten noch auf spezielle Untersuchungen (z.B. Katheter-Untersuchung) vorbereitet werden. Für die anderen, die bei Bewusstsein waren, gab es dann Frühstück. Danach ging es weiter mit Dingen wie Medikamentenausgabe (bzw. Wechsel am Perfusor), Verbandwechsel, Kontrolle der i.V.-Zugänge und Infusionen wurden angehangen. Besonders die beatmeten Patienten wurden aufmerksam kontrolliert. Ab und an kam ein Notfall dazwischen, der dann das Team aufspaltete in diejenigen, die mit der Routine weitermachten und diejenigen, die den Notfall-Patienten übernahmen und versorgten. Bewundernswert dabei, wie Pflegepersonal und Ärzte kollegial Hand in Hand arbeiteten, das habe ich später oft auch anders erlebt bzw. bei Kommilitonen davon gehört. Hier galt der Spruch: „Wenn du haben möchtest, gib. Und wenn du mehr haben möchtest, dann gib auch mehr." Der Team-Gedanke wurde sichtbar gelebt. Soweit zum Frühdienst. Im Spätdienst (14 bis 21 Uhr) galt es vor allem, die am Vormittag frisch an Herz oder Lunge operierten Patienten und die Patienten, die eine PTCA (Ballonerweiterung von erkrankten Herz-Kranzgefäßen) erhalten hatten, kunstgerecht zu versorgen (Verbände, Medikamente, Infusionen etc.). Die Nachtschicht lief von 21 bis 6 Uhr in der Frühe, hier konnte es vorkommen, dass man die ganze Nacht totale Ruhe hat oder aber absolut kein Auge zu bekommt, denn oftmals waren die Nächte entweder langweilig hoch vier oder aber so ereignisreich, dass man ausgelaugt und hundemüde nach Hause kam und ins Bett fiel.

Wenn ich so zurückblicke auf die Erlebnisse, bin ich super zufrieden mit meiner Entscheidung: ich werde gut bezahlt (9 € ist durchaus ein ordentlicher Preis, vom Nachtzuschlag in Höhe von 25 € mal ganz abgesehen), ich konnte enorm viel und vor allem praktische Dinge für meine Tätigkeit als Arzt mitnehmen, bin fit

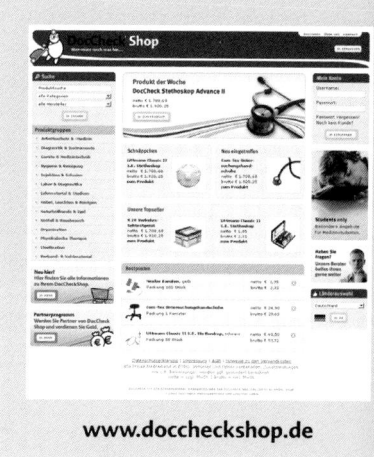
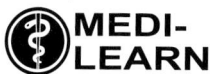
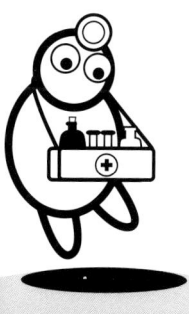

im reanimieren und Teil eines Team gewesen, das vielen Menschen durch intensive Behandlung das Leben gerettet hat. Mein Fazit: Sehr empfehlenswert!

Blutspende und Co.

Für Medizinstudenten eine in jeder Hinsicht nahe liegende Einnahmequelle ist
das Blut spenden. Wer sich an den Blutspende-Dienst der Uni-Klinik wendet,
bekommt nicht nur Erbsensuppe oder Schnittchen als Entlohnung, sondern
auch bares Geld. Rund 25 Euro erhält man für eine Spende, bei der 450 ml
Blut abgezapft werden. Bei regelmäßigem Spenden kommt man eventuell auch
für eine Thrombozyten-Entnahme in Frage, dafür wird noch mehr gezahlt.
Für Doktorarbeiten oder andere Studien werden oft Probanden gesucht, die
beispielsweise Konzentrationsaufgaben lösen oder im Schlaflabor übernachten müssen. Auch hier winken je nach Aufwand ein paar Scheinchen.

Den Studi-Status clever nutzen

Der Studenten-Ausweis als Rabatt-Kärtchen: Zum einen gilt er an vielen Standorten als Ticket für den öffentlichen Nahverkehr der Stadt, in der du studierst,
oft auch für den ganzen umliegenden Verkehrsverbund (sofern es entsprechende Vereinbarungen mit dem ÖPNV-Betreiber gibt). Manchmal kannst du
sogar weitere Personen „auf dem Ticket" mitnehmen, das ist praktisch bei Besuch! Zum anderen bekommst du in vielen Kinos, Theatern, Schwimmbädern,
Museen, Discos, Restaurants und anderen Einrichtungen Rabatte gewährt.
Als Student erhältst du bei vielen Banken ein kostenloses Girokonto. Für Auslandsaufenthalte, egal ob Urlaub oder im Rahmen des Studiums, lohnt sich die
Beantragung eines internationalen Studierendenausweises (mehr Infos unter
www.isic.de), der so gut wie überall anerkannt wird, wo es Studi-Rabatte gibt.
Darüber hinaus können auch Zeitungen und Zeitschriften, Handytarife, Reisen, Flüge, Computer, Bücher und vieles mehr als Student günstiger erworben
werden. Solltest du dir also mal etwas anschaffen wollen: Ein bisschen Stöbern
im Internet lohnt sich! In jedem Fall solltest du deinen Studentenausweis sorgfältig aufbewahren (Kopie anfertigen) und das Original immer bei dir tragen.

Stipendien

Eine ganze Reihe von Institutionen gewährt besonders befähigten oder engagierten Studenten Stipendien, also Zuwendungen in materieller und immateri-
eller Form. Wie ein solches Stipendium zu bekommen ist, was man als Stipendiat beachten muss und welche Vorzüge man im Einzelnen dadurch genießt,
ist so unterschiedlich wie die verschiedenen Organisationen, die Stipendien
vergeben: Die Einrichtungen sind in kirchlicher Trägerschaft, werden von der
Industrie unterstützt oder sind parteinah. Vom Evangelischen Studienwerk bis

zur Rosa-Luxemburg-Stiftung decken sie so ein breites Spektrum gesellschaftlicher Interessengruppen ab.

Alles zu den Stipendien findest du unter *www.begabtenfoerderungswerke.de*

Anhand eines Erfahrungsberichts stellen wir die Förderung durch die Studienstiftung des Deutschen Volkes vor.

◇ Studienstiftung des Deutschen Volkes

Ricarda M. studiert in Heidelberg und erhält ein Stipendium der Studienstiftung des Deutschen Volkes. Die Studienstiftung versteht sich als eine politisch und weltanschaulich unabhängige Stelle zur Vergabe von Stipendien. Sich selbst für eine Studienbeihilfe zu bewerben ist nicht möglich, man muss für das Stipendium empfohlen werden.

Ricarda erinnert sich an das Aufnahmewochenende und die ersten Semester der Förderung, die sie bislang erhalten hat:

„Es begann alles nach der mündlichen Abiturprüfung. Unser Schulleiter hatte mich nach der Bekanntgabe der mündlichen Abiturnoten zu einem persönlichen Gespräch gebeten, in dem er mir mitteilte, dass er mich für ein Stipendium der Studienstiftung vorschlagen möchte. Als ich erfahren wollte, womit ich mir das denn verdient habe, lobte er mein Engagement in verschiedenen AGs unserer Schule. Ich war Mitglied der Bibliothek-AG, der Schulgarten-AG und der Ökologie-AG.

Kurz nach Semesterstart und Beginn des Medizinstudiums erhielt ich einen Brief der Studienstiftung. Ich wurde zu einem Wochenende eingeladen, an dem Auswahlgespräche stattfinden sollten. Mit gemischten Gefühlen fuhr ich hin. Nach der ersten Kennenlern-Runde am Freitag ging dann das offizielle Programm für den Samstag/Sonntag los: Jeder hatte in einer Gruppe zu sechs Personen ein ausführlicheres Referat vorzutragen, das dann anschließend im Gruppenkreis diskutiert wurde. Zudem fanden zwei Einzelgespräche mit Mitgliedern der Auswahlkommission über rund 45 Minuten statt,

UNSER TIPP

STIPENDIUM

Es ist auch möglich, noch im Laufe des Studiums für ein Stipendium durch einen Hochschullehrer vorgeschlagen zu werden. Auch im Rahmen der Doktorarbeit werden Stipendien durch die Studienstiftung vergeben. Darüber hinaus bietet die Studienstiftung eine Reihe so genannter „offener Programme" an, für die du kein Stipendiat sein musst. Das ist also auch für „Otto Normalstudi" interessant!

Nähere Infos zur Studienstiftung des Deutschen Volkes findest du unter:

www.studienstiftung.de

in denen über den Lebenslauf, die persönlichen Ziele und die Motivation für das Studium gesprochen wurde. Es lief sehr locker ab. Ich konnte mich so geben, wie ich immer bin und habe nicht versucht, mich zu verstellen oder besonders klug zu wirken.

Ein paar Wochen später kam die Zusage per Post. Einen kleinen Jubelsprung im Hausflur nach dem Öffnen des Briefes habe ich dann schon gemacht, als ich las, dass ich als Stipendiat in die Studienstiftung aufgenommen worden bin!

Ich erhalte nun 520 € Stipendienbetrag und 80 € Büchergeld. Dafür muss ich nach jedem Semester einen kleinen Bericht über meine Erfahrungen beim Vertrauensdozenten abgeben. Das ist ein Hochschullehrer, der die Studienstiftler an der Uni betreut. Zudem treffen wir uns meist einmal pro Semester zu einem Grillabend oder einem Theaterbesuch oder gehen zusammen ins Museum, um uns gegenseitig kennen zu lernen und untereinander auszutauschen. Die Studienstiftung bietet zudem so genannte Sommerakademien an, das sind Seminare zu wissenschaftlichen und künstlerischen Themen. Hinzu kommen Sprachkurse und die Unterstützung bei der Vorbereitung und Durchführung von Auslandsaufenthalten. Das ist schon super!"

Fazit zum Thema Studienfinanzierung

Money makes the student´s world go round. Wer das erste Mal seinen eigenen Hausstand finanzieren muss, bei den Buchpreisen für medizinische Werke Schwindelanfälle bekommt und daraufhin vor dem Konservenregal die Entscheidung trifft, zur besonders günstigen Ravioli-Dose zu greifen, der wird merken: Ein Haushaltsplan muss her. Viele Studenten erstellen deshalb einen groben Einnahmen-Ausgaben-Vergleich, mit dem sie ungefähr einschätzen können, wie viel Geld sie nach Abzug der fixen Kosten (Miete, Nebenkosten, Versicherungen etc.) für den Uni-Bedarf und für Lebensmittel, Freizeit und Fahrten benötigen. So lässt sich recht einfach berechnen, wie viel Geld reinkommen muss. Was Eltern, BAföG und andere Töpfe nicht leisten können, muss selbst erbracht werden.

Wie schon gesagt: Der Nebenjob sollte als solcher verstanden werden. Aber er kann auch einen Ausgleich zum trockenen Uni-Alltag bieten. Bei der Auswahl der Beschäftigung darf man ruhig etwas wählerisch sein – es gibt oft interessante und gut bezahlte Jobs.

ZUSAMMENFASSUNG

- **Ohne Moos nichts los**

  Rund 600 Euro monatlich brauchst du als Student, um den Mindestbedarf zu decken. Neben Miete und Nahrungsmitteln werden Semestergebühren (örtlich an der Uni zu entrichten) ebenso fällig wie Studiengebühren (inzwischen in den meisten Bundesländern). Auch die Lehrbücher und Medizinbedarf (z.B. Kittel für den Anatomie-Kurs) fordern ihren Tribut und nagen am Geldbeutel (siehe Seite 84).

- **Elterliche Finanzspritze**

  Im Durchschnitt erhalten Studenten monatlich 288 € von ihren Eltern dazu, die Beträge variieren in diesem Bereich allerdings stark (siehe Seite 86).

- **BAföG**

  Leistungen nach dem Bundesausbildungsförderungs-Gesetz (BAföG, Anträge gibt es beim Studentenwerk oder BAföG-Amt) nehmen nur 20% der Medizinstudenten in einer Höhe von durchschnittlich 250 € in Anspruch. BAföG wird höchstens 13 Semester gewährt, es muss im Anschluss zur Hälfte wieder zurückbezahlt werden. Wer besonders gut im Studium abschneidet oder viel auf einmal zurückzahlen kann, dem wird zusätzlich noch mehr von seiner Rest-Schuld erlassen (siehe Seite 86).

- **Kindergeld**

  Exakt 154 € für das erste und 179 € für jedes weitere Kind zahlt Vater Staat für die in der ersten beruflichen Ausbildung stehenden jungen Menschen bis zum 24., 25. oder 26. Lebensjahr (genaue Altersgrenzen siehe Steueränderungsgesetz 2007). Wehr- oder Zivildienst wirkt verlängernd auf den Zahlungszeitraum. Einkommensgrenzen sind zu beachten (siehe Seite 88).

- **Jobben und eigenes Geld erwirtschaften**

  Auch an der Uni bieten sich dir als Medizinstudent viele Nebenjobs: Sei es als Nachtwache auf Station, als Aushilfe im Bereitschaftslabor oder als Tutor im Präpkurs, als Blutspender – die Palette der Erwerbsmöglichkeiten an der medizinischen Fakultät ist sehr vielfältig. Zahlreiche Anregungen, wo du jobben kannst, bietet dir die MEDI-LEARN Umfrage zum Thema Nebenjobs, die wir hier vorstellen (siehe Seite 88).

- **Weitere Geldquellen**

  Im Zuge von Bildungskredit, Studienbeitragsdarlehen und KfW-Studienkredit sowie Stipendien ergeben sich weitere mögliche Quellen zur anteiligen oder vollen Finanzierung des Studiums (siehe Seite 89).

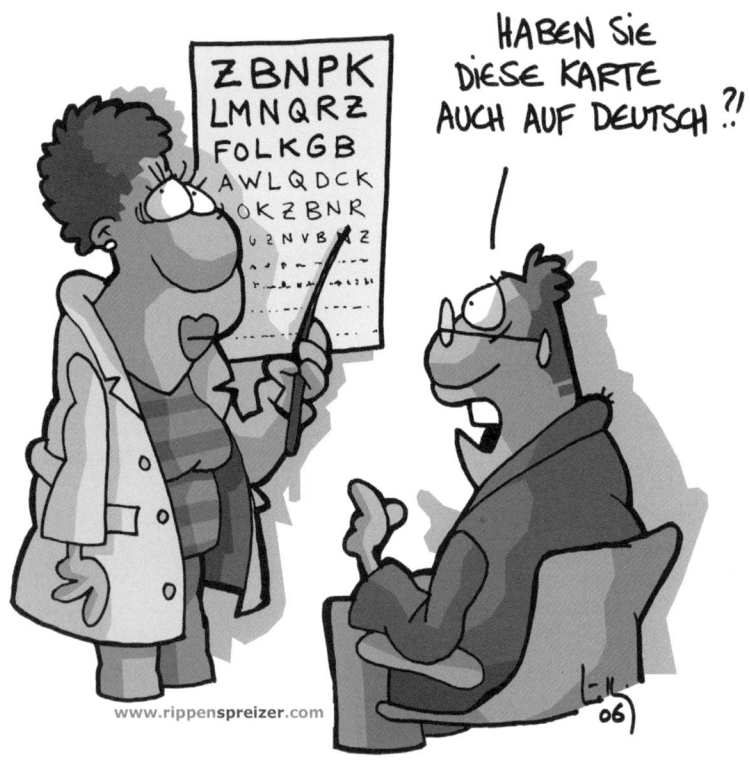

Endlich geht es los!

Die ersten Tage an der Uni

Nun kann es endlich losgehen: Nach Erhalt der Zusage für den Studienplatz steht das erste Semester ins Haus und eine wichtige Phase im Leben vor der Tür: Sechs oder mehr Jahre Studium mit vielen Eindrücken und Erfahrungen warten darauf, begonnen zu werden!

Einschreiben und Belegen

Eines gleich vorweg: Viele neue Gesichter, große Gebäude, zahlreiche Formulare und Fragen über Fragen – Unklarheiten sind besonders in den ersten Uni-Tagen vorprogrammiert. Hier gilt es, nicht zu zögern und stattdessen freundlich und höflich zu fragen, wenn man etwas nicht verstanden hat oder nicht weiß, an wen man sich zu wenden hat. Jeder ältere Student, dem du begegnest, kennt diese Probleme aus eigener Erfahrung und wird dir in der Regel gerne weiterhelfen!

Zunächst erfolgt die offizielle Einschreibung und Belegung für das erste Semester im Studiendekanat/Studentensekretariat. Das geschieht meist im September/Anfang Oktober bzw. im März/Anfang April für das jeweils anschließende Semester.

Dazu solltest du einen entsprechenden Brief erhalten haben, der über die Termine und die örtlichen Gegebenheiten (Plan der Universität, Einrichtungen, Ansprechpartner etc.) informiert. Bei der Einschreibung bekommst du dein Studienbuch ausgehändigt, in das du später die in den jeweiligen Semestern be-

UNSER TIPP

VORLESUNGSVERZEICHNIS

Gerade ganz zu Anfang lohnt es sich, ein Uni-Gesamtverzeichnis sowie ein KOMMENTIERTES Vorlesungsverzeichnis für Medizin zu kaufen. Im Gesamtverzeichnis findest du das komplette Personalverzeichnis und alle anderen Veranstaltungen, die an der Uni angeboten werden. Das kommentierte Vorlesungsverzeichnis erläutert die Fachveranstaltungen detaillierter, führt Literaturhinweise auf und kann wichtige Infos zu Studienbeginn und –verlauf enthalten.

legten Kurse eintragen und durch das Studiendekanat bestätigen lassen wirst. Was du dort eintragen musst, erfährst du meist durch ausliegende Zettel und Informationen des Studiendekanats.

Bei der Einschreibung werden dir oftmals auch wichtige Unterlagen ausgehändigt, die du für die Behörden und andere Einrichtungen benötigst: Immatrikulationsbescheinigungen (in mehrfacher Ausführung zur Vorlage beim BAföG-Amt, bei der Krankenkasse, bei der Kindergeldstelle etc.) sowie der Studentenausweis.

GELAUSCHT

DIE ERSTEN TAGE AN DER UNI

Gerade die ersten Tage an der Uni sind unheimlich aufregend und spannend. Antworten auf alle Fragen und „Leidensgenossen" findest du im MEDI-LEARN-Forum „Studienbeginn":

www.medi-learn.de/MT22

Belegen

Der zweite offizielle Teil, den du nun absolvieren musst, ist die Kursbelegung. An manchen Unis bekommst du deinen Stundenplan quasi in die Hand gedrückt, musst dich also um die Kursbelegung nicht kümmern. Meist bist du dann auch schon in die einzelnen Seminargruppen der jeweiligen Unterrichtsfächer eingeteilt.

An anderen Unis musst du dich darum selbst kümmern. Vor Ort wirst du das dort übliche Prozedere erfahren. Und das natürlich am besten, indem du dich in Eigeninitiative erkundigst, wie die Belegung an deiner Uni geregelt ist. Sei darauf vorbereitet, dass manche organisatorische Regularien an den Unis sehr eigentümlich gestaltet sein können!

Damit du dich in diesem Dschungel besser zurechtfindest, gibt es an fast jeder Uni die Erstsemester-Woche.

Die Erstsemester-Woche

Hast du den eher formellen Teil der Einschreibung hinter dir gelassen, darfst du dich auf die so genannte Erstsemester-Woche mit vielen Einführungsveranstaltungen freuen, die das Zurechtfinden an der Uni und im Studentenalltag erleichtern. Die Erstsemester werden von Studenten höherer Semester auch liebevoll „Erstis" genannt, daher heißen diese Wochen auch an vielen

Universitäten „Ersti-Wochen". Meist in studentischer Initiative von der Fachschaft (quasi die SV an der Uni) oder von AGs zum Thema Erstsemesterarbeit organisiert, werden hier in kleinen Gruppen Rundgänge über das meist noch völlig unbekannte Universitätsgelände gemacht und für jeden neuen Studenten wichtige Fragen beantwortet: Wo liegt die Mensa, in der du Mittag essen kannst (in den Augen mancher Studis die wichtigste Uni-Einrichtung)? Wo findest du die Bibliothek(en), um Lehrbücher anzuschauen oder auszuleihen? Wo sind die Hörsäle für die Vorlesungen und wo die Seminarräume? Und vor allem: An welchen Veranstaltungen nehme ich überhaupt teil? All das erfährst du jetzt ebenso wie die Info, wo du dir deinen weißen Kittel kaufen kannst, den du ab jetzt häufiger tragen wirst – schließlich willst du ja Mediziner werden!

Einige Unis haben so genannte Tutorenschaften eingerichtet: Ältere Studenten bekommen einen „Frischling" zugeteilt, dem sie in den ersten Wochen mit Rat und Tat zur Seite stehen. Eine löbliche Sache, denn so erhalten die Neuankömmlinge auch gleich einige „inoffizielle" und oft sehr wertvolle Tipps und Tricks für ihr Studium. Manche Fachschaften organisieren darüber hinaus gemeinsame abendliche Kneipentouren durch die für viele noch unbekannte Uni-Stadt. Mitmachen, selbst wenn du kein Kneipengänger bist! Schließlich kannst du hier deine Mitstudenten etwas besser kennen lernen.

 SURFTIPP:

VORLESUNGSVERZEICHNIS

Wenn du dir schon einmal beispielhaft eine Ersti-Woche anschauen möchtest, empfehlen wir dir folgende Seite der Uni Marburg:

www.medi-oe-marburg.de

Darüber hinaus haben Marburger Medizinstudenten einen Film im Stil der Sendung mit der Maus gedreht, der das Medizinstudium beschreibt – Prädikat: absolut empfehlenswert:

www.medi-learn.de/STF53

Die Einführungsveranstaltungen

Nun geht es endlich richtig los: Die Begrüßungsvorlesung steht auf dem Plan. Meist durch den Dekan, so heißt der Leiter jeder Fakultät, in deinem Fall also der Medizinischen Fakultät, werden die neuen Studenten feierlich empfangen. Hier erfährst du in der Regel ein wenig über den Studiengang und seine Geschichte, die Fachschaft und wichtige Ansprechpartner stellen sich vor. Meist ab der zweiten Woche beginnen die Vorlesungen in den Fächern der Vorklinik. Für jeden sind die großen Säle gewöhnungsbedürftig, in denen oft mehrere hundert Studenten sitzen und die Veranstaltung „hören", wie es im Studi-Jargon heißt. Es wird aber schnell zur Normalität!

Wichtig sind noch zwei Abkürzungen im Zusammenhang mit den Veranstaltungen: s.t. und c.t. Schaust du in das Vorlesungsverzeichnis, so steht hinter den Vorlesungen oftmals eine dieser beiden Abkürzungen, die etwas über den Zeitpunkt der Vorlesung aussagen.

Mit s.t. bezeichnete Vorlesungen beginnen zur vollen Stunde (8 Uhr s.t bedeutet also genau 8:00 Uhr), mit c.t. bezeichnete Vorlesungen beginnen eine Viertelstunde später, das sogenannte akademische Viertel (8 Uhr c.t. bedeutet also 8:15 Uhr).

Die Abkürzungen stammen aus dem Lateinischen, stehen für das so genannte „Akademische Viertel" und besagen für s.t. (sine tempore) = „ohne Zeit" = zur vollen Stunde bzw. für c.t. (cum tempore) = „mit Zeit" = immer um Viertel nach. Veranstaltungen, für die die Termine nicht zur vollen Stunde angesetzt sind, beispielsweise 10:30 Uhr, beginnen ebenfalls „ohne Zeit", d.h. s.t. und in diesem Falle um Punkt 10:30 Uhr.

Lerngruppenbildung

An einigen Universitäten werden die Kurse des Ersten und Zweiten Abschnitts im Studium in festen Lerngruppen absolviert, die mit drei bis sechs Personen eine überschaubare Größe haben. Meistens hast du die erste oder auch die zweite Woche im Semester Zeit, dich mit deinen Mitstudenten zusammen zu finden und auf entsprechenden Listen einzutragen. Hier solltest du versuchen herauszufinden, welche der Kommilitonen dir sympathisch erscheinen und ob du dir vorstellen kannst, eine nicht unerhebliche Zeit mit eben diesen drei bis sechs Personen als Lerngruppe zu verbringen.

Erstsemester-Party und Ersti-Fahrt

Absolutes Pflichtprogramm für den Uni-Start sind die Erstsemester-Party (die nicht die einzige Party bleiben wird) und die Ersti-Fahrt, die an vielen Unis freundlicherweise von den Fachschaften organisiert werden. Nutze die Chance, in ungezwungener und lockerer Atmosphäre die anderen Neuankömmlinge kennen zu lernen und gemeinsam ein wenig den Beginn des Studiums zu feiern! Sechs Jahre eines eindrucksvollen, erfahrungs-, lern- und lehrreichen Studiums liegen vor dir. Auch wenn nicht jeder, den man bei diesem „extreme kennenlearning" auftut, gleich ein Freund fürs ganze Studium oder das ganze Leben wird, ist das Knüpfen von Kontakten wichtig. Denn je mehr Leute du kennst, desto weniger rat- und orientierungslos wirst du vor den vielen kleinen Hürden stehen, die der Studienbeginn mit sich bringt. Gemeinsam lässt sich vieles leichter bewältigen!

Nicht verzagen!

Ein paar Bemerkungen zum Unistart

Der Start an der Universität bedeutet auch: Ein neuer Lebensabschnitt beginnt. Eine neue Stadt, die erste Wohnung, mehr oder weniger weit entfernt von Familie, Freunden und vielleicht dem oder der Liebsten, zahlreiche neue, positive und auch negative Eindrücke, viele Fragen und Unklarheiten: Alles in allem ergibt sich eine Herausforderung, die unglaublich spannend ist, aber auch zu Unbehagen führen kann.

Auch die eingangs erwähnte, neu erlangte „Freiheit" kann bisweilen umkippen in das komische Gefühl, plötzlich mit allem alleine da zu stehen. Jeder „Frischling" hat irgendwann mal einen Kloß im Hals. Daher ist es ganz wichtig, möglichst früh Anschluss zu suchen und viel gemeinsam mit den neuen Mitstudenten zu unternehmen. Übrigens auch am Wochenende, denn wer immer sofort im Anschluss an die letzte Veranstaltung heimfährt, hat es schwerer, sich hineinzufinden und Kontakte zu knüpfen.

Ehemalige Schulkollegen anzurufen oder ihnen zu mailen, kann auch hilfreich sein. Viele von ihnen fangen schließlich auch gerade mit dem Studium an, so dass man sich über die ersten Erfahrungen austauschen kann!

Soviel ist sicher: Nach einiger Zeit wird sich der Nebel lichten, vieles wird verständlicher, leichter und im Nachhinein wird alles gar nicht so schlimm gewesen sein.

Auf keinen Fall solltest du den Mut verlieren. Stattdessen freu dich lieber darüber, dass du jetzt Medizin studieren darfst! Es dauert auch gar nicht so lange, dann hat dich der studentische Alltag erfasst – und der ist für Mediziner nicht immer die helle Freude – so dass du dir die turbulente Zeit des Uni-Auftakts manchmal zurückwünschen wirst. Solltest du allerdings in Anbetracht der neuen Lebenssituation mit sehr starken Ängsten zu kämpfen haben, die dein Wohlbefinden über das übliche und normale Maß hinaus beeinträchtigen, so zögere bitte nicht, dich an die Psychologische Beratung der Uni zu wenden und dort einen Termin zu vereinbaren, damit du durch professionelle Hilfe die Kraft wieder findest und für das Studium verwenden kannst.

Aus dem Leben eines Erstis berichtet Barbara Szymanski im Erlebnisbericht:

Alles halb so schlimm
Aus dem Leben eines Erstis

Der Papierkrieg mit der ZVS und dem Studentenwerk war vorbei. Der Studienplatz und ein Zimmer im Wohnheim waren gesichert. Da flatterte eines morgens ein Brief vom Dekan in den Briefkasten meines neuen Heims ein. Ich erfuhr, dass in ein paar Tagen eine „obligatorische Einführungsveranstaltung" stattfinden würde.

Obligatorisch. Das klang ja schon viel versprechend. Die bis dahin verdrängte Angst vor dem Studienstart brach nun prompt aus. Fragen über Fragen quälten mich nächtelang. Dann war es schließlich soweit.

„Bist Du auch ein Erstsemestler?"

Den Panikreaktionen meines Körpers hilflos ausgeliefert, näherte ich mich unsicher der Menge, die vor dem Hörsaal stand. Ich packte all meinen Mut zusammen und sprach eine der Personen an: „Und, bist du auch ein Erstsemestler?" Als ich die Antwort: „Ja! Du auch?" erhielt, fiel mir nicht nur ein Stein vom Herzen, sondern meine Angstschweißproduktion nahm auch merklich ab. Zusammen mit meiner neuen Kommilitonin betraten wir den Hörsaal und sahen uns erst einmal um. So viele Menschen, und das soll nur ein Semester sein? Nach den trockenen Begrüßungsreden von diversen Herren, bei denen ich bis heute noch nicht sicher bin, welche Funktion sie an der Uni haben, stellte sich die Fachschaft vor.

Die Fachschaftler, eine gutherzige Spezies für sich, führten uns über den Campus und mir schwirrte nur das Wort „Reizüberflutung" im Kopf herum. Freundlicherweise lieferten sie uns auch noch Infos über die Profs, die besten Bücher, das Uni-Leben an sich, die Partyzone der Stadt, die Mensa. Ganz ehrlich: Ich habe nichts behalten. Wie ich später erfahren sollte ging es meinen Kommilitonen da ganz ähnlich.

Geradezu mit Infos beworfen

Danach wurden wir in die Mensa geführt. Ein fataler Fehler, wenn man jemanden von der Schönheit des Studenten-Daseins überzeugen will. Mit halbwegs sattem Magen und auf jeden Fall übersättigt an Infos wurden wir dann noch bei gefühlten 50 Grad fotografiert. Heute schmunzelt man darüber, damals empfand man es als reine Schikane. Nach der Session versammelten wir uns in einem anderen Hörsaal und wurden über den Ablauf des Studiums, die Scheine sowie diverse

Anmeldungen und Registrierungen informiert. Auch hier hätte ich gerne etwas zum Schreiben mitgehabt, denn man wurde geradezu mit Infos beworfen.

Fix und fertig verließ ich nach fast acht Stunden den Campus. Zu müde und für Angsthaben viel zu beschäftigt mit Anmeldungen, Bücherkauf etc., wartete ich auf den ersten „richtigen" Uni-Tag.

Studenten aus den höheren Semestern helfen gerne weiter!

Der erste Unitag kam schneller als man dachte und schockierte mehr als man erwartet hätte: Zunächst eine Stunde Chemie, danach Physik, Anatomie, Biologie, Terminologie. Nach kurzer Begrüßung ging es los mit Orbital-Modellen, Mechanik, Herz-Kreislaufsystem, Prionen...

Nach einiger Zeit gewöhnte ich mich daran, und auch wenn es doch etwas härter ist als Schule, macht das Studium ungeheuren Spaß und man lernt unheimlich schnell neue, nette Leute kennen, die über die gleichen ekligen und makabren Witze lachen wie man selbst.

Und wenn man mal nicht weiter weiß oder sich verlaufen hat, sind immer noch die Studenten aus den höheren Semestern da, die mit einem Lächeln auf den Lippen weiterhelfen werden. Zögert nicht, sie zu fragen, ihnen ging es früher genauso! Hier noch ein paar Tipps, die euch den Anfang erleichtern werden:

Keine Panik, alles halb so schlimm.

Sucht Kontakt zu anderen Erstsemestern, gemeinsam findet sich vieles leichter! Kauft euch einen Stadtplan und einen Busfahrplan / S-Bahnplan.

Versucht euch schon vor dem Vorlesungsbeginn einen Bibliotheksausweis und eine Mensa-Card zu besorgen.

Informiert euch, wo die Fachschaft ist. Da bekommt ihr später die Altfragen, mit denen ihr gezielt für die Klausuren lernen werdet. Außerdem hilft euch die Fachschaft immer weiter, bei Fragen also zu denen gehen!

Beschafft euch einen Internetzugang, denn oft sind Skripten, Klausurergebnisse, Stundenpläne und ähnliches online zu bekommen.

Kauft keine Bücher vor dem Studium! Wartet erst mal ab, was die Profs euch raten und fragt dann ggf. noch in der Fachschaft oder bei höheren Semestern nach, oft gibt es auch dann noch gute Alternativen!

Es gibt auch immer an schwarzen Brettern (Bibliothek, Fachschaft, vor diversen Hörsälen) Angebote für den Kauf alter Bücher.

Ich wünsche euch viel Spaß und viel Erfolg im Studium!

ZUSAMMENFASSUNG

ENDLICH GEHT ES LOS!

- **Einschreiben als Student**

  Kurz vor Semesterbeginn schreibst du dich offiziell als Student der Humanmedizin an einer bundesdeutschen Hochschule ein (Immatrikulation). Hierbei füllst
  du im Studentensekretariat/- bzw. dekanat die nötigen Formulare aus. Auch
  zu späteren Semestern musst du dich jedes Mal wieder als Student zu den
  Lehrveranstaltungen des neuen Semesters zurückmelden! Bei deiner Immatrikulation erhältst du übrigens wichtige Nachweise zur Vorlage bei Behörden,
  BAföG-Amt und Kindergeldkasse, wie z.B. Studentenausweis und Immatrikulationsbescheinigung (siehe Seite 101).

- **Belegen der Kurse**

  Nicht nur die Tatsache, dass du studieren möchtest, sondern auch, was du an
  Kursen im neuen Semester belegen möchtest, musst du deiner Universität
  mitteilen. Und so füllst du dann im Zuge der Erst-Einschreibung (Immatrikulation)
  im Rahmen des als „Belegen" bezeichneten Vorgangs den Kursplan des Semesters in deinem Belegbogen aus. Hier gibt es ebenfalls örtlich unterschiedliche
  Regelungen, die man dir vor Ort ausführlich erläutern wird (siehe Seite 102).

- **Die Erstsemester-Woche**

  Keine Sorge, es gibt bereits ein Empfangskomitee, das die neuen Studenten
  an die Hand nimmt: In der sog. Erstsemesterwoche zeigen dir erfahrene Stu-
  denten höherer Semester die wichtigen Stellen an der Uni (Mensa, Bibliothek,
  Hörsäle) und führen dich auf dem Gelände herum. Hier hast du die wichtige
  Chance und Gelegenheit, erste Kontakte zu deinen neuen Mitstudenten (sog.
  Kommilitonen) zu knüpfen (siehe Seite 102).

- **Weitere Einführungsveranstaltungen**

  Die erste Vorlesung mit offizieller Begrüßung hält meist der Dekan, doch auch und
  gerade die weiteren Einführungsveranstaltungen sind einen Besuch wert: In der
  ersten Semesterwoche wird dir in Vorlesungen ausführlich erklärt, was dich alles
  erwartet und worauf du achten musst. Gewöhne dir gleich die universitäre Uhrzeit
  von s.t. und c.t. an, die besagt, dass eine Vorlesung zur vollen Stunde (s.t. also um
  10:00 Uhr) bzw. um viertel nach (c.t. also um 10:15 Uhr) beginnt (siehe Seite 103).

- **Lerngruppenbildung**

  Keiner muss alleine studieren, denn Seminare, Kurse und Praktika werden an
  vielen Unis in Form von Lerngruppen bestehend aus 4 bis 8 Studenten durchlaufen. Manchmal kann man sich selber aussuchen, mit wem, manchmal wird man
  zugeteilt (siehe Seite 104).

- **Erstsemester-Party**

  Du solltest die obligatorische Erst-Semesterparty auf keinen Fall verpassen,
  um dein neues Semester kennen zu lernen und in den Uni-Alltag reinzufeiern
  (siehe Seite 104).

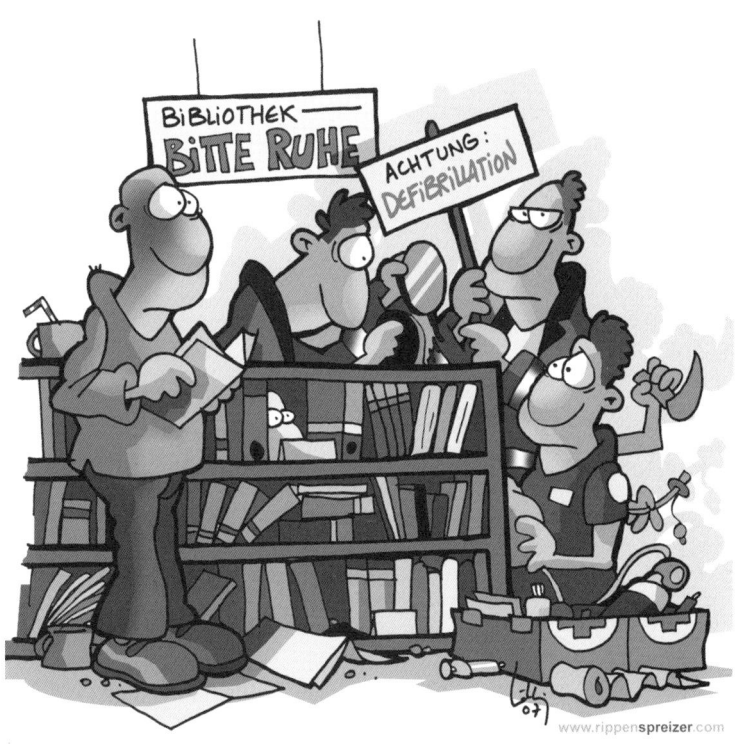

www.rippenspreizer.com

Nicht gleich die Buchhandlung plündern!

Literaturtipps zum Semesterstart

Eigentlich müsste es „Literaturtipps nach Semesterstart" heißen, denn wenn du dein erstes Semester beginnst, brauchst du dir im Vorfeld oder am ersten Uni-Tag zunächst noch keine Bücher zu kaufen. Davon raten wir dringend ab, denn entweder ist das erstandene Werk (trotz seines Aufklebers „für Studienanfänger") nicht das richtige für die Veranstaltung oder du kommst persönlich nicht damit klar.

Hinweise zu relevanten Büchern bekommst du in den einführenden Sitzungen der jeweiligen Veranstaltungen. Doch da beginnt schon das nächste Dilemma: Nicht immer sind die Bücher die besten, die dir hier empfohlen werden. Oftmals stellen die Professoren in den Vorlesungen unterschiedliche Bücher für ihr Fach vor und proklamieren, welches Buch das absolut wichtige und richtige für ihr Fach sei. Gerne natürlich auch ihr eigenes. Die Erfahrung zeigt, dass einige Professoren gerne sehr umfangreiche, seitenstarke Lehrbücher empfehlen, die nicht immer unbedingt auch für studentische Belange passend sein müssen.

Einmal mehr können dir hier die Studenten höherer Semester weiterhelfen. Oftmals ist es so, dass aus studentischer Sicht auch kürzere Lehrbücher für das Studium empfohlen werden. In diesen wird kompaktes Wissen präsentiert, das an den Prüfungen orientiert ist.

Standardlehrbücher oder lieber Kurz- und Kompaktlehrbücher?

Grundsätzlich unterscheidet man folgende Buchtypen:
Das Standardlehrbuch: groß, seitenstark, viele Erläuterungen zum Lernstoff.
Das Kompakt- oder Kurzlehrbuch: klein, weniger Seiten, Präsentation des we-

sentlichen Lernstoffes ohne ausführliche Erläuterungen zu allen Themen.

Das Kompendium oder Repetitorium: oft im Hosentaschenformat, stichwortartige Darstellung der wesentlichen, auf das Notwendigste reduzierten Fakten.

Die Examensliteratur: Originalfragen aus den Prüfungen samt Lerntexten zur Vorbereitung auf die Examina.

Ob du dir für die einzelnen Fächer eher ein Standardlehrbuch, ein Kurzlehrbuch oder ein Kompendium anschaffen solltest, hängt im Wesentlichen von drei Faktoren ab: der Wichtigkeit des Faches, dem Zeitpunkt des Einsatzes und der persönlichen Arbeitsweise.
In den großen Fächern (Anatomie, Biochemie, Physiologie, Psychologie) ist eher ein Standardlehrbuch empfehlenswert, denn hier wird relevantes Wissen auch einmal mit Hintergrundinformationen erläutert, was für diese essentiellen Fächer auch angebracht ist.
In den kleineren Fächern (Chemie, Biologie, Physik) hingegen kann auch durchaus ein Kurzlehrbuch angebracht sein, denn diese Fächer verstehen sich als Ergänzungen und Hilfswissenschaften für die großen Fächer. Die wesentliche Lern- und auch Lesezeit sollte daher eher den großen Fächern vorbehalten sein.
Ein Kompendium oder Repetitorium, also ein Buch, das die wesentlichen Fakten nochmals schlagwortartig aufführt, kann **nach** dem Lernen des Stoffes benutzt werden, um die Materie zu rekapitulieren, aber auch **vor** dem eigentlichen Lernen, um einen Überblick zu erhalten, welche Themen zu einzelnen Kapiteln wichtig sind. Du kannst es auch gut unterwegs mit dir führen, um zwischendurch immer mal wieder zu prüfen, ob du zu den jeweiligen Themen auf Anhieb etwas sagen kannst.
Die Examensliteratur wird meist zu einem späteren Zeitpunkt angeschafft, nämlich dann, wenn nach zwei Jahren der Erste Abschnitt der Ärztlichen Prüfung auf dem Plan steht.
Es ist aber durchaus empfehlenswert, parallel zum Lernstoff im Semester ab und an einmal einen Blick in die Examensliteratur zu werfen: Denn hier kannst Du ersehen, welche der vielen Themen, die in den einzelnen Fächern angeboten werden, auch im Examen gestellt werden und in welchem Umfang sie geprüft werden. Das wiederum ist für die Arbeitsökonomie während des Semesters hilfreich.
Und nicht zuletzt spielt die eigene Arbeitsweise eine Rolle:
Dem einen liegt es eher, die „Bibel" der jeweiligen Disziplin durchzuarbeiten, der nächste paukt mit Kurzlehrbüchern und legt selbst Karteikarten an, statt diese zu erwerben. Und nicht wenige sichern sich zwar durch Fachbücher ab,

lernen aber vorwiegend mit studentischen oder offiziell vom Lehrstuhl heraus gegebenen Mitschriften – den so genannten Skripten, die wir dir im nächsten Abschnitt kurz erläutern möchten.

GELAUSCHT

FACHBÜCHER

Im Forum bei MEDI-LEARN gibt es einen sehr umfangreichen Beitrag zum Thema „Welches Buch für welches Fach?" Diesen findest du unter:

www.medi-learn.de/MF24948

Skripten

Skripten sind veranstaltungsbegleitende Schriften. Grundsätzlich gibt es drei Arten:
1. Vom Lehrstuhl an der jeweiligen Uni heraus gegebene Schriften: Sie eignen sich dafür, einen kompakten Überblick der Lehrveranstaltung zu bekommen.
2. Studentische Skripte: Diese werden von Semester zu Semester weitergereicht. Stilistisch nicht immer der ganz große Wurf, dafür aber mit Liebe gemacht. Doch Vorsicht: Sie weisen nicht selten fachliche Fehler auf. Zudem gibt es sehr viele studentische Skripte im Internet, so dass die Gefahr besteht, sie zu sammeln und zu archivieren, man aber später vor dem Problem steht, eine geeignete Fassung für sich selbst ausfindig zu machen. Kurzlehrbücher bringen dann oft mehr.
3. Dein selbst geschriebenes Skript: Während der Vorlesungen, die du besuchst, das Wichtigste des Stoffes mitzuschreiben, ist zu empfehlen: Denn erfahrungsgemäß behält man diejenigen Sachen besonders gut im Kopfe, die man selbst zu Papier gebracht hat. So hast du auch die Teile des Stoffs parat, auf die der Dozent in der Prüfung besonders viel Wert legen könnte und die in der begleitenden Literatur oftmals nicht so tiefgehend behandelt werden.

Bücherinfos bei MEDI-LEARN

Die gängigsten Lehrbücher findest du zudem mit ausführlichen Buchbesprechungen im großen Bücherbereich bei MEDI-LEARN, zu finden unter:
www.medi-learn.de/medzinstudium/fachbuch
Im Forum Bücherplausch innerhalb der Foren von MEDI-LEARN besteht zudem die Gelegenheit, Fragen zu den Lehrbüchern („Welches Buch für welches Fach?") bundesweit zu stellen. Das Forum Bücherplausch findest du hier:
www.medi-learn.de/STF54

Wenn dann nach einiger Überlegung die Anschaffung eines neuen Lehrbuchs feststeht, bietet dir unser Kooperationspartner frohberg Buchhandlung für Medizin zusätzlich den Service einer bequemen Bestellung per Internet mit versandkostenfreier Lieferung innerhalb kurzer Zeit:

www.medi-learn.de/NT187

Gebrauchte Bücher kannst du auch im virtuellen Flohmarkt innerhalb der MEDI-FOREN unter folgender Internetadresse finden oder zum Verkauf anbieten:

www.medi-learn.de/MT165

UNSER TIPP

BÜCHERFLOHMARKT

Oftmals bieten auch die Universitäten zu Semesterbeginn einen so genannten Bücherflohmarkt an, auf dem du gebrauchte Bücher zu vergünstigten Preisen erwerben kannst. Frag ruhig auch einmal die höheren Semester, die hier ihre Bücher verkaufen, nach ihrer persönlichen Empfehlung für die entsprechenden Fächer!

Fazit

Papier ist geduldig. Sei du es auch: Mit welcher Literatur du am besten arbeiten kannst, wirst du erst im Laufe der Zeit feststellen. Während des Medizinstudiums wirst du dir viele, manchmal sehr dicke und auch sehr teure Bücher zu den einzelnen Fächern kaufen müssen. Weil es sich bisweilen um relativ hohe Anschaffungskosten handelt, solltest du dir kein Buch zulegen, ohne es vorher einmal gesichtet, das heißt durchgeblättert und angeschaut zu haben. Statt auf Verdacht vier Bücher zu einem Fach zu kaufen, weil eines davon schon das Richtige sein wird, leih dir diese vier Bücher lieber aus der Bibliothek aus oder lass dir in der Buchhandlung mit der Sichtung Zeit, um dir die Werke erst einmal in Ruhe anzuschauen, bevor du in deinen Geldbeutel greifst.

Denn nur so kannst du herausfinden, ob es dir auch zusagt. Dann allerdings solltest du auch bereit sein, lieber einen größeren Betrag in ein teureres Buch zu investieren als auf ein günstigeres Werk zurück zugreifen, mit dem du letztlich gar nicht zurechtkommst. Drum prüfe, wer sich ewig – oder im Falle eines Lehrbuches: länger – bindet, diese Binsenweisheit gilt also auch für den Bücherkauf.

ZUSAMMENFASSUNG

- **Literaturtipps zu Studienstart**

  Wir raten davon ab, bereits vor dem Studium bzw. vor Semesterbeginn Bücher zu erwerben. Es ist besser, noch ein wenig abzuwarten und z.B. die Meinung höherer Semester einzuholen. Es ist ratsam, auf die älteren Studenten zu vertrauen, sie haben das schon hinter sich und wissen, worauf es ankommt. Also: Nicht gleich die Buchhandlung plündern! Kleiner Tipp: Schulbücher aufheben, sie können zu Studienbeginn nützlich sein (siehe Seite 110).

- **Standard-Lehrbücher, Kurz-Lehrbücher oder Kompendium**

  Es gibt drei grundsätzliche Typen von Lehrbüchern für Studenten: Das sog. Standard-Lehrbuch ist groß, umfangreich und allwissend. Es kann für die größeren Fächer (Anatomie, Biochemie, Physiologie, Psychologie) empfohlen werden. Das Kurzlehrbuch ist eher mitteldick bis kompakt und vermittelt das Wesentliche, ohne sich in Details und Kleingedrucktem zu verlieren und ist für die kleineren Fächer (Biologie, Chemie, Physik) anzuraten. Das Kompendium bietet Wissen in stichwortartiger oder tabellarischer Form und ist eher zum Wiederholen oder zum Einstieg in den Stoff geeignet. Die Wahl des Lehrbuchtyps hängt auch von den persönlichen Lern- und Lesegewohnheiten ab (siehe Seite 110).

- **Skripte**

  Im Studentenmund versteht man unter „Skript" zumeist vorlesungs- oder kursbegleitende Lernmaterialien, die du z.B. für das Praktikum benötigst und an denen sich der Unterricht orientiert. Weiterhin werden eigene Mitschriften oder die Mitschriften von Kommilitonen manchmal als Skript von Student zu Student weiter gereicht (siehe Seite 112).

- **Bücherinfos bei MEDI-LEARN**

  Wir stellen bei MEDI-LEARN passend zu allen Studienabschnitten die wesentlichen Lehrbücher der einzelnen Fächer vor. In unserer Onlinezeitung findest du darüber hinaus sog. Rezensionen (quasi Bücherkritiken von zumeist studentischen Lesern). Zusätzlich bieten wir ein Forum zum Gespräch über Lehrbücher und einen Bücherflohmarkt zum An- und Verkauf von Literatur (siehe Seite 112).

- **Fazit: Drum prüfe, wer sich ewig bindet**

  Die Bücherwahl ist wie so vieles eine Frage des persönlichen Geschmacks und der Neigungen. Eines solltest du nicht vergessen: Der vergleichsweise recht hohe Preis eines medizinischen Lehrbuches sollte dazu führen, dass du den Bücherkauf sorgfältig tätigst, dir die Bücher in der Bibliothek vorher anschaust und auch höhere Semester um Ratschläge bittest (siehe Seite 113).

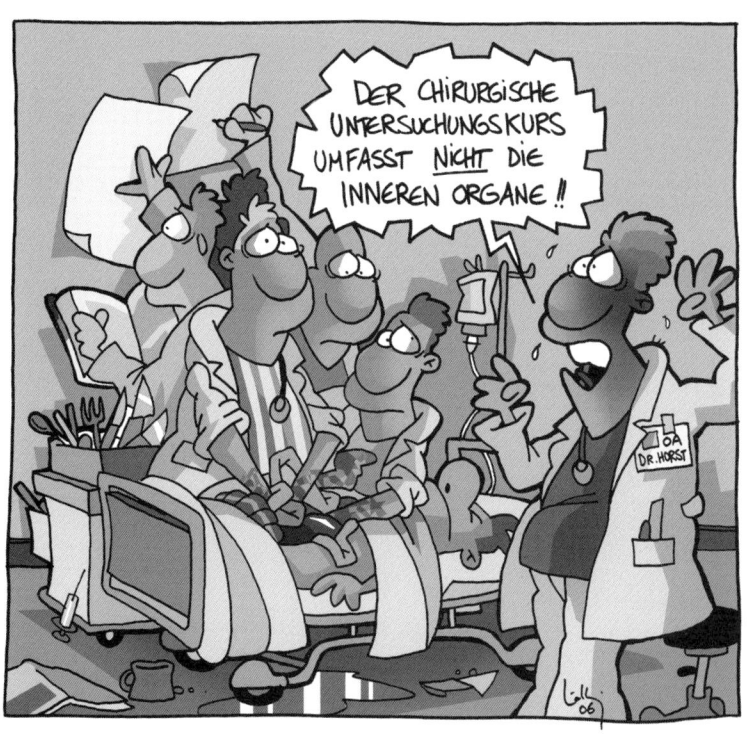

115

Das Medizinstudium

Semester und Semesterferien

Das Jahr des Normalbürgers ist für den Studenten zumeist in zwei Hälften aufgeteilt: in Sommer- und in Wintersemester. Das Sommersemester beginnt am 1. April und endet am 30. September, das Wintersemester beginnt am 1. Oktober und endet am 31. März.

Darüber hinaus wird zwischen Vorlesungszeit und vorlesungsfreier Zeit unterschieden: Mitte Juli bis Mitte August beginnt die erste lange Phase der vorlesungsfreien Zeit, auch Semesterferien genannt, die erst Mitte Oktober (also auch nicht gleich am 1. Oktober) durch das nun mit Vorlesungen neu beginnende Wintersemester beendet wird.

Diese knapp dreimonatigen Sommersemesterferien werden von den Studenten natürlich nicht nur zum Faulenzen benutzt, sondern meistens auch mit Aktivitäten rund um das Studium gefüllt: Einige Studenten absolvieren hier Teile ihres Krankenpflegepraktikums, machen Famulaturen oder widmen sich der Doktorarbeit.

Nicht zu vergessen, dass viele Studenten nur in den Semesterferien dazu kommen, das tiefe, tiefe Loch im Geldbeutel etwas zu stopfen. Außerdem liegen die großen Prüfungen/Examina gerade in den Zeiten der Semesterferien, so dass diese Phase dann voll und ganz mit Lernen ausgefüllt ist! Eventuelle Urlaubspläne sollten darauf abgestimmt sein.

Die Wintersemesterferien dauern von Mitte Februar bis Mitte April. Auch hier stehen, nach einer kleinen, verdienten Erholungsphase, bei den meisten Medizinstudenten auch studienbezogene Arbeiten auf dem Plan.

Daneben gibt es kürzere vorlesungsfreie Zeiten zwischen Weihnachten und Neujahr, an manchen Unis auch zu Pfingsten. Zusammengefasst besteht das studentische Jahr also aus rund sieben Monaten Vorlesungszeit und aus fünf Monaten vorlesungsfreier Zeit/Semesterferien.

Hinweis: An einigen Universitäten wird abweichend vom hier vorgestellten Modell in Semestern (=Studienhalbjahren) das Studienjahr in Trimester (=Studiendritteljahr) aufgeteilt. Ob deine Uni die Semester oder aber Trimester als Grundlage zur Einteilung des Studienjahres nimmt, erfährst du recht frühzeitig im Laufe der Erstsemesterwochen oder bei der ersten Einschreibung.

GELAUSCHT

SEMESTERFERIEN

In den folgenden Forenbeiträgen kannst du dir einen Eindruck davon machen, was Studenten so in den Semesterferien machen:

* Semesterferien:

  www.medi-learn.de/MF21883

* Sind die Semesterferien wirklich Ferien?

  www.medi-learn.de/MF11208

* Was macht ihr in den Ferien?

  www.medi-learn.de/MF9093

Regelstudienzeit und individuelle Studienzeit

Ein Medizinstudium dauert in der Regelstudienzeit bis zum Erwerb des berufsqualifizierenden Abschlusses „Ärztin/Arzt" 6 Jahre und drei Monate – die Prüfungszeit für die Abschlussprüfung mit eingerechnet.

„In den Prüfungsordnungen sind die Studienzeiten zu sehen, in denen ein berufsqualifizierender Abschluss erworben werden kann (Regelstudienzeit). Die Regelstudienzeit schließt Zeiten einer in den Studiengang eingeordneten berufspraktischen Tätigkeit, praktische Studiensemester und Prüfungszeiten ein", lautet § 10 des Hochschulrahmengesetzes.

Dies sind insgesamt also etwas mehr als zwölf Semester. Die Regelstudienzeit ist diejenige Zeit, die für einen Student nach Absolvieren aller für die einzelnen Prüfungen notwendigen Voraussetzungen (Scheine etc.) vorgesehen ist, um das Medizinstudium erfolgreich abzuschließen.

Soweit die Theorie. Doch viele Studenten absolvieren ihr Studium nicht in der Regelstudienzeit. Was führt zu einer längeren Dauer des Studiums? Die Gründe sind vielfältig und individuell verschieden. Die Doktorarbeit, Auslandsaufenthalte und hochschulpolitische Arbeit sind einige der häufigeren Gründe dafür, warum das Studium bisweilen ein oder mehrere Semester länger dauert.

Einige Beispiele von Studenten veranschaulichen diese Problematik: Pia M. aus Aachen hat bereits mit fortgeschrittener Semesterzahl neben der eigentlichen klinischen Ausbildung ihre medizinische Doktorarbeit angefertigt. Sie widmete sich für einige Zeit der Arbeit im Forschungslabor oder auf der Krankenstation, so dass das Examen erst später absolviert werden konnten. „Zwar hat mein Studium dadurch zwei Semester länger gedauert", so Pia im Gespräch mit der

Redaktion, „doch ich möchte diese Zeit für die Doktorarbeit nicht missen." Andere Studenten sind in hochschulpolitischen Gremien (Studentenparlament, AStA etc.) aktiv und widmen einen Teil ihrer Zeit, die sie ansonsten für das Studium verwenden, für diese engagierte Arbeit für Kommilitonen: „365 Tage im Jahr immer nur lernen, im Hörsaal sitzen, Bücherwurm sein, das war nichts für mich", sagt Carsten R., der immer auch „etwas bewegen wollte" und sich daher in AStA und Studentenparlament für studentische Belange engagierte. Wiederum andere Studenten verbringen einige Monate oder Semester im Ausland, so dass sie nach der Rückkehr in die Heimat noch Scheine und Prüfungen nachholen müssen. „Hätte ich nicht ein Auslandssemester in den USA absolviert, so wäre mein Studium zwar ein Semester kürzer, aber um wesentliche Erfahrungen medizinischer und menschlicher Art ärmer. Ich würde es immer wieder machen, auch wenn das Studium ein wenig länger dauert", erzählt Bernd H.

Vor dem letzten Examen nehmen sich viele Studenten ein Semester frei, um sich in Ruhe und intensiv auf die letzte Prüfung vorbereiten zu können.

Darüber hinaus gibt es noch viele andere Beweggründe, das Studium zu verlängern: Manche Studenten haben schon eine eigene Familie und müssen entsprechend uni-technisch etwas kürzer treten. Andere brauchen einfach mal eine Auszeit oder ziehen es vor, ein paar Monate die Welt kennen zu lernen.

Zusammengefasst lässt sich also sagen, dass es gute und vielfältige Gründe geben kann, die Regelstudienzeit von zwölf Semestern zu verlängern. Allerdings sollten all diejenigen Studenten, die vorhaben, im Studium für die o. a. Gründe zu pausieren und gleichzeitig BAföG oder Stipendien beziehen, auf die aktuelle Förderungshöchstdauer achten. So kann es nicht passieren, dass man sich am Ende des Studiums während der entscheidenden Examina auch noch um die Sicherung des Lebensunterhaltes aus eigener Kraft kümmern muss.

GELAUSCHT
STUDIENDAUER

Laut Wissenschaftsrat beträgt die durchschnittliche Studiendauer im Fach Humanmedizin 12,9 Semester. Wer es dennoch in der Regelstudienzeit geschafft hat, erfährst du im Forum von MEDI-LEARN:

- Medizin in Regelstudienzeit?

www.medi-learn.de/MF32856

Die Approbationsordnung

Das Medizinstudium ist in seinem Ablauf sehr viel formaler geregelt als die meisten anderen Studiengänge. Die gesetzliche Grundlage für die Ausbildung im Rahmen eines Medizinstudiums bildet die so genannte Approbationsordnung (kurz: AO).

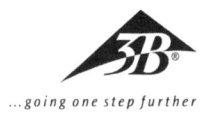
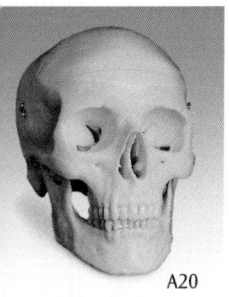

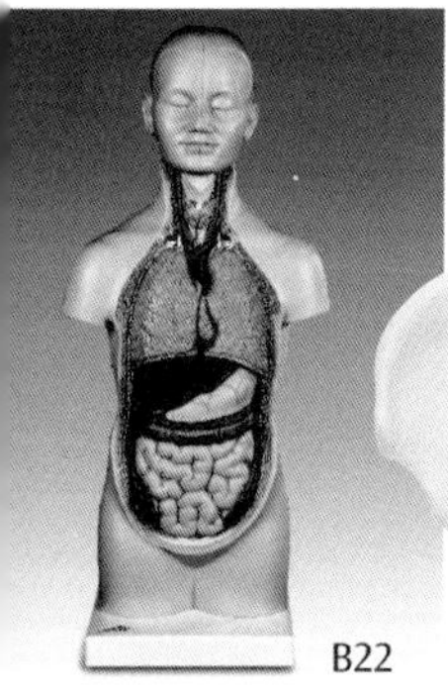

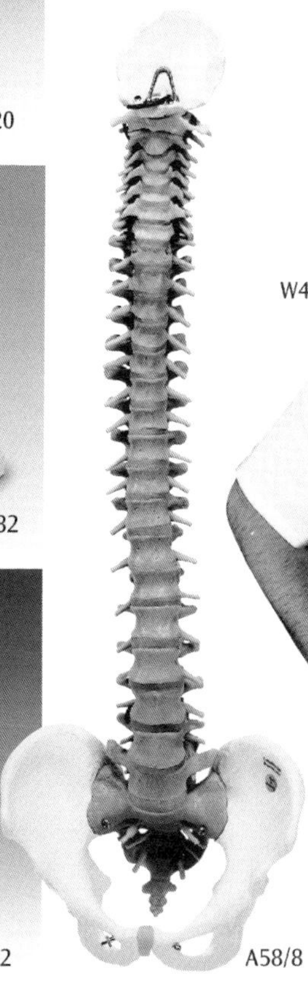

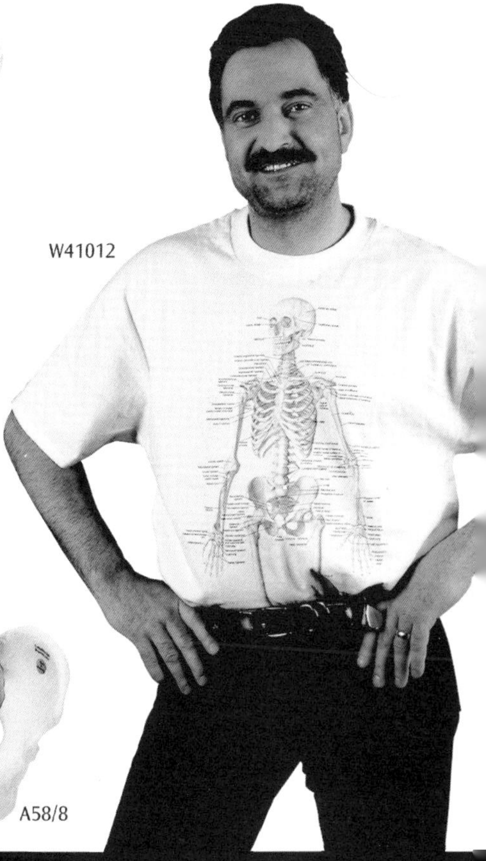

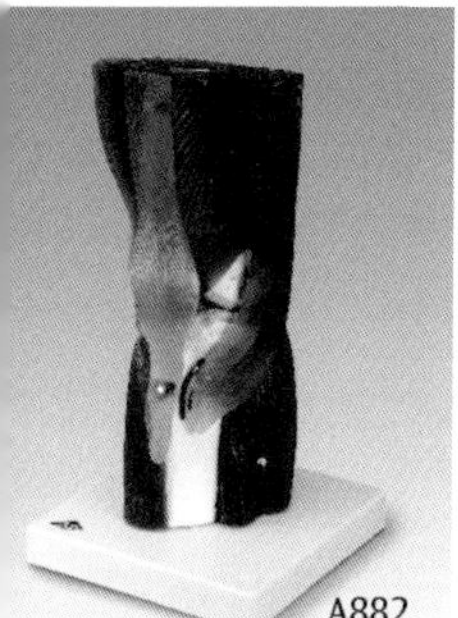

Du findest den kompletten Gesetzestext mit ausführlichen Anlagen (sämtliche Paragraphen, Zeugnisvordrucke, Inhalte einzelner Fächer) unter:
www.approbationsordnung.de

Die im Folgenden gemachten Angaben zum Studienablauf beziehen sich auf die neue Approbationsordnung, die für alle Erstsemester ab dem Wintersemester 2003 gilt. Einige Studenten höherer Semester studieren noch nach der alten Approbationsordnung. Als Erstsemester und Studienanfänger könntest du im Gespräch mit Studenten höherer Semester daher bisweilen Angaben erhalten, die auf veralteten gesetzlichen Regelungen basieren. Also genau hinhören!

Nach der neuen Studienordnung wird das sechsjährige Medizinstudium in zwei größere Abschnitte eingeteilt: Den Ersten und Zweiten Abschnitt der Ärztlichen Ausbildung.

Der Erste und der Zweite Abschnitt

Der Erste Abschnitt des Medizinstudiums beinhaltet die größeren und kleineren Grundlagenfächer. Er umfasst die ersten vier Semester und wird mit einer größeren Prüfung abgeschlossen, dem „Ersten Abschnitt der Ärztlichen Prüfung" (auch Physikum genannt).
Der Zweite Abschnitt des Medizinstudiums widmet sich der theoretischen wie auch praktischen Ausbildung in der klinischen Medizin. Hinzu kommt eine rein klinische Tätigkeit über zwei Semester, die auf verschiedenen Krankenstationen absolviert wird, das PJ (Praktisches Jahr). Der Zweite Abschnitt der Ärztlichen Ausbildung umfasst insgesamt acht Semester und wird durch den „Zweiten Abschnitt der Ärztlichen Prüfung" abgeschlossen.
Aus den Noten im Ersten und Zweiten Abschnitt der Ärztlichen Prüfung wird die Gesamtnote berechnet, mit der man das Medizinstudium abgeschlossen hat. Die Note aus dem Ersten Abschnitt geht zu einem Drittel, die Note aus dem Zweiten Abschnitt zu zwei Dritteln in die Gesamtbewertung ein.

Solltest du darüber hinaus spezielle Fragen zu einzelnen Punkten der Approbationsordnung haben, kannst du in einem Forum von MEDI-LEARN, das sich speziell dem Thema Approbationsordnung widmet, deine Fragen stellen und sie von den Moderatoren des Forums oder anderen Besuchern beantworten lassen.
Forum Approbationsordnung im Forum von MEDI-LEARN:
www.medi-learn.de/MT43

Die verschiedenen Unterrichtstypen

Bei den Veranstaltungen, die während des Studiums durchlaufen werden, lassen sich im Groben unterscheiden: Vorlesungen, in denen die Professoren den Unterricht meist in Vortragsform halten; Seminare, in denen die Professoren und Lehrkräfte das in der Vorlesung behandelte Thema meist in kleineren Gruppen vertiefen, die in etwa der Größe einer Schulklasse entsprechen sowie Praktika, in denen du Tätigkeiten erlernst wie z.B. das Mikroskopieren, die Durchführung chemischer Versuche und auch das Sezieren von Leichen. Wie dies vor Ort im ersten Abschnitt des Studiums im Einzelnen geregelt ist, erfährst du bei der Einschreibung und Belegung im Studiendekanat oder im Laufe der Einführungsveranstaltungen innerhalb der ersten Semesterwochen nach Studienbeginn (so genannte Erstsemester-Wochen).

Das Praktikum

Im Praktikum bist du – wie der Name schon sagt – mit praktischen Tätigkeiten beschäftigt. Im Anatomie-Kurs sezierst du Leichen, im Biochemie/Molekularbiologie-Praktikum führst du im Labor z.B. am Photometer Versuche durch und dergleichen mehr.

UNSER TIPP

KLEIDERWAHL

Wir empfehlen dir, deine Kleiderwahl auf die Veranstaltungen abzustimmen. In der Vorlesung ist es ganz deinem Gusto überlassen, wie du herum läufst. Im Seminar kann „anständige" Kleidung von Vorteil sein, wenn ein konservativer Professor die Veranstaltung leitet. Im Praktikum kann es trotz „Dienstkleidung" schon mal passieren, dass deine Sachen danach streng riechen oder eine ätzende Lösung die Klamotten gar ruiniert. Also solltest du dann nicht gerade das wertvollste Stück an dir tragen!

Das Seminar

Hier wird der praktisch erfahrene Lehrstoff in kleinen Gruppen von rund 20 Studenten vertieft, vergleichbar mit einer Arbeitsgemeinschaft.

Vorlesungen

Untermauert und theoretisch verfestigt wird das Wissen in den Vorlesungen, in denen Professoren über das Thema referieren. Außerdem eignest du dir hier schon vor dem Praktikum oder dem Seminar theoretische Grundkenntnisse an. Studenten sprechen zwar davon, Vorlesungen zu „hören", doch das beinhaltet natürlich auch das Mitschreiben der wesentlichen Stichpunkte!

Gegenstandsbezogene Studiengruppe

Die gegenstandsbezogenen Studiengruppen vertiefen den in Vorlesung, Seminar und Praktikum behandelten Stoff – oftmals in Form konkreter Fallbeispiele an konkreten Krankengeschichten.

Hinweis:

Wir haben uns bemüht, diesen Studienführer so studentennah wie möglich zu schreiben. Dennoch wollen wir dir an den wichtigsten Stellen die Gesetzestexte nicht vorenthalten. Wenn du magst, kannst du sie lesen, wenn nicht – auch nicht wild – überspringst du sie einfach. Hier der erste Gesetzestext:

§ 2 Unterrichtsveranstaltungen

(3) Die praktischen Übungen umfassen die eigenständige Bearbeitung von praktischen Aufgaben durch die Studierenden unter Anleitung, Aufsicht und Verantwortung der ausbildenden Lehrkraft. Bei den praktischen Übungen ist die praktische Anschauung zu gewährleisten. Soweit der Lehrstoff dies erfordert, ist in kleinen Gruppen zu unterrichten. Der Lehrstoff der praktischen Übungen soll sich an den Anforderungen der ärztlichen Praxis ausrichten. Beim Unterricht am Krankenbett darf jeweils nur eine kleine Gruppe von Studierenden gleichzeitig unmittelbar am Patienten unterwiesen werden, und zwar – beim Unterricht in Form der Patientendemonstration eine Gruppe von höchstens sechs, – bei der Untersuchung eines Patienten durch Studierende eine Gruppe von höchstens drei. Bei der praktischen Unterweisung am Patienten entfällt je die Hälfte der Unterrichtszeit auf den Unterricht in Form der Patientendemonstration und auf den Unterricht mit Patientenuntersuchung. Die Gesamtstundenzahl für den Unterricht am Krankenbett beträgt 476.

(4) In den Seminaren wird der durch praktische Übungen und Vorlesungen vermittelte Lehrstoff vertiefend, anwendungs- und gegenstandsbezogen erörtert. Die Seminare sind darauf gerichtet, den Studierenden wichtige medizinische Zusammenhänge zu vermitteln. Die Seminare umfassen auch die Vorstellung von Patienten. Die Studierenden haben durch eigene Beiträge vor allem fächerübergreifende Probleme und Beziehungen zwischen medizinischen Grundlagen und klinischen Anwendungen zu verdeutlichen.

(5) Die gegenstandsbezogenen Studiengruppen haben die Aufgabe, den in praktischen Übungen, Seminaren und Vorlesungen dargestellten Stoff zu besprechen und das eigenständige, problemorientierte Arbeiten zu üben. Gegenstandsbezogene Studiengruppen werden von den Lehrkräften der Universität oder durch von der Universität beauftragte Lehrkräfte geleitet. In den gegenstandsbezogenen Studiengruppen sollen vor allem Fallbeispiele behandelt werden. In Verbindung mit Seminaren und gegenstandsbezogenen Studiengruppen sollen die Universi-

täten auch die Abhaltung von Tutorien ermöglichen.

(6) Die in den Absätzen 3 bis 5 genannten Unterrichtsveranstaltungen werden durch systematische Vorlesungen vorbereitet oder begleitet. Die Vorlesung ist eine zusammenhängende Darstellung und Vermittlung von wissenschaftlichen und methodischen Kenntnissen durch den Vortrag von Lehrkräften.

(7) Die Studierenden weisen durch Bescheinigungen nach dem Muster der Anlage 2 zu dieser Verordnung ihre regelmäßige und erfolgreiche Teilnahme an den in Absatz 1 Satz 2 und 3 und Absatz 2 Satz 5 genannten praktischen Übungen, Seminaren und gegenstandsbezogenen Studiengruppen sowie den regelmäßigen Besuch der die praktischen Übungen vorbereitenden oder begleitenden Vorlesungen nach, soweit deren Besuch von der Universität in einer Studienordnung vorgeschrieben ist. In der Studienordnung werden auch die Voraussetzungen für die Feststellung der regelmäßigen und erfolgreichen Teilnahme an diesen Unterrichtsveranstaltungen geregelt.

Eine erfolgreiche Teilnahme an einer praktischen Übung nach Absatz 3 liegt vor, wenn die Studierenden in der praktischen Übung in einer dem betreffenden Fachgebiet angemessenen Weise gezeigt haben, dass sie sich die erforderlichen Kenntnisse, Fähigkeiten und Fertigkeiten angeeignet haben und sie in der Praxis anzuwenden wissen.

Eine erfolgreiche Teilnahme an einem Seminar nach Absatz 4 liegt vor, wenn die Studierenden gezeigt haben, dass sie den Lehrstoff in seinen Zusammenhängen erfasst haben und in der Lage sind, dies darzustellen.

Eine erfolgreiche Teilnahme an einer gegenstandsbezogenen Studiengruppe nach Absatz 5 liegt vor, wenn die Studierenden in der gegenstandsbezogenen Studiengruppe gezeigt haben, dass sie vor allem Fallbeispiele eigenständig und sachgerecht bearbeiten können.

ZUSAMMENFASSUNG

Das Medizinstudium

- **Semester und Semesterferien**

  Das Universitätsjahr gliedert sich in eine Zeit, in der Vorlesungen und Unterricht stattfinden (sog. Semester) und in eine vorlesungsfreie Zeit (sog. Semesterferien). Das Wort Semester bedeutet so viel wie Studienhalbjahr. Das Wintersemester beginnt im Oktober und endet im April, das Sommersemester beginnt im April und endet im Oktober. In beiden Semestern gibt es Semesterferien: Im Wintersemester beginnen die Semesterferien Mitte Februar und dauern bis Mitte April, im Sommersemester beginnen die Ferien Mitte Juli und dauern bis Mitte Oktober (siehe Seite 116).

- **Regelstudienzeit und individuelle Studienzeit**

  Ausnahmen bestätigen die Regel, so auch beim Medizinstudium. Denn in der Regel kann ein Durchschnittsstudent zwar nach 6 Jahren und 3 Monaten mit dem Studium fertig sein und alle Prüfungen auf dem Weg zum Arzt erfolgreich hinter sich gebracht haben. An dieser Regelstudienzeit orientiert sich auch die Förderungshöchstdauer von 13 Semestern für den Bezug von Leistungen nach BAföG. Doch aufgrund von Auslandsaufenthalten, Doktorarbeit oder Hochschulpolitik wie auch individueller Geschehnisse ist es nicht selten, dass manche(r) eine Ausnahme macht und erst nach dem 13. oder 14. Semester der Uni den Rücken kehrt und sich als frisch approbierte(r) Ärztin/Arzt auf den Weg in die praktische Tätigkeit macht (siehe Seite 117).

- **Die Approbationsordnung**

  In zahlreichen Paragraphen ist in Form der sog. Approbationsordnung (im Volksmund kurz AO genannt) der Weg des Studenten zum Arzt im Laufe des Studiums der Humanmedizin haarklein und juristisch wasserdicht vorgezeichnet (siehe Seite 118).

- **Der Erste und Zweite Abschnitt im Medizinstudium**

  Es gibt zwei größere Abschnitte im Medizinstudium, an deren Ende jeweils eine große Abschlussprüfung steht. Der erste Abschnitt umfasst die Semester eins bis vier, wird auch als Vorklinik bezeichnet und durch das Physikum (Ärztliche Vorprüfung, Erster Abschnitt der Ärztlichen Prüfung, Erstes Staatsexamen, M1) beendet. Daran schließt sich der sog. Zweite Abschnitt an, der auch als Klinik bezeichnet wird und die Semester fünf bis zwölf umfasst. Darin enthalten sind das 11. und 12. Semester, die in Form des Praktischen Jahres (PJ) abgeleistet werden. Die große Abschlussprüfung (Zweiter Abschnitt der Ärztlichen Prüfung, Zweites Staatsexamen, M2 oder „Hammerexamen") findet nach 12 Semestern statt. Die Ergebnisse in beiden Prüfungen werden zur Endnote verrechnet, wobei der Erste Abschnitt zu 1/3 und der Zweite Abschnitt zu 2/3 in die Note einfließt (siehe Seite 119).

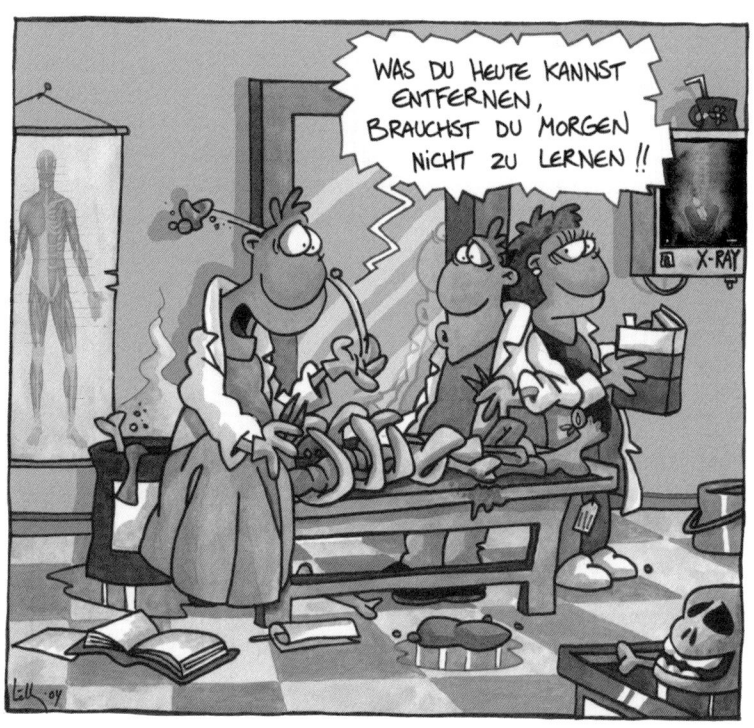

Die Vorklinik des Medizinstudiums

Die Fächer im Überblick

Alle Fächer und Themengebiete, für die du einen Schein erwerben musst, sind in den ersten vier Semestern auf dem Stundenplan vertreten. Daneben gibt es zwei weitere Pflichtleistungen: den Erste-Hilfe-Kurs und das 90-tägige Pflegepraktikum, die du bis zur Meldung zur Prüfung absolviert haben musst. Die Approbationsordnung (siehe dazu auch AppO Anlage 1 zu § 2 Abs. 1 Satz 2, § 41 Abs. 2 Nr. 9) verlangt in den ersten vier Semestern in folgenden Fächern entweder Praktika, Kurse oder Seminare:

Praktika:
Physik, Chemie, Biologie, Physiologie, Biochemie/Molekularbiologie, Berufsfelderkundung, Einführung in die Klinische Medizin, Medizinische Terminologie

Seminare (jeweils mit klinischen Bezügen):
Anatomie, Physiologie, Biochemie/Molekularbiologie, Medizinische Psychologie/Soziologie

Kursus:
Makroskopische Anatomie, Mikroskopische Anatomie, Medizinische Psychologie/Soziologie

Es gibt also vier große Fachgebiete: Anatomie, Physiologie, Biochemie/Molekularbiologie und Medizinische Psychologie/Soziologie.
Die anderen Fächer wie Biologie, Chemie, Physik werden meist im Vorfeld der Kurse zum Erwerb des Grundlagenwissens belegt, sind aber in der Prüfung später nicht so relevant. So wirst du im schriftlichen Teil der Prüfungen wesentlich mehr Fragen in Anatomie als in der zugeordneten Biologie für Mediziner gestellt bekommen. Für die Fächer Physik/Physiologie und Chemie und Biochemie/Molekularbiologie gilt ähnliches.
Die drei Praktika in Terminologie, Berufsfelderkundung sowie die Einführung in die klinische Medizin sind ebenfalls eher randständig. Zusätzlich zu den oben genannten Fächern und Praktika musst du den Erste-Hilfe-Kurs und das Krankenpflegepraktikum ableisten.

Für die Fächer hat der Gesetzgeber in der Approbationsordnung beschrieben, was thematisch auf dem Stundenplan steht:

Anlage 10 (zu § 23 Abs. 2 Satz 2, § 41 Abs. 2 Nr. 9)
Prüfungsstoff für den Ersten Abschnitt der Ärztlichen Prüfung
Prüfungsaufgaben zum Ersten Abschnitt der Ärztlichen Prüfung betreffen das medizinische Grundlagenwissen über die Körperfunktionen, insbesondere sind die naturwissenschaftlichen Fächer auf die medizinisch relevanten Inhalte auszurichten. Die Prüfungen schließen Aspekte ein, die die Verknüpfung dieses Grundlagenwissens mit klinischen Anteilen sichern, wie:
– Methodik, Durchführung und Ergebnisse der körperlichen Untersuchung und weiterer diagnostischer Verfahren (z.B. diagnostische Eingriffe; laborgestützte, bildgebende, elektrophysiologische und andere apparative Diagnostik; grundlegende psychodiagnostische Ansätze),
– therapeutische einschließlich pharmakotherapeutische Interventionen,
– das Verständnis von Krankheitsentstehung, -bewältigung und -prävention,
– die Gestaltung der Arzt-Patient-Beziehung.

Das Krankenpflegepraktikum

Es ist zwar für die Zulassung zum eigentlichen Medizinstudium nicht notwendig, ein absolviertes Pflegepraktikum bereits vorzuweisen, aber damit kann die oft bestehende zeitliche Lücke zwischen Schul- oder Dienstende und Studienbeginn aufgefüllt werden. In der Regel erkennen die Landesprüfungsämter Pflegepraktika an, die vor dem Studium absolviert werden. Eine Klärung vorab gibt Sicherheit.
Hilfe liefert ein bereits vor dem Studium abgeleistetes Pflegepraktikum auch bei der Entscheidung für oder gegen das Studium: Anne F. hatte bereits vor ihrem Medizinstudium das Pflegepraktikum gemacht und wurde dadurch in ihrer Wahl, dieses Fach zu studieren, bestärkt: „Ich hatte viel Spaß im Pflegepraktikum. Der Kontakt zu den Patienten ist genau das Richtige für mich", berichtet sie rückblickend. „Zudem hatte ich in der Vorklinik mehr Zeit zum Lernen, was mir sehr viel geholfen hat. Ich kann zukünftigen Studenten nur empfehlen, das Pflegepraktikum vor dem Studienbeginn durchzuführen!"

Um die Zulassung für den Ersten Abschnitt der Ärztlichen Prüfung nach zwei Jahren Studium zu erhalten, musst du ein Krankenpflegepraktikum nachweisen. Es muss spätestens bei der Anmeldung zum Physikum absolviert worden sein. Das Praktikum dauert drei Monate (90 Tage), kann aber auch in mehreren Abschnitten gemacht werden, wobei diese mindestens 30 Tage lang sein müssen. Wichtig: Falls es während des Studiums absolviert wird, muss es in der vorlesungsfreien Zeit absolviert werden!

Durchgeführt werden kann das Pflegepraktikum nur im Krankenhaus. Praktika beim Rettungsdienst, im Altenheim, in der Reha-Klinik etc. zählen leider nicht. Die Fachrichtung im Krankenhaus ist egal, nur darf es kein reiner Funktionsbereich sein (EKG, OP, Labor etc.).

An einen Platz gelangst du in der Regel recht unkompliziert über eine telefonische Anfrage bei der PDL (Pflegedienstleitung) in einem Krankenhaus deiner Wahl.

Gearbeitet wird in Vollzeit, also meist 38,5 bis 40 Stunden pro Woche. Hierbei hast du in der Regel auch Wochenenddienste sowie wechselnde Schichten (Früh- und Spätdienste, teilweise auch Zwischendienste). Nachtdienste werden in der Regel nicht verlangt.

UNSER TIPP
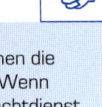

NACHTDIENST

Manche Stationen ermöglichen die Teilnahme am Nachtdienst. Wenn man z.B. eine Woche am Nachtdienst teilgenommen hat, bekommt man zum Ausgleich einige Tage frei, die aber als Praktikumszeit angerechnet werden. So kann die Zeit des Pflegepraktikums verkürzt werden.

Auch Praktika in ausländischen Krankenhäusern werden anerkannt, sofern alle genannten Bedingungen erfüllt werden. Auch hier bitte vorher zur Absicherung das zuständige Landesprüfungsamt (LPA) konsultieren!

UNSER TIPP

FORMULARE FÜR DAS PFLEGEPRAKTIKUM

Du musst dir das abgeleistete Pflegepraktikum auf einem entsprechenden Formular bestätigen lassen. Im MEDI-LARN Club bekommst du dies fertig ausgefüllt auch in zahlreichen Sprachen wie Englisch, Französisch, Spanisch oder Russisch.

Mehr Informationen unter: www.medi-learn.de/club

Berufsausbildungen (z.B. Hebamme, Krankenschwester/-pfleger, Krankenpflegehilfe) und anderweitige krankenpflegerische Tätigkeiten (Sanitätsdienst der Bundeswehr, Freiwilliges Soziales Jahr, Zivildienste im Gesundheitswesen) werden normalerweise anerkannt, allerdings nicht immer als vollständiges Praktikum. Da es viele unterschiedliche Landesprüfungsämter und viele Berufsausbildungen gibt, frag bitte bei dem für deine Uni zuständigen Ansprechpartner

beim LPA nach. Die Adressen findest du im Onlinebereich unter
www.medi-learn.de/LPA .

GELAUSCHT

FRAGEN ZUM PFLEGEPRAKTIKUM

Im Forum von MEDI-LEARN findest du zunächst eine Liste häufig gestellter Fragen zum Pflegepraktikum:

- Häufig gestellte Fragen zum Pflegepraktikum

  www.medi-learn.de/STF55

  Weitere Beiträge sind im Forum zu finden:

- Impfung vor dem Pflegepraktikum

  www.medi-learn.de/STF56

- Pflegepraktikum, auf welcher Station wart ihr?

  www.medi-learn.de/STF57

- Wozu ist das Pflegepraktikum gut?

  www.medi-learn.de/STF58

 Der Erlebnisbericht von Sarah Müller über ihr Pflegepraktikum gibt dir einen ersten Einblick in die Zeit auf Station:

„Sobald ich von meinen Abi-Ferien zurückgekehrt war, begann ich mit meinem 2-monatigen Krankenpflegepraktikum (Urologie/Innere), also noch vor Beginn des Studiums. Das war sehr gut so. Denn beim Lernen auf Testate, Schwitzen bei Physik-Praktikum-Kolloquien und Büffeln für Klausuren konnte ich mich so immer wieder auf die praxisnahe Zeit meines Pflegepraktikums im Krankenhaus St. Trudpert im heimatlichen Pforzheim erinnern, was mir über so manches Lerntief half.

Auf in die Klinik des Schwesternordens

Beim St. Trudpert handelt es sich um eine kleinere Klinik, welche von einem Schwesternorden geführt wird, und somit eine übersichtliche, fast schon familiäre Atmosphäre aufweist: Fast jeder kennt sich – zumindest vom Sehen. Es arbeitet jedoch auch „weltliches" Personal in der Klinik. Auch spielt die Konfession (kath. oder ev.) keine Rolle, wenn man sich bewerben möchte. An meinem ersten Tag bekam ich zunächst drei Sätze Pflegepersonal-Kleidung für meine

Praktikumszeit zur Verfügung gestellt, so dass ich nur eigene Schuhe mitbringen und mir um das Waschen keine Sorgen machen musste. Außerdem bekam ich zwei Mahlzeiten pro Schicht gestellt.

Urologie: Trotz Krankheit eine angenehme Atmosphäre auf Station

Die ersten drei Wochen absolvierte ich auf der im Kreis bekannten Urologischen Station. Die überaus engagierte Oberschwester brachte mir sehr viele Aspekte der medizinischen Versorgung bei, die man so „in keinem Lehrbuch findet". Außerdem sorgte sie dafür, dass ich mit den Ärzten mitlaufen durfte, um „auch etwas für meine berufliche Laufbahn zu lernen", wie sie immer sagte. Von ihr lernte ich auch sehr viel über das Arbeitsverhältnis Arzt:Pflege: Patient, die Integration neuen Personals in den Klinikalltag, die Psychologie der „richtigen Zimmerbelegung" und der Begleitung von Patienten, die zum Teil mit einem neuen, veränderten Leben (u.a. künstlicher Darmausgang, Dialysefälle) zu Recht kommen mussten.

Da ich in Frühschichten und in Spätschichten arbeiten musste, durfte ich mich sowohl in der Pflege beteiligen, als auch in der medizinischen Versorgung „assistieren", was mir die Urologie Schritt für Schritt näher brachte. Katheterlegen bei Frauen und Männern, waschen, verbinden, Betten machen, Betten schieben, Essen verteilen, OP- und Laborgänge erledigen, im Aufwachzimmer bei der Patientenversorgung mithelfen, Blutdruck messen, Fieberkurven aufnehmen und vieles mehr waren Bestandteil meiner Praktikumszeit auf der Urologie, welche mir sehr viel Spaß machte. Nicht zuletzt wegen der trotz aller „Krankheit" angenehmen und humorvollen Atmosphäre auf Station.

Da es im Sommer auf der Inneren Station akut mehr zu tun gab, als auf der Urologie und sich wohl auch herumgesprochen hatte, dass ich eine interessierte und willige Praktikantin sei, wurde ich gefragt, ob es mir etwas ausmachen würde, auf die Innere Station zu wechseln. Zuerst war ich sehr traurig bei dem Gedanken, die mir nun vertraute Arbeit aufgeben zu müssen, doch konnte ich aus meiner Position als „angehende Medizinstudentin" heraus schlecht „Nein!" sagen; und so wechselte ich für den Rest meiner Praktikumszeit auf „Station A 1".

Innere Medizin: Ich war erst einmal platt

Ich will nicht lügen - die ersten zwei Tage waren der reine Horror für mich! Das Vertrauen der mir „vorgesetzten Schwestern", welches ich mir in drei Wochen Urologie-Arbeit erarbeitet hatte, war plötzlich wieder auf der Null-Linie angelangt. Alles, was ich auf der Urologie gelernt hatte, z.B. wie man Katheterbeutel leert, schien falsch zu sein. „Das machen die von der Urologie vielleicht so! Wir sind aber die Innere!!", musste ich mir von den an diesen ersten beiden Tagen Dienst habenden Schwestern anhören. Zudem waren die „Fälle" eindeutig psychisch belastender! Zum ersten Mal hörte ich Sätze wie: „Die Patientin von Zimmer 7 kommt zum Sterben!", „Patient Müller hat gestern Abend noch das Zeitliche gesegnet.", „Die Patientin Schmidt von Zimmer 14 hat gestern Nacht unter Entzug die Nachtschwester vermöbelt!", etc. Ich war erst mal platt – sowohl von dem, was ich an Krankheitserscheinungen zu sehen als auch an Diagnosen zu hören bekam. Darüber hinaus hatte ich nicht mit solch körperlicher Anstrengung gerechnet, welche die Pflege auf der Inneren Station erfordert. Aber auch diese ersten Tage gingen irgendwann vorüber und mit der Zeit hat selbst auch das harte Schuften in der Patientenpflege angefangen, Spaß zu machen. Einige Schwestern akzeptierten zu meiner Freude auch meine Arbeitsleistung als der ihrigen gleichwertig und Patienten schenkten mir das nötige Vertrauen, um mich in meiner Arbeit wohl zu fühlen. Die sehr freundliche Ärzte-Belegschaft der Inneren Station erlaubte mir dann auch, den Enteroskopien als Betrachter beizuwohnen. Einen kleinen Vorgeschmack auf den „Horch- und Klopfkurs" der klinischen Semester bekam ich ebenfalls vermittelt. Einer der Ärzte stellte sich mir zu meiner überaus großen Überraschung sogar als „Patient" zur Verfügung.

Resümee und ein kleiner Rat

Alles in allem war ich letzten Endes froh, auch die Arbeit auf der Inneren Station in mein Erfahrungsspektrum mit aufnehmen zu können und will aus heutiger Sicht auch keine Minute dieser Zeit mehr missen wollen! Angehende Pflegepraktikanten: „Lasst euch nicht von scheinbar unangenehmen Arbeiten zurückschrecken! Nehmt an Erfahrung mit, was Ihr mitnehmen könnt. Integriert euch in das Stationsteam durch Fleiß, Willen und die Bereitschaft, Neues zu erfahren. Blockt nicht gleich ab, wenn ihr das Gefühl habt, jeder erzählt euch alles doppelt und dreifach und dann auch noch in verschiedenen Varianten. Hört zu und „sammelt". Denn nur dieses „Sammeln" gibt euch die Möglichkeit, verschiedene Aspekte aufzunehmen. Haltet außerdem eure Ohren und Augen offen. Und sei es nur, dass ihr meldet, die vorletzte Packung einer Salbe aus dem Schank genommen zu haben! Das Lächeln, das euch von einem hilflosen Patienten geschenkt wird, dem ihr das Gefühl gebt, nicht ein „krankes Objekt ohne Würde" zu sein, werdet ihr nie mehr vergessen und es wird euch Mut geben, das Studium trotz gewisser „tiefer Schieflagen" zu meistern!"

Der Erste-Hilfe-Schein

Jeder Medizinstudent, der sich zum Ersten Abschnitt der Ärztlichen Prüfung anmeldet, muss bis zu diesem Zeitpunkt den Nachweis über einen absolvierten Erste-Hilfe-Kurs erbringen. Der Erste-Hilfe-Kurs muss mindestens acht Doppelstunden umfassen und kann während der ersten zwei Jahre des Studiums absolviert werden.

Den Kurs kann man bei den gängigen Erste-Hilfe-Organisationen (Deutsches Rotes Kreuz, Arbeiter-Samariter-Bund Deutschland e.V., Malteser Hilfsdienst e.V., Johanniter-Unfall-Hilfe etc.) absolvieren. Am besten solltest du dich vor Ort per Anruf über die nächsten Termine informieren und auch gleich anmelden.

Wenn du bereits in den letzten Schuljahren einen ausführlicheren Erste-Hilfe-Kurs mitgemacht hast (der Kurs „Sofortmaßnahmen am Unfallort" für den Führerschein reicht allerdings <u>nicht</u> aus), solltest du dich beim zuständigen Landesprüfungsamt erkundigen, ob dieser Kurs anerkannt werden kann.

Einige Medizinstudenten haben vorher eine medizinische Ausbildung durchlaufen und können sich diese als Nachweis für den Erste-Hilfe-Kurs anrechnen lassen, sofern die Erste Hilfe im Rahmen dieser Ausbildung unterrichtet worden ist. Dazu zählen z.B. Krankenschwestern/-pfleger, Schwesternhelfer, Pflegedienstleiter, Rettungssanitäter oder Rettungsassistenten, Sanitätsausbildungen bei Behörden (Bundeswehr, Polizei, Bundesgrenzschutz, öffentliche Verwaltung). Auch in diesem Falle sollte man sich beim zuständigen Landesprüfungsamt erkundigen, ob die Anerkennung des Erste-Hilfe-Scheines in diesem Falle möglich ist.

GELAUSCHT

ERSTE-HILFE-SCHEIN

Im Forum findest du auch einen Beitrag zum Erste-Hilfe-Schein:

www.medi-learn.de/MF35841

Anatomie (großes Fach)

Für die meisten das Highlight des Ersten Abschnittes des Medizinstudiums: Im wahrsten Sinne des Wortes hautnah erleben, wie der menschliche Körper bis in seinen innersten Winkel aufgebaut ist, Herzklappen im Präparat zu sehen, eigenhändig Nerven frei zu präparieren – das alles und noch viel mehr wirst du im Rahmen der Anatomie kennen lernen, der Lehre vom Aufbau des menschlichen Körpers.

Man unterscheidet eine mikroskopische Anatomie von einer makroskopischen Anatomie. Eine mikroskopische Fragestellung wäre beispielsweise: Wie ist die Magenwand bis in die Feinstruktur unter dem Mikroskop aufgebaut?

Eine makroskopische Frage würde hingegen lauten: Welche Abschnitte werden innerhalb des Magens unterschieden?

Folgende Passage zur Anatomie findet ihr in der Approbationsordnung:

§ III. Biologie für Mediziner und Anatomie

Histologie einschließlich Ultrastruktur von Zellen und Geweben. Histochemie. Makroskopische und Mikroskopische Anatomie der Kreislauforgane, der Eingeweide, des Nervensystems und der Sinnesorgane, des Bewegungsapparates, der Haut, des endokrinen Systems und des Immunsystems. Zusammenwirken der Systeme. Altersabhängige Besonderheiten. Topographische Anatomie. Grundzüge der Frühentwicklung des Menschen und der Organentwicklung. Allgemeine Zytologie. Grundlagen der Humangenetik. Genetik. Grundlagen der Mikrobiologie. Grundzüge der Ökologie.

Weitere Infos zur Anatomie findest du online:

www.medi-learn.de/Anatomie

Ein ganz besonderer Teil der anatomischen Ausbildung ist der so genannte Präparierkurs, bei dem du Leichen sezieren wirst.

UNSER TIPP

KLEIDUNG FÜR DEN PRÄPKURS

Als Extrakleidung für den Präparierkurs solltest du dir einen Satz gesonderte Kleidung zurechtlegen. Der oft eigentümliche Geruch der Konservierungsmittel setzt sich tief in der Kleidung fest und du wirst ungewollt der Mittelpunkt der Straßenbahn.

An dieser Stelle möchten wir dich gemeinsam mit Jan Hirche in den Präpsaal entführen.

Unter dem Titel „Und? Hast du schon Leichen gesehen?" berichtet er über seine eigenen Erfahrungen in der Anatomie.

Wenn man einen Nicht-Mediziner fragt, was ihm zum Thema „Medizinstudium" einfällt, dann wird man recht häufig hören: „Die schnibbeln doch an Leichen herum!" Gemeint ist damit der so genannte Präparierkurs, kurz Präpkurs genannt. Dieser elementare Kurs findet je nach Universität und Jahreszeit (nur im WS) im zweiten, dritten, manchmal sogar im ersten Semester statt und nimmt sicherlich den Höhepunkt des vorklinischen Studienabschnitts ein.

Doch wie läuft dieser Kurs eigentlich wirklich ab? Für all diejenigen, die gerade mit dem Medizinstudium begonnen haben oder bald beginnen werden, möchte ich hier einen Einblick in den Ablauf dieses Kurses geben. Alle meine Erfahrungen sind natürlich subjektiv eingefärbt, dennoch bemühe ich mich um eine gewisse Objektivität.

Die Vorbereitungen

Nun, was benötigt man eigentlich, um am Präpkurs teilzunehmen? Neben dem obligatorischen weißen Kittel musst du dir einen Präpkasten kaufen, den es im medizinischen Buchhandel, etwas günstiger aber auch in Geschäften für medizinische Artikel gibt. Der Preis dürfte bei 20 bis 25 Euro liegen. Wichtig ist, dass du dich vor dem Kauf erkundigst, worauf du achten musst. Wollen die Professoren Wechselklingen oder feststehende Skalpelle? Wollen sie bestimmte Arten von Pinzetten? All dies solltest du bei den Professoren erfragen. Auch ein Schleifstein ist von Vorteil.

Da man ja später beim Schneiden wissen muss, welche Strukturen man erwartet und welche man besser nicht durchschneidet, musst du dir auch ein Lehrbuch leisten. Hier gibt es ein paar Standardbücher, die sich in der Vergangenheit durchgesetzt haben. Viele Professoren empfehlen in ihren Vorlesungen den sog. Benninghoff (Urban&Fischer). Dies ist ein zweibändiges Lehrbuch, das nicht nur durch seine Fülle und Qualität beeindruckt, sondern auch durch seinen Preis. Es ist zwar ein geniales Buch, aber angesichts der gewaltigen Stoffmenge ist es nur etwas für Leute, die mehr wissen wollen, als man benötigt. Wesentlich praktischer und passender sind der Lippert (Urban&Fischer) und der Schiebler (Springer). In ihnen findet man eigentlich alles sehr gut erklärt und die Entscheidung bedingt sich durch die persönliche Vorliebe.

Während der Schiebler eher nüchtern, aber gut durch den Stoff fährt, findet man im Lippert viele klinische Beispiele, mehr Bilder und vor allem sehr gute Schaubilder von Leitungsbahnen und Nerven. Letztere sind allerdings auch separat erhältlich.

Für Freunde der Kurzlehrbücher ist hier auch der Moll (Urban&Fischer) zu empfehlen, der allerdings wirklich nur das Notwendigste recht knapp zusammenfasst. Der Thieme Verlag bietet ein weiteres Lehrbuch in mehreren Bänden an. Die Autoren heißen Leonhart & Fricks.

Als notwendige und sehr hilfreiche Unterstützung solltest du dir auch einen Anatomieatlas leisten, denn nicht immer wird man alles an der Leiche sehen können, was wichtig ist. Für diese Fälle sind die „anatomischen Bilderbücher" wirklich nützlich. Nennenswert sind hier im Grunde nur drei Werke: Der Sobotta Atlas (Urban&Fischer), der dreibändige Prometheus (Thieme) und der Netter (Thieme). Beide Atlanten erfüllen ihren Dienst recht gut. Sie unterscheiden sich etwas in der Qualität und im Preis. Der Sobotta ist sehr detailliert gemalt, kostet dafür mehr. Auch hier entscheidet die persönliche Vorliebe über den Kauf. Neu hinzugekommen ist der Prometheus aus dem Thieme Verlag, der sich innerhalb kurzer Zeit etabliert hat – auf jeden Fall einen Blick wert.

Anatomiebücher kann man sehr gut gebraucht kaufen, da sich in der Anatomie so gut wie nichts mehr ändert (im Gegensatz zur Biochemie o.ä.). Dennoch sollte man hier darauf achten, eine nicht allzu alte Auflage zu erwerben.

Jetzt geht's los

Nun ist es also so weit, der Präpkurs beginnt. In Gruppen zu zehn bis zwanzig Studenten (je nach Uni) aufgeteilt, bekommt man einen Tischprofessor und meist noch einen Hiwi (Student aus höherem Semester) zugeteilt. Meist dreimal die Woche (je nach Uni) wirst du nun zusammen mit ihnen am Präptisch stehen und den typischen Geruch einatmen dürfen.

An einigen Unis wird im ersten Semester eine anatomische Einführungsveranstaltung angeboten, in der man schon erste Erfahrungen mit den Leichen machen kann. Diese Menschen haben sich zu Lebzeiten freiwillig für die Körperspende gemeldet und konnten sich frei entscheiden, ob sie z.B. als Dauerpräparat erhalten bleiben wollen, oder ob sie direkt nach dem Präpkurs verbrannt werden möchten. Die Leichen werden nach ihrem Tod durchspült und mit Formalin fixiert. Zwischen Tod und Präpkurs liegt ungefähr ein Zeitraum von eineinhalb Jahren.

Durch die Fixation verändert sich natürlich die Konsistenz und Farbe der Haut und der Muskeln. Alles erscheint recht farblos und grau.

Nach der genauen Protokollierung der Leichendaten, also Alter, Geschlecht, Auffälligkeiten usw. beginnt nun die Präparation. Meist sucht man sich einen Abschnitt der Leiche aus, den man im Laufe des Kurses beibehält und immer besonders detailliert beherrschen sollte.

In den folgenden Kursstunden wird man erst die Haut, dann die Fascien, schließlich die Muskeln, Gefäße und Nerven frei präparieren. Oftmals ist dies eine ganz schöne Feinarbeit, und es wird dir auch nicht immer gelingen, alles zu finden. Während all dieser Stufen wirst du deinen Kommilitonen viel über euer Gebiet erzählen und zeigen müssen, was ohne eine entsprechende Vorbereitung nicht möglich ist. Wenn alle wichtigen Muskeln und Nerven gefunden und besprochen wurden, wird im nächsten Schritt der Kopf abpräpariert und durchtrennt, sodass man auch innere Strukturen wie Nasen- und Rachenraum besprechen kann. Das Gehirn wird entnommen und die Hirnhäute sowie Blutgefäße dargestellt.

Nach der Durchtrennung des Schlüsselbeins wird der Brustkorb eröffnet und der Blick auf Lunge und Herz freigegeben. Diese werden herausgeschnitten und präpariert, so dass man Bronchien, Blutgefäße und Nerven sehen kann. Gleichzeitig wird auch die Aorta freigelegt.

Nach der Eröffnung des Bauchraumes (Abdomen) werden auch hier die Organe frei präpariert. Man schaut sich Leber, Milz, Nieren, Magen, Dünn- und Dickdarm an, stellt Gefäße und Nerven dar. Ist der obere Bauchraum (sog. Peritoneal- und Retro-Peritonealraum) abgearbeitet, wird der Sub-Peritonealraum geöffnet. Damit ist der Raum im Bereich der Blase und Genitalorgane, also z.B. Gebärmutter (w) oder Prostata (m), freigelegt. Auch die äußeren Genitalorgane werden präpariert. Zur besseren Betrachtung kann das Becken medial, also in der Mitte von vorne nach hinten durchtrennt werden.

Schließlich hat man alle Bereiche des Körpers gesehen und auch gelernt. Man bekommt seinen Präpschein natürlich nicht ohne Prüfungen. Im Laufe der Präparation werden die entsprechenden Bereiche in mehreren Testaten abgefragt. Je nach Uni variiert die Zahl und die Kombination der Prüfungen.

In Gießen muss man Testate in den Bereichen Bewegungsapparat (Skelett und Bänder), Muskeln, Kopf/Hals, Situs/Retrositus (Organe) und ZNS (Hirn und Rückenmark, im Semester vor oder nach dem Präpkurs) bestehen. An anderen Unis werden es dieselben Themengebiete sein, auch wenn diese ggf. geringfügig abweichen. Auch die Bestehensregelung mag zwischen den Unis variieren. In Gießen darf man eine Prüfung wiederholen, besteht man zwei oder mehrere Testate nicht, muss man in ein sog. Rigorosum. Hier wird man in einer Prüfung zu allen Themen gefragt, was natürlich unheimlich umfangreich ist. Die Prüfungen dauern zwischen 15 und 30 Minuten und werden mit „bestanden" oder „nicht bestanden" gewertet.

Hat man aber alle Prüfungen bestanden und war regelmäßig im Kurs anwesend, dann darf man den wohl aufwendigsten Schein der Vorklinik in Empfang nehmen.

Ist dies das Ende?

Sämtliche Gewebsteile und Organe, die man während des Kurses entnimmt, werden in separaten Eimern gesammelt, so dass diese zusammen mit der Leiche verbrannt werden können. Zu Beginn des darauf folgenden Semesters findet eine Beerdigung statt. An ihr nehmen auch Verwandte und Freunde der Körperspender teil. Die Namen, die während des Kurses nicht bekannt gegeben werden, erinnern als Inschrift auf der Gedenktafel daran, dass diese Menschen durch ihre Spende uns Studenten eine äußerst intensive Erfahrung und Einsicht gegeben haben, der man mit Respekt und Ehre begegnen soll. All denen, die vielleicht Angst vor diesem Teil der medizinischen Ausbildung haben, sei gesagt, dass man sich recht schnell an die neue Situation gewöhnt und die Furcht sehr schnell ablegt – vielleicht auch ablegen muss. Offene Gespräche unter Kommilitonen sind sehr hilfreich. Und umgekippt ist bei uns keiner.

In diesem Buch konnten wir nur eine gekürzte Version des Artikels integrieren. Den vollständigen Artikel findest du unter:

www.medi-learn.de/CA0566

Darüber hinaus hat Constantin Wauschkuhn auf der Webseite von MEDI-LEARN häufig gestellte Fragen zum Präpkurs beantwortet. Unter anderem findest du dort Antworten auf die folgenden Fragen:

Woher stammen die Präparate?

Beim Präparierkurs wird an menschlichen Leichen gearbeitet. Diese Menschen haben sich zu Lebzeiten bereit erklärt, dass nach ihrem Tod Medizinstudenten an ihnen arbeiten und so die Anatomie erlernen können. Dafür bekommen sie kein Geld. Ein Gerücht, dass zu Beginn meines Studiums kursierte, war, dass man nur Professor werden könnte, wenn man sich der Anatomie vermacht. Auch das ist falsch.

Gerade weil es echte Leichen sind, sollte man aber auch während des Kurses sich entsprechend verhalten. Natürlich wird auch mal ein Witz erzählt und auch eine Menge gelacht – niemand verlangt, dass man die ganze Zeit mit betroffenem Gesicht am Tisch steht. Aber es sind eben Menschen, an denen man arbeitet, das sollte man nicht vergessen.

Sämtliche Bestandteile des Körpers bleiben bei der Leiche und werden zusammen eingeäschert. In Heidelberg findet einmal im Jahr eine Trauerfeier statt – die Urnen werden in einem gesonderten Bereich des Friedhofs – der Grabstätte des Anatomischen Instituts – begraben.

Hier steht auch eine Gedenktafel mit den Namen. Für die Angehörigen ist dies die Beerdigung ihrer Verwandten, die Rede eines studentischen Vertreters als Dank wird sehr geschätzt. Es war eine merkwürdige Vorstellung, dass man vielleicht an dem Vater der Person, die vor einem in der Kirche saß, präpariert hatte. Aber es war auch eine interessante Zeit, die erst durch den Entschluss eines Menschen ermöglicht wurde, seinen Körper der Ausbildung von Medizinstudenten zur Verfügung zu stellen.

Muss das denn unbedingt sein?

Der Kurs bietet die einmalige Möglichkeit, ganz langsam den Aufbau des Körpers zu erlernen. Es ist zwar schade, dass nicht schon mehr klinische Bezüge während der Anatomie-Zeit erklärt werden. Trotzdem ist es erstaunlich, wie viel man von dem Erlernten dann doch später in der einen oder anderen Form wieder gebrauchen kann. Ob man allerdings jede klitzekleine Arterie mit Namen kennen muss, bleibt fraglich.

Gibt es noch keine Alternativen?

Ich glaube nicht, dass es zur Zeit eine wirklich gute Alternative gibt. Die Modelle aus Plastik sind eine gute zusätzliche Hilfe. An ihnen kann man grobe Zusammenhänge erlernen. Auch Computerprogramme und Lehrbücher können beim Lernen helfen. Aber die echte dreidimensionale Struktur, die komplexen Lagebeziehungen der Organe zueinander, die Aufteilungen der Arterien bis in den kleinsten Bereich sind einfach noch nicht gut „virtuell" darstellbar. Und auch dann würde noch das selbständige Präparieren fehlen.

Einen Bereich, den man selber präpariert hat, den vergisst man nicht so schnell, die Anatomie bleibt dann noch besser im Kopf hängen.

Eine weitere zusätzliche Möglichkeit sind Kurse zu „Anatomie am Lebenden". In kleineren Gruppen werden dabei anatomische Zusammenhänge z.B. an Kommilitonen demonstriert. Hier kann man auch zum ersten Mal lernen, wie man eine Lunge abhört oder Reflexe testet. Denn dies kann man natürlich an den Leichen nicht gut lernen.

GELAUSCHT

ANATOMIE

Auch im Forum wird intensiv über das Thema gesprochen:

- Präp-Kurs und so

  www.medi-learn.de/STF59

- Wie habt ihr die mikroskopische Anatomie geschafft?

  www.medi-learn.de/STF60

- Knochentestat? Hilfe! Wie konntet ihr euch das bloß alles merken?

  www.medi-learn.de/STF61

- Wie Anatomie lernen?

  www.medi-learn.de/STF62

Schafft man das?

Ich kann allen eventuellen zukünftigen Kommilitonen nur raten, sich zu informieren (z.B. www.medi-learn.de/STF57) und vielleicht so einen Präpkurs anzuschauen (fragt bei der nächsten Uni in der Anatomie), wenn man sich unsicher ist. Es ist zwar am Anfang ungewohnt, an Menschen zu arbeiten. Aber bevor man deshalb seinen Studienwunsch ändert, sollte man sich wirklich sicher sein, dass das Medizinstudium nicht mehr in Frage kommt.

Der Kurs ist sicher etwas völlig anderes, als alles, mit dem man bisher zu tun hatte. Aber - wenn man es in aller Ruhe angeht und keine Panik aufkommen lässt, dann sollte gelten:

Viele haben es vorher geschafft – also auch Du! – nicht zu früh aufgeben.

Den gesamten Artikel findest du unter:

www.medi-learn.de/CA0526

Physiologie (großes Fach)

Während die Anatomie quasi nach dem „Wo" fragt, geht es in der Physiologie um das „Wie": Du lernst hier die Funktionsreise des menschlichen Körpers und seiner Organsysteme kennen. Herz-Kreislauf-System, Atmung, Verdauung, Zentrales Nervensystem, Blut, Hormone etc. stehen auf dem Stundenplan. Physiologie wird häufig erst ab dem dritten Semester gelehrt, Voraussetzung für dieses Fach ist der zuvor erworbene Physikschein.

Weitere Infos zur Physiologie findest du online:
www.medi-learn.de/Physiologie

§ I. Physik für Mediziner und Physiologie

Zell- und Gewebsphysiologie. Funktionsweisen des Herz-Kreislauf-Systems, Atmungssystems, Verdauungssystems, Ausscheidungssystems, endokrinen Systems, Fortpflanzungssystems, zentralen und peripheren Nervensystems (einschließlich der Sinne), Muskel-Skelett-Systems, Blut- Lymph-Systems und des Abwehrsystems des Menschen. Zusammenwirken der Systeme. Adaptive Mechanismen. Lebensalterabhängige Besonderheiten. Angewandte Physiologie einschließlich Ernährungs-, Sport-, Arbeits- und Umweltphysiologie. Grundzüge der mathematischen Beschreibung physikalischer Vorgänge. Kenntnisse über medizinisch wichtige Sachverhalte in der Mechanik, Akustik, Wärmelehre, Elektrizitätslehre, Optik und der Physik ionisierender Strahlung. Grundlagen der Mess- und Medizintechnik. Physik für Mediziner und Physiologie.

Biochemie (großes Fach)

In diesem Fach wird die Funktionsweise des Körpers auf zellulärer Ebene untersucht, d.h. du erhältst Einblicke bis tief hinein in die molekulare Struktur von Lebensvorgängen im Organismus. Die biochemischen Grundlagen des Stoffwechsels, die Funktion der Enzyme und die Prinzipien der Vererbung sind einige derjenigen Themen, die du im Rahmen des Biochemie-Unterrichts erläutert bekommst. Er steht ebenfalls meistens erst ab dem dritten Semester auf dem Plan, da zuvor der Chemie-Schein erworben sein muss.

Weitere Infos zur Biochemie findest du online:
www.medi-learn.de/Biochemie

§ **II. Chemie für Mediziner und Biochemie/Molekularbiologie**
Physikalisch-chemische Grundlagen des Stoffwechsels, Enzymwirkungen und deren Kinetik. Biochemie der Aminosäuren und Proteine, der Kohlenhydrate, der Lipide und der Nukleinsäuren. Hormonwirkungen. Grundlagen der Molekularbiologie. Biochemische Grundlagen der Immunologie. Biochemische Aspekte der Zell- und Organphysiologie. Grundlagen der Ernährungslehre. Kenntnisse über medizinisch wichtige Elemente und deren Verbindungen, Grundzüge der Thermodynamik und Kinetik chemischer Reaktionen.

Medizinische Psychologie und Medizinische Soziologie

Eine thematische Abwechslung zu den eher naturwissenschaftlich geprägten Fächern bietet das Doppelfach Psychologie/Soziologie für Mediziner. Hier geht es um die gesellschaftlichen und psychischen Grundlagen menschlichen Verhaltens und Erlebens. Der Schwerpunkt liegt auf dem „Wechselspiel" zwischen Gesundheit und Krankheit. Aber auch Motivation, Lerntheorie, Bevölkerungsstruktur und nicht zuletzt der Aufbau unseres Gesundheitswesens sind Gegenstände dieses Gebietes, das du in der Regel im ersten Studienjahr absolvierst.

Weitere Infos:
www.medi-learn.de/Psychologie
www.medi-learn.de/Soziologie

§ **IV. Grundlagen der Medizinischen Psychologie und der Medizinischen Soziologie**
Psychobiologische Grundlagen des Verhaltens und Erlebens. Wahrnehmung, Lernen, Emotionen, Motivation, Psychomotorik. Persönlichkeit, Entwicklung, Sozialisation. Soziales Verhalten, Einstellungen, Interaktion und Kommunikation, Rollenbeziehungen. Soziale Schichtung, Bevölkerungsstruktur, Morbiditätsstruktur. Strukturen des Gesundheitswesens. Grundlagen psychologischer und soziologischer Methodik.

Mit den Fächern Anatomie, Biochemie und Psychologie/Soziologie haben wir dir die 4 großen Fächer vorgestellt. Nun möchten wir einen Blick auf die kleineren Gebiete Biologie, Chemie und Physik werfen.

Physik (kleines Fach)

Dieses Fach steht oft bereits im ersten Studienjahr auf dem Stundenplan. Hier werden dir medizinisch wichtige Sachverhalte dieser Disziplin erläutert, als da wären: Mechanik, Akustik, Wärmelehre, Optik, Atom- und Kernphysik. Der Erwerb des Physik-Scheines, d.h. die erfolgreiche Teilnahme am Physik-Praktikum, ist vielerorts Voraussetzung dafür, um für das Physiologie-Praktikum zugelassen zu werden.

Weitere Infos:
www.medi-learn.de/Physik

Chemie (kleines Fach)

Wichtige chemische Verbindungen von medizinischer Relevanz, Grundzüge der Thermodynamik und gängige Reaktionsmechanismen sind Beispiele für den Lehrstoff aus dem Gebiet der Chemie für Mediziner, die in den ersten beiden Studienjahren gelehrt wird. Du hast zunächst Unterricht in anorganischer (Verbindungen und Reaktionen ohne Kohlenstoffe), dann in organischer Chemie (mit Kohlenstoffen). Zum Ende hin wird bereits auf die Biochemie vorbereitet.

Weitere Infos:
www.medi-learn.de/Chemie

Biologie (kleines Fach)

Ein weiteres Grundlagenfach ist die Biologie. Genetik, Zellbiologie, Molekularbiologie und Bakteriologie sind einige der hier behandelten Themen. Wie ist eine Zelle aufgebaut? Wie sieht Gewebe unter dem Mikroskop aus? Welche grundlegenden Gesetze kennzeichnen die menschliche Vererbung? Dies sind einige der Fragen, die im Rahmen des Themenkreises „Biologie für Mediziner" behandelt werden.

Weitere Infos:
www.medi-learn.de/Biologie

Praktikum der Berufsfelderkundung, Praktikum zur Einführung in die klinische Medizin, Medizinische Terminologie

Drei weitere kleine Scheine müssen bei der Meldung zum Ersten Abschnitt der Ärztlichen Prüfung vorliegen: Im Praktikum der Berufsfelderkundung (zwölf Unterrichtsstunden) werden in Vorlesungen und Exkursionen verschiedene Tätigkeitsbereiche von Medizinern (Klinik, Forschung, Verwaltungen, Praxis) vorgestellt. In der Einführung zur klinischen Medizin (24 Unterrichtsstunden) lernst du in Vorlesungen, kleinen Seminaren und Patientenvorstellungen wichtige Krankheitsbilder erstmalig kennen. Den dritten Schein erwirbst du in der medizinischen Terminologie (zwölf Unterrichtsstunden), hier erlernst du die medizinische Fachsprache in Form von Übungen und Vorlesungen.

Wahlfächer

In den ersten zwei bzw. in den letzten vier Studienjahren ist jeweils ein Wahlfach zu belegen. Hier hast du die freie Auswahl aus einem Katalog an Fächern. In den ersten beiden Studienjahren wird dieser Fächerkatalog von der jeweiligen Universität gestellt. Die Wahlfächer erscheinen zwar im Zeugnis, gehen jedoch nicht in die Gesamtbenotung des Studiums ein. Hier die entsprechende Passage aus dem Gesetzestext:

§ **§ 2 Unterrichtsveranstaltungen (hier: Wahlfächer)**
(8) Bis zum Ersten Abschnitt der Ärztlichen Prüfung und bis zum Beginn des Praktischen Jahres ist jeweils ein Wahlfach abzuleisten. Für den Ersten Abschnitt kann aus den hierfür angebotenen Wahlfächern der Universität frei gewählt (…) werden. Die Leistungen im Wahlfach werden benotet, (…) ohne bei der Gesamtnotenbildung berücksichtigt zu werden.

UNSER TIPP

WEITERE ONLINE-INFOS

Du findest im Infobereich von MEDI-LEARN zu den einzelnen Fächern der ersten beiden Studienjahre spezielle Büchervorschläge, Prüfungsprotokolle und weitere, nach Themen gegliederte Infos. Weiterhin empfehlenswert: Der Examensbereich, in dem wir dir z.B. den speziellen Service zu den Prüfungen, genannt Examensservice, vorstellen. Wenn du zur Approbationsordnung noch Fragen hast, schau im Forum „Approbationsordnung" vorbei, in dem du deine Fragen stellen kannst.

Vernünftige Schlagzahl statt Drauflos-Pauken
Das Lernen im Medizinstudium

Es ist zugegebenermaßen etwas früh, schon an dieser Stelle das Thema Lernen im Medizinstudium ausführlicher zu behandeln. Schließlich sind wir der Meinung, dass ein „Vorlernen", d. h. bereits vor dem eigentlichen Studienstart zu „pauken", nicht besonders sinnvoll ist.

Aber das Medizinstudium ist nun mal ein lernintensives Studium. Viele Prüfungen warten auf dich, und diese wiederum beinhalten oft eine große stoffliche Breite und Tiefe. Das heißt: Es gilt, viele Fachbereiche abzudecken und in diesen wiederum leichte Fragen zum Einstieg bis hin zu schwereren, manchmal extremen Fragen zu beantworten.
Keine Sorge: Es bleibt dir ja noch eine ganze Menge Zeit, bis du in der ersten Prüfung Platz nimmst. Was wir dir aber an die Hand geben können, sind ein paar grundlegende Tipps, wie du das zukünftige Lernen strukturieren solltest. Man muss nämlich kein Überflieger sein, um gut durch das Medizinstudium zu kommen! Eine sinnvolle Stoffauswahl, eine individuell angemessene Lern- und Zeitplanung und die Einhaltung grundlegender lernpsychologischer Regeln sind eine sichere Basis für den angepeilten Erfolg in den großen Prüfungen.

Stoffauswahl
Es ist sinnvoll, Aufwand und Nutzen in ein sinnvolles Verhältnis zu stellen. Während einige Themen die Studenten aller Generationen regelmäßig und in hoher Fragenzahl beglücken, gibt es daneben auch exotische Findlinge, die nur gelegentlich abgefragt werden.
Diese Tatsache muss sich auch bei der Stoffgewichtung niederschlagen. Häufig Gefragtes sollte anteilig sehr viel ausführlicher behandelt werden als weniger gefragte Randgebiete.
Was häufig gefragt wird und was eher selten drankommt, erfahrt ihr online im Examensbereich von MEDI-LEARN unter *www.medi-learn.de/examen*.

Zeitplanung
Als nächstes gilt es, einen individuellen Zeitplan für die Prüfungsvorbereitung zu erstellen. Du wirst schnell merken: Die verfügbare Lernzeit erscheint fast immer viel zu knapp, Erholungsphasen und Pausen werden gestrichen. Jeder Mensch benötigt aber gerade in intensiven Lern- und Arbeitsphasen ein gewisses Maß an Erholung, um leistungsfähig zu bleiben. Besser ist also, man plant entsprechende „Puffer" von vornherein ein, als sich vom überforderten Organismus mit einer nicht kalkulierbaren Zwangspause überraschen zu lassen. Empfehlens-

wert sind zwei, kurz vor der Prüfung zumindest noch ein freier Tag pro Woche. Auch berufliche oder private Verpflichtungen (z.B. Semesterjob, Omas Geburtstag etc.) sollten bei der Ermittlung der Netto-Lernzeit berücksichtigt werden.

Tagesplanung

Bei der Planung des Tagesablaufs sollten feste Arbeitszeiten eingerichtet werden. Als realistischer Richtwert für ein konzentriertes Arbeiten kann eine Zeit von etwa 6–8 Stunden täglich angenommen werden. Um beim Lernen nicht frühzeitig „schlapp zu machen", sollten dabei ausreichend Pausen eingelegt werden. Sinnvoll ist eine stündliche Pause von ca. 10 Minuten Länge, nach 3 Stunden sollte man sich darüber hinaus eine längere Pause gönnen.

Maximal 3–4 Stunden täglich können mit dem Erlernen neuer Inhalte verbracht werden, da diese Tätigkeit viel Konzentration und Energie erfordert. Die übrige Zeit sollte für weniger beanspruchende Lerntätigkeiten wie Wiederholungen und Vertiefungen verwendet werden.

Wer sich einen kompletten Lernplan erstellen möchte, findet unter *www.medilearn.de/planer* den Examensplaner von MEDI-LEARN, der einen kompletten Lernplan unter Berücksichtigung der Relevanz einzelner Themen erstellt.

Die 5-Schritt-Lesemethode

Der weitaus größte Teil des Wissenserwerbs im Vorfeld einer Prüfung erfolgt durch die Lektüre von Texten. Die richtige Lesetechnik ist hierbei eine unverzichtbare Hilfe. Die 5-Schritt-Methode orientiert sich an der Funktionsweise unseres Gedächtnisses, wonach am besten gelernt und behalten wird, was in einen Zusammenhang eingeordnet oder mit bereits vorhandenen Vorkenntnissen verknüpft werden kann:

1. Inhaltsverzeichnis und Kapitelüberschriften lesen
Auf diese Weise wird die logische Struktur des Stoffes erkennbar.

2. Zusammenfassungen lesen
Dadurch wird der Gesamtzusammenhang des Themas deutlich und Details können später besser eingeordnet und behalten werden.

3. Fragen stellen und notieren
Auf diese Weise kann der Lernstoff unter dem Aspekt wichtig/unwichtig erfasst werden.

4. Lesen
Durch die in Schritt 3 hergestellte Aufmerksamkeit werden die zentralen Informationen des Textes erfasst.

5. Rekapitulieren
Hier beantwortest du die Fragen, die du dir im 3. Leseschritt gestellt hast. Auch eine mündliche Zusammenfassung des gelesenen Kapitels ist hilfreich.

Multiple Choice

Günther Jauch lässt grüßen – kaum ein Studium hat so viele Multiple Choice-Prüfungen (kurz: MC-Prüfungen) wie das der Medizin. Alle Studenten nennen das Beantworten von MC-Fragen übrigens „kreuzen", das kannst du dir schon mal merken. Während der Prüfungen hast du allerdings keinen 50:50-Joker, du wirst kein Publikum fragen oder jemanden anrufen können. Diese Tipps machen dich nicht zum Millionär, können dir aber das Bestehen erleichtern:

Durchblick durch Überblick

Versuche, dir die Aufnahme und Weiterverarbeitung des Stoffes so leicht wie möglich zu machen. Richte dich nach den Vorlieben deines Gedächtnisses und verschaffe dir zunächst einen Überblick, denn wir lernen und behalten am besten, was in einen Zusammenhang eingeordnet oder mit bereits bekannten Informationen verknüpft werden kann.

Gezielt lesen – gekonnt kreuzen.

Normalerweise dient die MC-Fragenbearbeitung der Leistungskontrolle bzw. der Umsetzung des Gelernten in die spezifische MC-Prüfungsform. Doch auch bei der Ermittlung der Prüfungsschwerpunkte ist das Fragenkreuzen von zentraler Bedeutung, denn die Prüfungsinhalte blieben in der Vergangenheit relativ konstant und wurden lediglich durch Umformulierung der Fragen jeweils neu verpackt. Nach Beendigung der Lektüre sollten dann die entsprechenden Kapitel gekreuzt werden. Die Behandlung der Fächer in thematischen Blöcken unterstützt das Verständnis und trägt dazu bei, das Gelernte zu vertiefen. Nochmals nachgeschlagen und gelesen werden sollten aus Gründen der Zeitökonomie nur diejenigen Themen, die prüfungsrelevant sind und beim Fragenkreuzen schlecht abgeschnitten haben.

Die Technik macht's.

Bei der Arbeit mit Fragensammlungen sollten ca. zehn Fragen am Stück bearbeitet werden, bevor die Lösungen und die Kommentare nachgelesen werden. Ist dies geschehen, verfährt man in derselben Weise mit den nächsten zehn Fragen.
Es ist sehr zeitraubend und für das Gedächtnis belastend, wenn alle Kommentare nachgelesen werden. Ihr solltet daher nur dann auf die Kommentare zurückgreifen, wenn ihr bei einer Frage nicht wisst, warum die gesuchte Lösung richtig ist.

(K)ein Kommentar.

Sind euch lediglich einige Falschantworten nicht klar, solltet ihr auf die Lektüre des Kommentars verzichten! Falschantworten sind bei den meisten Fragen nur unnötiger Ballast, der im Examen nicht geprüft wird !

Es ist häufig auch nicht sinnvoll, einen Kommentar vollständig zu lesen. Meistens genügt es, wenn man sich nur auf den Teil konzentriert, der die gesuchte Lösung erläutert. Das Pensum planen.

Ziel bei der Bearbeitung der MC-Fragen sollten 40–60 Fragen pro Stunde einschließlich Kommentar sein. Erfahrungsgemäß wird dieses Ziel von den meisten Studenten nicht gleich zu Beginn der Lernzeit erreicht. Stell dir eine Uhr auf den Schreibtisch und versuche zu ermitteln, wie viele Fragen pro Stunde du in etwa schaffst. Liegst du z.B. bei 20 Fragen, solltest du versuchen, das Pensum allmählich zu steigern bis du ein Pensum von 40 Fragen pro Stunde erreichst.

Solltest du deutlich mehr als 60 Fragen pro Stunde schaffen, bist du zu schnell und arbeitest zu flüchtig. Drossele in diesem Fall dein Tempo! Vermeide bitte, zur Wiederholung diejenigen Fragen noch einmal zu kreuzen, die du im ersten Durchgang falsch gemacht hast. Du prägst dir auf diese Weise nur die besonders schwierigen Fakten ein und vernachlässigst die Wiederholung punkteträchtiger, wichtiger Fragen. (Erfahrungsgemäß erinnert man sich in der Prüfung zwar noch wortgenau an den Text der „Extrem-Fragen" – leider jedoch nicht an die richtige Antwort...).

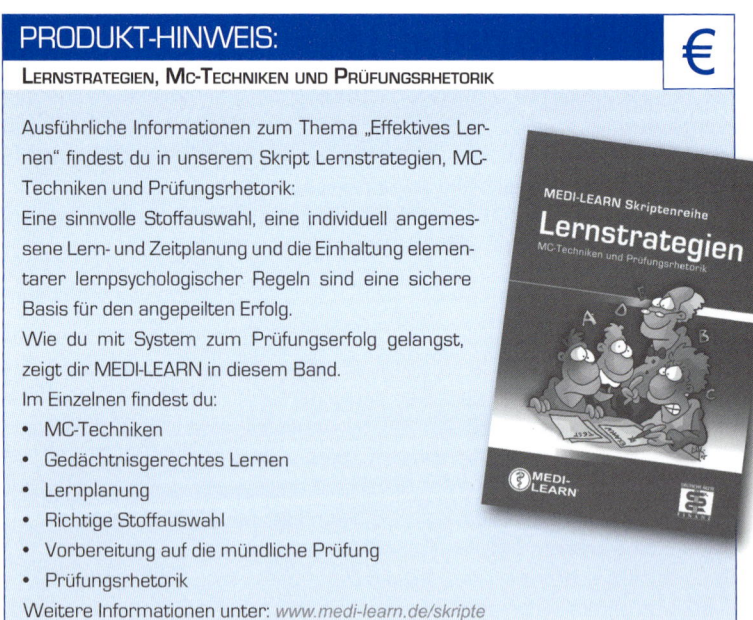

PRODUKT-HINWEIS: €

LERNSTRATEGIEN, MC-TECHNIKEN UND PRÜFUNGSRHETORIK

Ausführliche Informationen zum Thema „Effektives Lernen" findest du in unserem Skript Lernstrategien, MC-Techniken und Prüfungsrhetorik:

Eine sinnvolle Stoffauswahl, eine individuell angemessene Lern- und Zeitplanung und die Einhaltung elementarer lernpsychologischer Regeln sind eine sichere Basis für den angepeilten Erfolg.

Wie du mit System zum Prüfungserfolg gelangst, zeigt dir MEDI-LEARN in diesem Band.

Im Einzelnen findest du:

- MC-Techniken
- Gedächtnisgerechtes Lernen
- Lernplanung
- Richtige Stoffauswahl
- Vorbereitung auf die mündliche Prüfung
- Prüfungsrhetorik

Weitere Informationen unter: www.medi-learn.de/skripte

Jetzt wird es ernst:
Die erste richtig große Prüfung

Der Erste Abschnitt der Prüfung (Physikum) findet nach Erwerb aller vorklinischen Scheine statt, in der Regel nach zwei Jahren bzw. vier Semestern. Die Prüfung ist wie folgt aufgebaut:

Mündlich:
3 Fächer
Physiologie, Anatomie, Biochemie,
45-60 Minuten je Prüfling

Schriftlich:
2 Tage, insgesamt 320 Fragen
Physik + Physiologie: 80 Fragen
Chemie + Biochemie: 80 Fragen
Biologie + Anatomie: 100 Fragen
Medizinische Psychologie + Soziologie: 60 Fragen

Das Examen besteht also aus einem schriftlichen und aus einem mündlich-praktischen Teil. Im schriftlichen Teil wirst du Klausurfragen beantworten müssen, im mündlich-praktischen Teil wirst du zu den Themen befragt bzw. darfst deine erworbenen praktischen Fähigkeiten präsentieren. Im Gesetz steht dazu folgendes:

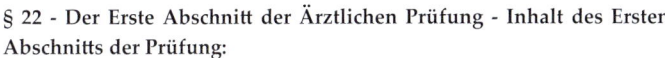 **§ 22 - Der Erste Abschnitt der Ärztlichen Prüfung - Inhalt des Ersten Abschnitts der Prüfung:**
(1) Der schriftliche Teil des Ersten Abschnitts der Ärztlichen Prüfung betrifft folgende Stoffgebiete:
I. Physik für Mediziner und Physiologie,
II. Chemie für Mediziner und Biochemie/Molekularbiologie,
III. Biologie für Mediziner und Anatomie,
IV. Grundlagen der Medizinischen Psychologie und der Medizinischen Soziologie.

(2) Im mündlich-praktischen Teil des Ersten Abschnitts der Ärztlichen Prüfung wird der Prüfling in den Fächern Anatomie, Biochemie/Molekularbiologie und Physiologie geprüft.

Der schriftliche Teil

Noch einmal etwas detaillierter: In der schriftlichen Prüfung stehen Klausurfragen auf dem Programm, die in Form von Multiple-Choice-Fragen mit fünf vorgegebenen Antwortmöglichkeiten gestellt werden. Das IMPP (Institut für medizinische und pharmazeutische Prüfungsfragen) erstellt die Prüfungsaufgaben deutschlandweit einheitlich.

Beispielfragen in MC-Form:

Was solltest du unbedingt mitbringen, um erfolgreich Medizin zu studieren?

A: Menschlichkeit

B: Humor

C: MEDI-LEARN Studienführer „Abenteuer Medizinstudium"

D: Eine Thermoskanne

E: Eine Kiste Bier

Die so genannte „Schwarze Reihe" und die „Gelbe Reihe" bieten dir Fragensammlungen vergangener Examina. Schau sie dir einmal in der Buchhandlung an und verschaffe dir einen Einblick vom Aufbau solcher Fragen. Hier noch zwei für den schriftlichen Teil wichtige Auszüge aus dem Gesetzestext, denen du Prüfungsdauer und Fragenanzahl entnehmen kannst:

§ **§ 23 Schriftliche Aufsichtsarbeit**
(1) Die Prüfung findet an zwei aufeinander folgenden Tagen statt. Die Prüfung dauert an beiden Prüfungstagen vier Stunden. Auf den ersten Prüfungstag entfallen die Stoffgebiete I und II (Anmerkung der Redaktion: Physik, Physiologie und Chemie, Biochemie/Molekularbiologie), auf den zweiten die Stoffgebiete III und IV (Anmerkung der Redaktion: Biologie, Anatomie und Medizinische Psychologie/Soziologie).

(2) Die Anzahl der in der Aufsichtsarbeit zu bearbeitenden Fragen und ihre Verteilung auf die einzelnen Stoffgebiete ergeben sich aus der Anlage 9 zu dieser Verordnung:

Anlage 9 (zu § 23 Abs. 2 Satz 1, § 41 Abs. 2 Nr. 9)

Anzahl und Verteilung der schriftlichen Prüfungsfragen im Ersten Abschnitt der Ärztlichen Prüfung

I. Physik für Mediziner und Physiologie: 80 Fragen

II. Chemie für Mediziner und Biochemie/Molekularbiologie: 80 Fragen

III. Biologie für Mediziner und Anatomie: 100 Fragen

IV. Grundlagen der Medizinischen Psychologie und der Medizinischen Soziologie: 60 Fragen

Der mündlich-praktische Teil

Mündlich-praktisch geprüft wirst du in den drei Fächern Anatomie, Biochemie/ Molekularbiologie und Physiologie. Mindestens 45, maximal 60 Minuten dauert die Examinierung für alle 3 Fächer insgesamt. In der Anatomie musst du beispielsweise an anatomischen Präparaten Strukturen erläutern und vielleicht auch zeigen, was du im Sezierkurs praktisch gelernt hast. In der Biochemie/Molekularbiologie darfst du z.B. die Proteinbiosynthese erläutern oder praktisch am Photometer einen Versuch durchführen.

Ergänzend und passend zum Thema noch ein Blick in die AO:

UNSER TIPP

PRÜFUNGSPROTOKOLLE MEDI-LEARN

Wir empfehlen dir, einmal bei den Prüfungsprotokollen von MEDI-LEARN vorbeizuschauen: Denn hier haben deine studentischen Vorgänger aufgeschrieben, was sie in der mündlichen Prüfung erlebt haben. Du findest mehrere tausend Prüfungsprotokolle unter: www.medi-learn.de/protokolle

§ **§22 Abs. 2:**
(2) Im mündlich-praktischen Teil des Ersten Abschnitts der Ärztlichen Prüfung wird der Prüfling in den Fächern Anatomie, Biochemie/Molekularbiologie und Physiologie geprüft.

§ 24 Mündlich-praktischer Teil der Prüfung

(1) Die mündlich-praktische Prüfung dauert bei maximal vier Prüflingen mindestens 45, höchstens 60 Minuten je Prüfling.

(2) In der Prüfung, in der auch praktische Aufgaben und fächerübergreifende Fragen zu stellen sind, hat der Prüfling nachzuweisen, dass er sich mit dem Ausbildungsstoff der Stoffgebiete nach § 22 Abs. 2 vertraut gemacht hat [...]

(3) Die Prüfungskommission soll dem Prüfling vor dem Prüfungstermin praktische Aufgaben stellen und ihm aufgeben, deren Ergebnisse bei der Prüfung mündlich oder mittels Vorlage eines schriftlichen Berichts darzulegen und zu begründen.

Bestehen der Prüfung/Notenberechnung

Der Erste Abschnitt der Ärztlichen Prüfung ist sicherlich eine umfangreiche und schwierige Prüfung. Aber: Im Vergleich zu Zwischenprüfungen anderer Studiengänge (z.B. Jura) meistern in der Medizin deutlich mehr Studenten diese erste große Hürde erfolgreich.

Wie von der Schule her gewohnt, werden die Noten auf einer Skala von 1 bis 5 vergeben. Die 6 entfällt, schließlich hat man ja schon mit einer 5 nicht bestanden. Die Note für die schriftliche und die mündlich-praktische Prüfung sind gleichwertig. Aus beiden wird eine Durchschnittsnote errechnet (eine „1" schriftlich und eine „3" mündlich-praktisch ergeben also eine Gesamtnote von 2,0).

Aber: Du musst beide Prüfungsteile (mündlich und schriftlich) bestehen. Allerdings musst du „lediglich" den gegebenenfalls nicht bestandenen Teil (mündlich oder schriftlich) alleinig wiederholen, also nicht die ganze Prüfung, falls du nur in einem der beiden Bereiche „nicht deinen besten Tag hattest". Den nicht bestandenen Teil kannst du insgesamt bis zu drei Mal wiederholen.

Mit dieser Note des Ersten Examens wird später die Note im Zweiten Examen (nach 6 Jahren Studium) zu einer Gesamtnote verrechnet. Dabei geht die Leistung des Ersten Abschnitts zu einem Drittel, die Note des Zweiten Abschnitts zu zwei Dritteln in die Gesamtnote ein.

Wieder ein Blick ins Gesetz:

§ 13 Art und Bewertung der Prüfung

(1) Geprüft wird beim Ersten und Zweiten Abschnitt der Ärztlichen Prüfung schriftlich und mündlich-praktisch.

(2) Für die Bewertung der Leistungen sind folgende Prüfungsnoten zu verwenden:

* „sehr gut" (1) = eine hervorragende Leistung,

* „gut" (2) = eine Leistung, die erheblich über den durchschnittlichen Anforderungen liegt,

* „befriedigend" (3) = eine Leistung, die in jeder Hinsicht durchschnittlichen Anforderungen gerecht wird,

* „ausreichend" (4) = eine Leistung, die trotz ihrer Mängel noch den Anforderungen genügt,

* „nicht ausreichend" (5) = eine Leistung, die wegen erheblicher Mängel den Anforderungen nicht mehr genügt.

(3) Der Erste und Zweite Abschnitt der Ärztlichen Prüfung sind jeweils bestanden, wenn der schriftliche und der mündlich-praktische Teil bestanden sind. Wenn ein Prüfungsteil nicht bestanden wird, so muss nur der nicht bestandene Teil wiederholt werden.

(4) Für die Ärztliche Prüfung ist unter Berücksichtigung der Noten für den Ersten und Zweiten Abschnitt der Ärztlichen Prüfung eine Gesamtnote nach Maßgabe des § 33 Abs. 1 zu bilden.

§ 25 Bewertung der Prüfungsleistungen

Die nach Landesrecht zuständige Stelle ermittelt die Note für den Ersten Abschnitt der Ärztlichen Prüfung wie folgt:

Die Note für die schriftliche Aufsichtsarbeit und die Note für den mündlich-prak-tischen Teil werden addiert und die Summe wird durch zwei geteilt. Die Note wird bis auf die erste Stelle hinter dem Komma errechnet. Die Note lautet:

* „sehr gut" bei einem Zahlenwert bis 1,5,
* „gut" bei einem Zahlenwert über 1,5 bis 2,5,
* „befriedigend" bei einem Zahlenwert über 2,5 bis 3,5,
* „ausreichend" bei einem Zahlenwert über 3,5 bis 4,0

Wir haben den Abschnitt zum Physikum bewusst knapp gehalten, da du noch mindestens vier Semester davon entfernt bist. MEDI-LEARN bietet dir zur Vor-bereitung auf das Physikum nicht nur eigene Vorbereitungskurse, sondern auch eine 31-bändige Skriptenreihe. Besonders den Einführungsband „Lernstrate-gien – MC-Techniken und Prüfungsrhetorik" möchten wir dir empfehlen.

Weitere Infos findest du unter:
MEDI-LEARN Kurse: *www.medi-learn.de/kurse*
MEDI-LEARN Skripte: *www.medi-learn.de/skripte*

SURFTIPP

DER EXAMENSBEREICH

Umfangreiche Informationen, Artikelserien mit Lerntipps, einen Lernplaner zur Vor-bereitung auf die großen Prüfungen und vieles mehr findest du im Examensbereich von MEDI-LEARN, den du unter folgender Internet-Adresse erreichst:

www.medi-learn.de/Examen

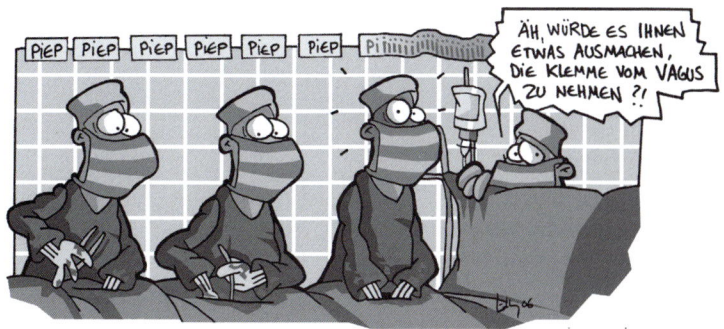

ZUSAMMENFASSUNG

DIE VORKLINIK DES MEDIZINSTUDIUMS: TEIL 1

- **Die vorklinischen Fächer im Überblick**

  Für die ersten vier Semester deines Medizinstudiums (sog. Vorklinischer Studienabschnitt oder kurz Vorklinik) musst du durch sog. Leistungsnachweise (Scheine) aufzeigen, dass du in den verschiedenen Unterrichtstypen (Kurs, Praktikum, Seminar) die für die Meldung zur Prüfung erforderlichen Kenntnisse in den Fächern erfolgreich erworben hast. Zusätzlich zu absolvieren: Erste-Hilfe-Kurs, Praktikum Berufsfelderkundung, Einführung in die Klinische Medizin, Kursus der Terminologie (siehe Seite 126).

- **Das Krankenpflegepraktikum**

  Das Krankenpflegepraktikum kann in der Zeit vor dem Studium oder aber in den Semesterferien der ersten vier Semester absolviert werden. Es muss 90 Tage umfassen und darf in Blöcken zu je mindestens 30 Tagen aufgeteilt werden. Du kannst es auch im Ausland absolvieren. Im Krankenpflegepraktikum sammelst du Erfahrung auf der pflegerischen Seite eines Krankenhauses. Ggf. kannst du Teile einer vorher absolvierten Ausbildung als Praktikum anrechnen lassen, z.B. wenn du Gesundheits- und Krankenpflegerin bist (siehe Seite 127).

- **Der Erste-Hilfe-Schein**

  Wer sich zur Prüfung nach vier Semestern anmelden möchte, muss den Unterlagen auch den Nachweis beilegen, dass er einen Erste-Hilfe-Kurs absolviert hat. Du kannst den Kurs, der mindestens 8 Doppelstunden umfassen muss, bei den gängigen Organisationen (DRK, Malteser, Johanniter etc.) absolvieren. Ggf. kannst du auch hier Blöcke einer medizinnahen Ausbildung anerkennen lassen, so dass du den Kurs nicht erneut besuchen musst (siehe Seite 132).

- **Die großen Fächer: Anatomie, Biochemie, Physiologie, Psychologie**

  Der Aufbau (Anatomie), die Lebensvorgänge (Biochemie), die Funktionsweise (Physiologie) und das Fühlen, Verhalten und Erleben (Psychologie) des menschlichen Körpers steht im Rahmen dieser sog. großen Fächer (groß, weil mehr Stunden im Plan und mehr Fragen im Examen) in den ersten vier Semestern auf dem Lehrplan. Highlight ist dabei der Präparierkurs der Anatomie, in dem du eigenhändig Leichen präparierst und dir so den Aufbau des Körpers Schnitt für Schnitt erarbeitest (siehe Seite 132).

- **Die kleinen Fächer: Physik, Chemie, Biologie**

  Viele der o.a. großen Fächer greifen auf grundlegende Zusammenhänge aus der Welt der sog. kleinen Fächer (klein, weil weniger Stunden im Plan und relativ wenige Examensfragen) zurück. Dazu zählen die Physik, Chemie und Biologie. Oftmals werden daher zunächst die Grundlagen in den kleinen Fächern erarbeitet (siehe Seite 141).

ZUSAMMENFASSUNG

DIE VORKLINIK DES MEDIZINSTUDIUMS: TEIL 2

- **Berufsfelderkundung, Klinische Medizin und Terminologie**

  In der Berufsfelderkundung schaust du dir z.B. bei einer Betriebsbesichtigung mögliche ärztliche Arbeitsfelder in der Praxis an, im Rahmen der Einführung in die Klinische Medizin erhältst du ersten Patientenkontakt. Und im Zuge des Kurses der medizinischen Terminologie erarbeitest du dir das Grundverständnis der medizinischen Fachsprache (siehe Seite 142).

- **Wahlfächer**

  Nicht alles ist vorgeschrieben, du kannst aus dem Lehrkatalog deiner Uni ein Wahlfach heraussuchen, das zwar im Zeugnis erscheint, aber nicht in die Endnote mit eingeht (siehe Seite 142).

- **Das Lernen im Medizinstudium**

  Wenn Mediziner ein grundsätzliches Problem zu lösen haben, dann ist es der richtige Umgang mit den Unmengen an Lernstoff, die man theoretisch lernen könnte. Hier ist es z.B. unverzichtbar, eine an der Wichtigkeit des Stoffes orientierte Auswahl zu treffen und die Stoffmenge zu begrenzen. MEDI-LEARN bietet mit Artikelserien auf den Webseiten und in Examensvorbereitungskursen seit 20 Jahren professionelle Hilfe für das erfolgreiche Lernen im Medizinstudium (siehe Seite 143).

- **Das Physikum - die erste große Prüfung**

  Die erste große Prüfung steht nach vier Semestern auf dem Plan und gliedert sich in einen Mündlich-Praktischen Teil (Prüfung in den 3 Fächern Anatomie, Biochemie, Physiologie, dauert max. 60 Minuten) und einen Schriftlich-Theoretischen Teil (Bearbeitung von 320 sog. Multiple-Choice-Fragen als Aufsichtsarbeit in diesen o.a. und weiteren Fächern an 2 Prüfungstagen). Beide Prüfungsteile müssen bestanden sein, ggf. kannst du den nicht bestandenen alleinig zu einem späteren Zeitpunkt nachholen. Die Note setzt sich in dieser Prüfung zur Hälfte aus der mündlichen und zur anderen Hälfte aus der schriftlichen Note zusammen (siehe Seite 147).

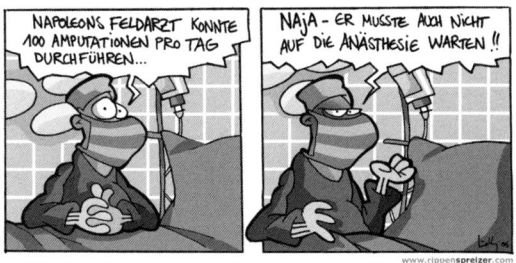

Zweiter Abschnitt des Medizinstudiums
Die klinische Ausbildung

Den folgenden Abschnitt haben wir bewusst kurz gehalten. Er soll Dir einen großen Überblick über die sogenannte „klinische" Ausbildung, d.h. über das dritte bis sechste Studienjahr, geben.

Nach Bestehen der Ersten Prüfung und dem Erwerb der nötigen Grundlagenkenntnisse geht es auf in den Zweiten Abschnitt der ärztlichen Ausbildung, der insgesamt vier Jahre dauert (einschließlich des Praktischen Jahres). Hier rücken nun der Mensch und seine Krankheiten zunehmend in den Mittelpunkt.

Die Fächer im Überblick

Wegen der Vielzahl der Fächer können diese nur kurz umrissen werden. Zu den großen Fächern im klinischen Studium zählen Innere Medizin, Neurologie, Chirurgie, Gynäkologie und Kinderheilkunde, die wir dir nachfolgend kurz vorstellen möchten.

Innere Medizin

Das Fachgebiet der Inneren Medizin widmet sich den Erkrankungen der inneren Organe und Organsysteme. Ob Asthma, Herzinfarkt, Magengeschwür oder Blutkrebs: Im Studium der klinischen Semester wirst du in diesem grundlegenden Fachgebiet die häufigsten Erkrankungen erkennen, verstehen und behandeln lernen, mit denen der Internist im späteren Berufsalltag konfrontiert ist.

Gynäkologie

In der Gynäkologie und Geburtshilfe stehen nicht nur Geburten auf dem Lehrplan: problematische Mehrfachschwangerschaften, Brustkrebs oder Hormonstörungen in den Wechseljahren – nach dem Besuch der Lehrveranstaltungen hast du ein grundlegendes Verständnis und Anschauung für diese Themengebiete erworben.

Neurologie

Bestimmt hast du schon mal von Parkinson gehört, einer Erkrankung bestimmter Zonen des Gehirns mit Auswirkungen auf die Bewegung. Mit dieser

Krankheit sind wir mitten im Themengebiet der Nervenheilkunde gelandet: Sie gehört zu den wichtigeren Fächern der klinischen Ausbildung. Du erfährst hier alles zu den häufigen und weniger häufigen Störungen des Nervensystems und wirst schon während des Studiums zu einem kleinen Nervenarzt, der sich die wesentlichen Kenntnisse in Vorlesung und Untersuchungskurs erwirbt.

Kinderheilkunde (Pädiatrie)

Ein Beispiel: Mukoviszidose ist eine Erbkrankheit, die schon in der Kindheit zu starker Beeinträchtigung vor allem der Atemfunktion führt. In der Kinderheilkunde beschäftigt man sich auch mit diesen ernsthafteren Krankheiten, die das Spektrum der normalerweise ungefährlichen „Klassiker" Masern, Mumps und Windpocken erweitern. In den kombinierten Lehrveranstaltungen Vorlesung, Kurs und Seminar erhältst du die grundlegenden Informationen von Krankheit und Therapie bei kleinen Patienten.

Chirurgie

Der eine mag es, für den anderen ist es unvorstellbar: Menschen mit dem Skalpell im Operationssaal zu behandeln. Die Rede ist vom Fach Chirurgie. Die Chirurgen sind die am meisten handwerklich Tätigen unter den Ärzten: Denn bei der Entfernung eines Wurmfortsatzes, dem Einbau einer Knieprothese oder der Behandlung eines Knöchelbruches kommt es neben dem medizinischen Grundwissen vor allem auf das handwerkliche Geschick an. Auch als Student, wenn du den Profis während einer Hospitation im OP über die Schulter blicken darfst, erhältst du schon Einblicke in diese Art der ärztlichen Kunst. Manchmal darf ein Student schon die Wunde nähen und sich im praktischen Umgang mit Schere, Faden und Skalpell üben.

In der neuen Approbationsordnung wird zudem noch ein Schwerpunkt auf die Allgemeinmedizin gelegt. Der Stoff in diesem Fach umfasst dabei den Bereich aller bisher vorgestellten Fächer. In der späteren ärztlichen Tätigkeit hat ein Allgemeinmediziner die Aufgabe, eine Krankheit zu erkennen und die Patienten den Fachärzten zuzuführen. Als wichtige weitere Fächer seien die Labormedizin, die Pharmakologie, die Pathologie und die Radiologie genannt. Zusätzlich zu diesen Fächern (und den angegliederten Praktika) musst du Famulaturen über insgesamt vier Monate ableisten.

Die **Hauptfächer** decken zusammen die wesentlichen Wissensgebiete der klinischen Medizin ab und sind im Einzelnen thematisch recht eng umgrenzt.

Die **Querschnittsfächer** hingegen verstehen sich eher als themenübergreifende, allgemein-anwendbare Wissensgebiete (z.B. Infektiologie und Umweltschutz).

Die **Blockpraktika** schließlich (in Innerer Medizin, Chirurgie, Kinderheilkunde, Frauenheilkunde und Allgemeinmedizin) verleihen den wichtigeren Fächern zusätzliche Bedeutung, da hier in Verzahnung von Theorie und Praxis gelernt wird.

Insgesamt werden 21 Pflichtfächer von den Universitäten angeboten, ergänzt um ein Wahlfach, das aus 39 (!) Bereichen auszuwählen ist. Pflichtfächer, Querschnittsfächer, Wahlfächer und Blockpraktika sind Gegenstand der Ausbildung im Zweiten Abschnitt der Ärztlichen Ausbildung.

Pflichtfächer

Folgende 21 Pflichtfächer beinhalten die Kernbereiche möglicher späterer Tätigkeiten: Allgemeinmedizin, Anästhesiologie, Arbeitsmedizin/ Sozialmedizin, Augenheilkunde, Chirurgie, Dermatologie und Venerologie, Frauenheilkunde und Geburtshilfe, Hals-Nasen-Ohrenheilkunde, Humangenetik, Hygiene, Mikrobiologie, Virologie, Innere Medizin, Kinderheilkunde, Klinische Chemie, Laboratoriumsdiagnostik, Neurologie, Orthopädie, Pathologie, Pharmakologie und Toxikologie, Psychiatrie und Psychotherapie, Psychosomatische Medizin und Psychotherapie, Rechtsmedizin, Urologie.

Querschnittsfächer, Wahlfächer und Blockpraktika

Neben den Pflichtfächern gibt es eine Reihe weiterer Fächer im Zweiten Abschnitt der Ausbildung: Ihr könnt das Dokument unter der folgenden Internet-Adresse erreichen: www.medi-files.de/STF/72

Wahlfächer

Wie in den ersten beiden Studienjahren, musst du auch im zweiten Studienabschnitt ein Wahlfach belegen. Jetzt allerdings gibt es dafür einen Katalog in der Approbationsordnung. Die Wahlfächer erscheinen im Zeugnis, gehen jedoch wiederum nicht in die Gesamtbenotung des Studiums ein. Der Gesetzestext stellt die Fächer vor:

 Anlage 3 (zu § 2 Abs. 8 Satz 2)
Als Wahlfächer für die Zulassung zum Zweiten Abschnitt der Ärztlichen Prüfung nach § 2 Abs. 8 Satz 2 kommen, soweit sie von der Universität angeboten werden, insbesondere in Betracht:
Allergologie, Allgemeinmedizin, Anästhesiologie, Angiologie, Arbeitsmedizin, Augenheilkunde, Balneologie und Medizinische Klimatologie, Betriebsmedizin, Bluttransfusionswesen, Chirotherapie, Chirurgie, Diagnostische Radiologie,

Endokrinologie, Flugmedizin, Frauenheilkunde und Geburtshilfe, Gastroente-
rologie, Gefäßchirurgie, Hals-Nasen-Ohrenheilkunde, Hämatologie und Inter-
nistische Onkologie, Handchirurgie, Haut und Geschlechtskrankheiten, Herzchirurgie, Homöopathie, Humangenetik, Hygiene und Umweltmedizin, Innere
Medizin, Kardiologie, Kinder und Jugendpsychiatrie und -psychotherapie, Kin-
derchirurgie, Kinderheilkunde, Kinderkardiologie, Kinderradiologie, Klinische
Pharmakologie, Laboratoriumsmedizin, Medizinische Genetik, Medizinische
Informatik, Mikrobiologie und Infektionsepidemiologie, Mund--Kiefer-Gesicht-
schirurgie, Naturheilverfahren, Neonatologie, Nephrologie, Nervenheilkunde,
Neurochirurgie, Neurologie, Neuropathologie, Neuroradiologie, Nuklearmedi-
zin, Öffentliches Gesundheitswesen, Orthopädie, Pathologie, Pharmakologie und
Toxikologie, Phlebologie, Phoniatrie und Pädaudiologie, Physikalische Therapie,
Physikalische und Rehabilitative Medizin, Plastische Chirurgie, Plastische Ope-
rationen, Pneumologie, Psychiatrie und Psychotherapie, Psychoanalyse, Psycho-
therapeutische Medizin, Psychotherapie, Rechtsmedizin, Rehabilitationswesen,
Rheumatologie, Sozialmedizin, Sportmedizin, Stimm und Sprachstörungen,
Strahlentherapie, Thoraxchirurgie, Transfusionsmedizin, Tropenmedizin, Um-
weltmedizin, Unfallchirurgie, Urologie, Visceralchirurgie

Famulaturen

Das Wort „Famulatur" leitet sich vom lateinischen Begriff „Famulus" ab, was
soviel wie „Knecht" bedeutet. Klingt verheißungsvoll! Denn um klassische Prak-
tikanten-Tätigkeiten wirst du nicht herum kommen, aber du sammelst im Rahmen einer Famulatur sehr viel Praxiserfahrung!
Eine Famulatur kannst du in verschiedenen Einrichtungen des Gesundheitswesens unter ärztlicher Anleitung absolvieren. Im Pflegepraktikum der ersten beiden Studienjahre konntest du ja schon Krankenhausluft schnuppern.
Dieses Mal darfst du vom Pflegedienst auf die Seite des ärztlichen Dienstes
wechseln!
Folgende Tätigkeiten stehen im Vordergrund: Blut abnehmen, einen venösen
Zugang für Infusionen legen, Aufnahmegespräche führen und Assistieren bei
ärztlichen Eingriffen im OP, auf Station oder in der Praxis.
Der Gesetzestext hierzu lautet wie folgt:

§ **§ 7 - Famulatur**
(1) Die Famulatur hat den Zweck, die Studierenden mit der ärztlichen
Patientenversorgung in Einrichtungen der ambulanten und stationären
Krankenversorgung vertraut zu machen.

(2) Die Famulatur wird abgeleistet:

1. für die Dauer eines Monats in einer Einrichtung der ambulanten Krankenversorgung, die ärztlich geleitet wird, oder einer geeigneten ärztlichen Praxis,

2. für die Dauer von zwei Monaten in einem Krankenhaus und

3. für die Dauer eines Monats wahlweise in einer der in
Nummer 1 oder Nummer 2 genannten Einrichtungen.

(3) Eine im Ausland in einer Einrichtung der ambulanten ärztlichen Krankenversorgung oder in einem Krankenhaus abgeleistete Famulatur kann angerechnet werden.

(4) Die viermonatige Famulatur (§ 1 Abs. 2 Satz 1 Nr. 5) ist nach bestandenem Ersten Abschnitt der Ärztlichen Prüfung bis zum Beginn des Praktischen Jahres während der unterrichtsfreien Zeiten abzuleisten. Sie ist bei der Meldung zum Zweiten Abschnitt der Ärztlichen Prüfung in den Fällen des Absatzes 2 durch Bescheinigungen nach dem Muster der Anlage 6 zu dieser Verordnung nachzuweisen.

Da Famulaturen grundsätzlich in der vorlesungsfreien Zeit abgeleistet werden müssen, bietet es sich an, das Angenehme mit dem Notwendigen zu verbinden und sie in ausländischen Krankenhäusern und Arztpraxen zu absolvieren. Viele Studenten nutzen die örtlichen Angebote der Unis (hier musst du im Vorfeld auch die Anerkennung klären!) oder des Famulantenaustausches der Bundesvertretung der Medizinstudierenden Deutschlands (www.bvmd.de), um im Ausland zu famulieren. Wenn du dich über die bvmd bewirbst, ist auch die Gewährung eines Reisekostenzuschusses möglich.

SURFTIPP

FAMULATURBERICHTE

Eine große Anzahl von Famulaturberichten aus dem In- und Ausland findest du im Famulaturbereich auf unserer Homepage.

www.medi-learn.de/STF63

Um dir einen Einblick in das Thema Famulatur zu geben, haben wir den Artikel von Benjamin Heine ausgewählt, der in Dresden tätig war:

„Das Herzzentrum Dresden, gelegen auf dem Campus der medizinischen Fakultät der TU Dresden, ist ein Krankenhaus der Maximalversorgung mit sämtlichen Bereichen des herzchirurgischen Fachgebietes. Dies schließt auch die Behandlung von Patienten mit angeborenen Herzfehlern und im Endstadium der Herzkrankheiten ein, die für eine Herz- und/oder Lungentransplantation anstehen. Die Klinik für Herzchirurgie bietet 80 Betten mit chirurgischer Intensiv-, Intermediär-, Normalpflegestation und vier Operationssälen. Darüber hinaus gibt es eine Ambulanz für prä- und postoperative Patienten und eine große Transplantationsambulanz.

Famulatur für jeden Geschmack

Für Studenten, die wie ich mit einem operativen Fach liebäugeln, ist die Famulatur in einer Herzchirurgie sehr zu empfehlen. Auch diejenigen, die niemals ein Skalpell in die Hand nehmen wollen, sollten sich mit dieser hochmodernen Disziplin auseinander setzen.

Fast nirgends findet man so viel High-Tech, hat aber gleichzeitig die Möglichkeit, sich an kreislaufspezifischen Untersuchungen, Verfahren, Anamnesen und Operationen aktiv zu beteiligen. Die Krankheiten, die man in der Herzchirurgie findet, sind in jedem Fachgebiet der Medizin präsent und stellen erhöhte Risiken in der Behandlung dar. Erwähnt seien hier Klappenvitien, Stenosen, Aneurysmen, chronisches Vorhofflimmern oder die Herzinsuffizienz.

Ein typischer Tagesablauf

Begonnen wurde morgens um halb acht mit der Frühbesprechung der Ärzte. Dort wurden der OP-Plan bekannt gegeben und die Fälle diskutiert. Die Besonderheit hierbei war, dass der für die Studenten verantwortliche Oberarzt uns sofort mit in das Programm aufnahm. Gelegenheiten zum langen Pausieren gab es aber den Tag über nicht. Auch der Feierabend ist meist nicht genau vorherzusagen, irgendwann zwischen 15 und 18 Uhr konnten wir gehen. Dies wurde uns oft selbst überlassen, aber auch die Art der Operationen spielte eine wesentliche Rolle.

Gerangel um spektakulärste OPs hielt sich in Grenzen

In der Regel wurden die Studenten gleichmäßig auf die vier Säle verteilt, die anderen gingen auf die Stationen. Diese Aufteilungen sollten wir selber unter einander ausmachen, Vorschriften wurden nicht gemacht. Wer also gerne auf der ITS bleiben wollte, der durfte das auch. Allgemein gilt: Es gab viel zu sehen. So viel, dass ich in einem Monat Famulatur gar nicht alles zu sehen bekam!

Erfahrungen in der HNO

Meine erste Famulatur absolvierte ich in der HNO-Heilkunde. Dort gab es viele Berührungspunkte mit Chirurgie und ich hatte das Glück, oft dem dortigen Professor zu assistieren. Daher auch meine Entscheidung, mir einmal „große Chirurgie" anzuschauen. Außerdem lernte ich im Tutorium einen der Oberärzte der Herzchirurgie kennen, der mir sofort sympathisch war.

Am ersten Tag wurden uns unsere Aufgaben zugewiesen. Zuerst wurde ich mit einem Kollegen auf die Normalpflegestation eingeteilt. Dort gab es das Standardprozedere mit Blutentnahmen, Zugänge legen, Visiten und Briefe schreiben. Hier zeigte sich aber schon, dass die Lehre sehr ernst genommen wurde. Keine unserer Fragen blieb unbeantwortet und es wurde immer nachgefragt, ob alles verstanden wurde.

Eurotransplant: Erschreckender als in jeder Erzählung

Auf der Intensiv- und Intermediärstation erweiterte ich mein Wissen um Medikation und Kardiologie. In der Ambulanz wurden postoperative Kontrollen durchgeführt. Hierbei handelte sich es zumeist um Wund- und EKG-Kontrollen sowie Transplantationspatienten und deren Beratung. Für mich war es das erste Mal, das leidige Thema der Listen und Statuten von Eurotransplant selber einmal zu erfahren. Es ist erschreckender als in jeder vorherigen Erzählung. Die Berichte der Ärzte über diese Themen kannten keine Grenzen.

Nähkünste beweisen

In den folgenden Wochen wurde ich im Operationssaal eingesetzt. Erst sollte man sich mit den Techniken und Gepflogenheiten vertraut machen. Das heißt, als Erstes sollte man sich zu den Anästhesisten hinter das grüne Tuch platzieren. Die anderen Studenten, die ein paar Tage vor mir anfingen, im OP zu arbeiten, standen bereits am Tisch. Im Laufe der Woche durfte ich dann auch an den Tisch treten.

Mit der Zeit zeigten uns die Assistenzärzte geduldig die verschiedenen Operationsabläufe. Das Erste, was wir lernten, waren chirurgische Nahttechniken und Knoten, die wir zu Hause üben sollten. Dies kam uns vor allem bei Bypassoperationen zu Gute, da wir selbstständig die Wundnähte am Bein nach der Venenentnahme durchführen sollten. Das durfte man aber erst, nachdem man unter Aufsicht seine vorher fleißig geübten Nähkünste bewiesen hatte. Eine lohnenswerte Hürde, denn Nähen und chirurgische Grundtechniken gehören meiner Meinung nach einfach zu dem Beruf des Arztes.

Herzinfarkte und Schrittmacher unter 40 sind keine Seltenheit

Nach dieser Arbeit ging es am Thorax weiter. Auch dort wurden immer mehr Aufgaben selbst verrichtet. Ich habe bei jeder Operation, die das Herzzentrum durchführen kann, assistiert und/oder zugeschaut. Die moderne Technik der Kardioanästhesisten, Kardiotechniker und Chirurgen begeisterte mich immer aufs Neue. Immer wieder wurden bei Komplikationen neue Geräte hervorgezaubert. Erschreckend fand ich, wie viele kardiologisch junge (unter 40 Jahre) Patienten es gibt. Herzinfarkte und Schrittmacher in diesem Alter sind keine Seltenheit.

Bewerbungsmöglichkeiten

Bei Interesse gilt wie bei der gesamten Famulatur: einfach und unkompliziert! Man schickt einen Brief an das Chefsekretariat der Dres. Knaut und Matschke. Es reicht aus zu schreiben, wer man ist, warum, wann und für wie lange man kommen möchte – das Ganze ist auch per Telefonanruf möglich.

Mein Fazit: sehr empfehlenswert. Man darf viel und am Ende kann man mehr

UNSER TIPP

ASSISTENZTÄTIGKEITEN

Die Famulatur ist als so genanntes ärztliches Praktikum Teil der Ausbildung. Somit solltest du darauf achten, dass du während der Famulatur auch ausgebildet wirst! Natürlich ist auch die Famulatur ein Geben und Nehmen. Häufig ist es so, dass die Assistenzärzte mehr Zeit haben, dir etwas zu erklären, wenn du ihnen selbstständig Routinearbeiten abnimmst. Unser Tipp: Immer auf Ausgewogenheit zwischen Assistenztätigkeiten und Ausbildung achten und notfalls freundlich darauf hinweisen.

als vorher. Ein sehr nettes und aufgeschlossenes Team mit einer Top-Betreuung durch einen Oberarzt für Studenten und PJler. Vier Wochen Zeit würde ich veranschlagen, denn in der Hälfte der Zeit hat man gar keine Chance, sich weiterzubilden. Diese Klinik bietet einfach zu viel. Wenn man möchte, kann man sich auch noch sämtliche Diagnostik vor Augen führen lassen. Zeugnisse werden auf Wunsch entweder formlos oder als Vordruck ausgehändigt.

Zuletzt sei angemerkt: Die Ärzte und Mitarbeiter sind sehr kulant, sehen es aber gar nicht gerne, wenn dieses von den Studenten zu sehr ausgenutzt wird. Es war eine tolle Zeit. Und das wird es auch für Nicht-Chirurgen sein!"

Das Praktische Jahr (PJ)

Das PJ als letztes Jahr des Studiums ist ganz der Tätigkeit auf Station und in der Praxis gewidmet: Du lernst auf Stationen der Inneren Medizin und der Chirurgie (diese beiden grundsätzlich immer) sowie einem Wahlfach (neuerdings u. a. auch Allgemeinmedizin, z.B. in einer allgemeinärztlichen Praxis) für jeweils 16 Wochen die praktische Seite der ärztlichen Tätigkeit kennen.

Das Praktische Jahr beginnt jeweils Mitte April bzw. Mitte Oktober und ist in drei Abschnitte zu je 16 Wochen aufgeteilt. Die sich ergebenden Drittel des PJ werden Tertiale genannt. Insgesamt hast du also 48 Wochen abzuleisten.

Um zum Praktischen Jahr zugelassen zu werden, musst du zunächst die erforderlichen Scheine in den Fächern gesammelt und vier Monate Famulatur abgeleistet haben. Nach dem PJ steht dann die Abschlussprüfung im Medizinstudium an.

Was machst du im PJ? Du nimmst Patienten auf, führst Aufnahmegespräche, nimmst an Operationen teil, kurz: Du bekommst endlich das, was in den vorangegangenen Semestern an vielen Stellen vielleicht fehlte – eine Menge Praxisluft um die Nase geweht!

Absolviert wird es entweder an der Universitätsklinik, einer Allgemeinarztpraxis oder aber in akademischen Lehrkrankenhäusern.

Akademische Lehrkrankenhäuser sind der Universität zugeordnet. Sie befinden sich aber manchmal weiter entfernt von der Uni, meist im selben Bundesland, mitunter auch außerhalb. Viele Studenten nutzen hier die Gelegenheit, Neuland zu entdecken und absolvieren das ganze PJ oder Teile im Ausland, denn bei Einhaltung der Auflagen kannst du auch in außeruniversitären Krankenhäusern das Praktische Jahr absolvieren (siehe § 4).

Der entsprechende Auszug aus der Approbationsordnung lautet:

§ 1 - Ziele und Gliederung der ärztlichen Ausbildung

(2) Die ärztliche Ausbildung umfasst 1. ein Studium der Medizin von sechs Jahren an einer Universität oder gleichgestellten Hochschule (Universität), wobei das letzte Jahr des Studiums [...] eine zusammenhängende praktische Ausbildung (Praktisches Jahr) von 48 Wochen einschließt;

§ 3 - Praktisches Jahr

(1) Das Praktische Jahr nach § 1 Abs. 2 Satz 1 Nr. 1 findet im letzten Jahr des Medizinstudiums statt. Die Studierenden können das Praktische Jahr erst beginnen, wenn sie die Voraussetzungen nach § 27 erfüllt haben. Es beginnt jeweils in der zweiten Hälfte der Monate April und Oktober. Die Ausbildung gliedert sich in Ausbildungsabschnitte von je 16 Wochen

1. in Innerer Medizin,

2. in Chirurgie und

3. in der Allgemeinmedizin oder in einem der übrigen klinischpraktischen Fachgebiete.

(2) Die Ausbildung nach Absatz 1 wird in den Krankenhäusern der Universität oder in anderen von der Universität im Einvernehmen mit der nach Landesrecht zuständigen Stelle bestimmten Krankenhäusern oder, soweit es sich um das Wahlfach Allgemeinmedizin handelt, aufgrund einer Vereinbarung, in geeigneten allgemeinmedizinischen Praxen, ohne die zeitliche Begrenzung nach Satz 2, durchgeführt. Die Universitäten können je Ausbildungsabschnitt in die Ausbildung, aufgrund einer Vereinbarung, geeignete ärztliche Praxen und andere geeignete Einrichtungen der ambulanten ärztlichen Krankenversorgung in der Regel für die Dauer von höchstens acht Wochen einbeziehen.

(3) Auf die Ausbildung nach Absatz 1 werden Fehlzeiten bis zu insgesamt 20 Ausbildungstagen angerechnet. Bei einer darüber hinausgehenden Unterbrechung aus wichtigem Grund sind bereits abgeleistete Teile des Praktischen Jahres anzurechnen, soweit sie nicht länger als zwei Jahre zurückliegen.

(4) Während der Ausbildung nach Absatz 1, in deren Mittelpunkt die Ausbildung am Patienten steht, sollen die Studierenden die während des vorhergehenden Studiums erworbenen ärztlichen Kenntnisse, Fähigkeiten und Fertigkeiten vertiefen und erweitern. Sie sollen lernen, sie auf den einzelnen Krankheitsfall anzuwenden. Zu diesem Zweck sollen sie entsprechend ihrem Ausbildungsstand unter Anleitung, Aufsicht und Verantwortung des ausbildenden Arztes ihnen zugewiesene ärztliche Verrichtungen durchführen. Sie sollen in der Regel ganztägig an allen Wochenarbeitstagen im Krankenhaus anwesend sein. Zur Ausbildung gehört die Teilnahme der Studierenden an klinischen Konferenzen, einschließlich der pharmakotherapeutischen und klinisch-pathologischen Besprechungen. Um eine ordnungsgemäße Ausbildung zu sichern, soll die Zahl der Studierenden zu der Zahl der zur Verfügung stehenden Krankenbetten mit unterrichtsgeeigneten Patienten in einem angemessenen Verhältnis stehen. Die Studierenden dürfen nicht zu Tätigkeiten herangezogen werden, die ihre Ausbildung nicht fördern.

(5) Die regelmäßige und ordnungsgemäße Teilnahme an der Ausbildung nach Absatz 1 ist bei der Meldung zum Zweiten Abschnitt der Ärztlichen Prüfung durch Bescheinigungen nach dem Muster der Anlage 4 zu dieser Verordnung nachzuweisen.

(6) Wird in der Bescheinigung eine regelmäßige oder ordnungsgemäße Ableistung des Praktischen Jahres (Absatz 5) nicht bestätigt, so entscheidet die zuständige Stelle des Landes, ob der Ausbildungsabschnitt ganz oder teilweise zu wiederholen ist.

§ 4 - Durchführung des Praktischen Jahres in außeruniversitären Einrichtungen

(1) Sofern das Praktische Jahr [...] in Krankenhäusern, die nicht Krankenhäuser der Universität sind, durchgeführt wird, muss in der Abteilung, in der die Ausbildung erfolgen soll, eine ausreichende Anzahl von Ärzten sowohl für die ärztliche Versorgung als auch für die Ausbildungsaufgaben zur Verfügung stehen. Ferner müssen regelmäßige pathologisch-anatomische Demonstrationen durch einen Facharzt für Pathologie und klinische Konferenzen gewährleistet sein. Zur Ausbildung auf den Fachgebieten der Inneren Medizin und der Chirurgie sind nur Abteilungen oder Einheiten geeignet, die über mindestens 60 Behandlungsplätze mit unterrichtsgeeigneten Patienten verfügen. Auf diesen Abteilungen muss außerdem eine konsiliarische Betreuung durch nicht vertretene Fachärzte, insbesondere für Augenheilkunde, für Hals-, Nasen-, Ohrenheilkunde, für Neurologie und für diagnostische Radiologie oder Strahlentherapie sichergestellt sein.

(2) Die Durchführung der praktischen Ausbildung setzt außerdem voraus, dass dem Krankenhaus den Ausbildungsanforderungen entsprechende Einrichtungen zur Verfügung stehen; insbesondere eine leistungsfähige Röntgenabteilung, ein leistungsfähiges medizinisches Laboratorium, eine medizinische Bibliothek, ein Sektionsraum und ausreichende Räumlichkeiten für Aufenthalt und Unterrichtung der Studierenden.

Nach dem trockenen Gesetzestext möchten wir dir auch zum PJ einen praktischen Einblick gewähren und dich gemeinsam mit Svetlana Kess in das Land der Pharaonen entführen:

„Blut und Fruchtwasser überall. Ein unvergesslicher Anblick gleich an meinem ersten Tag in der Gynäkologie-Abteilung des Kasr Al Ainy Hospital in Kairo. Im kleinen Kreißsaal herrschte ein reges Tun, die Krankenschwestern schlängelten sich an den zuschauenden Studenten hinter den Rücken der an zwei Liegen entbindenden Ärzte vorbei. Die in der Geburt ungeschulten Patientinnen schrieen und wanden sich in den Wehen, die Ärzte verloren ab und zu die Geduld und wiesen barsch die entbindenden Frauen zurecht.

Ich stand an diesem Tag als Studentin aus Deutschland im Mittelpunkt. Jeder versuchte mir etwas zu zeigen und zu erklären. Ein an sich erfreulicher Umstand, der mich allerdings auch in den nächsten Tagen daran hinderte, den Kreißsaal zu verlassen oder zumindest weg zu schauen, wenn die episiotomierten Frauen ohne Lokalanästhesie genäht wurden und ich war froh, dass ich nicht gefrühstückt hatte! Auf meine Frage, warum die Patientinnen keine Anästhesie erhielten, würde ich niemals eine plausible Antwort bekommen. Wahrscheinlich steht jeder Frau nur eine Ampulle zu, diese wird beim Dammschnitt verbraucht und reicht jedoch nicht lange genug, um auch das anschließende Nähen schmerzfrei zu halten.

Zum ersten Mal in die „Dritte Welt"
„Warum ausgerechnet Kairo?", wurde ich von vielen Ägyptern gefragt. War es nun wirklich nur der Pyramiden wegen? Sicherlich übte die faszinierende Geschichte Agyptens ihren Reiz aus. Aber auch die Aussicht, viel praktisch tun zu können so wie nicht zuletzt die Tatsache, dass es zum ersten Mal in die „Dritte Welt" gehen sollte, reizte mich.

Alltag im Pharaonenland
Die Vermittlung geschah über meinen Doktorvater, der mir mehrere Länder zur Auswahl anbot. Die Bewerbung sollte ich spätestens sechs Monate vor

dem geplanten Aufenthalt bei ihm einreichen. Er leitete sie dann weiter. Die Organisation der Unterkunft war ein Desaster. Die versprochene Gastfamilie blieb bis zum Ende des Aufenthalts aus, stattdessen wurde ich unter Druck gesetzt, eine Art Au-pair-Stelle anzunehmen. Da die über Bekannte gefundene Gastfamilie zu abgelegen wohnte, wurde ich schließlich in einem der billigen Hotels im Zentrum Kairos untergebracht, und im Laufe meines Aufenthalts wechselte ich viermal das Hotel, wohnte zwischendurch in einer WG und dann doch in einer Gastfamilie als Au-pair. Mein Arbeitstag begann um 9 Uhr morgens und endete meistens vor 14 Uhr. Die ägyptische Arbeitswoche umfasst sechs Tage, wobei der freie Tag freitags ist. Die ersten vier Wochen verbrachte ich in der Geburtshilfe, den Rest meiner Zeit in der Gynäkologie rotierte ich mit dem Personal: Ambulanz, Geburtshilfe, OP und Besprechung der Fälle mit Chefvisite. Am Ende des Tertials wechselte ich für einige Wochen in die Pädiatrie. Und um das Land bereisen zu können, bekam ich großzügig frei.

Hände auf dem Bauch, Blick auf die Uhr

„Hast du das schon mal gemacht?" wurde ich gefragt und bekam einen metallenen trichterförmigen Gegenstand - den Pinard - in die Hand gedrückt, um damit auf die fetalen Herztöne zu hören. Auch die Wehentätigkeit wurde in der Geburtshilfe ohne Hilfe der modernen Technik bestimmt: mit Händen auf dem Bauch der Schwangeren und dem Blick auf die Uhr. CTG wie in Deutschland gab es nicht. Nur im Falle einer pathologischen Herzfrequenz wurde diese per Elektroden abgeleitet. Ultraschall gehörte auch in der Schwangerschaftsvorsorge nicht zum Standard und wurde nur durchgeführt, wenn die Anzahl der kindlichen Bewegungen, die von den Müttern selbst gezählt wurden, zu niedrig war oder eine Pathologie vermutet wurde. Während meiner Zeit in der Gynäkologie habe ich viel gesehen, durfte aber selbst wenig Hand anlegen. Sogar im OP beschränkte sich das Lernen auf das Zuschauen, da das Hakenhalten von Krankenschwestern übernommen wird. Diese erledigen allerdings ebenfalls die typischen PJler-Aufgaben wie das Anhängen von Antibiosen, das Blutabnehmen und das Legen von Braunülen übrigens ohne vorher zu stauen! Das Highlight meines aktiven Einsatzes war eine selbstständig durchgeführte Entbindung sowie eine Assistenz beim Kaiserschnitt. Nach der anfänglichen Phase der allgemeinen Aufmerksamkeit mir gegenüber fühlte sich leider nach ungefähr zwei Wochen niemand mehr für mich verantwortlich. Da auf die Wünsche und Gefühle der Patientinnen in einem Krankenhaus für die Armen wenig Rücksicht genommen wird, besteht für die Studenten im Allgemeinen die Möglichkeit, so viel klinisch zu untersuchen, wie man will. Da ich kein Arabisch spreche und es nicht übers Herz brachte, trotz des grünen Lichts seitens des Oberarztes die Patientinnen ohne ihre Erlaubnis vaginal zu untersuchen, beschränkte ich mich lieber auf das Zuschauen.

Frauenbeschneidung wird noch immer praktiziert

Erstaunlich ist die Koexistenz von ärmlichen Verhältnissen und katastrophalen hygienischen Bedingungen einerseits sowie dem Vorhandensein hochmoderner Ausstattung und der ausgezeichneten Qualifikation der Ärzte andererseits. Die Behandlung ist kostenlos, und was mich persönlich beeindruckt hat, war die Kampagne der Regierung zur Geburtenkontrolle, nämlich das kostenlose Einsetzen des Intra-Uterin-Pessar (IUP). Ernüchternd war allerdings, dass die meisten Frauen beschnitten waren, und obwohl dies in Ägypten mittlerweile verboten ist, wird dieser Brauch sogar in gebildeten Gesellschaftsschichten immer noch praktiziert. Die Kasr Al Ainy-Universität genießt ein hohes Ansehen, und der Zugang zum Medizinstudium ist nur den Besten vorbehalten. Die ägyptischen Studenten machen das Praktische Jahr im siebten Studienjahr, im Unterschied zu Deutschland nach ihrem Abschlussexamen. Sie müssen nur an bestimmten Tagen anwesend sein und eine Art Katalog an gesehenen Operationen und Untersuchungen erfüllen. Die Unterrichtssprache ist offiziell Englisch, allerdings wird in praxi ein Gemisch aus Englisch und Arabisch gesprochen. Wer im Unterschied zu mir kein individuell geplantes PJ in Kairo verbringt, sondern eine durch die bvmd vermittelte Famulatur im Rahmen der Sommerschule in einer internationalen Gruppe macht, erhält an der Kasr Al Ainy-Universität nicht nur eine Betreuung rund um die Uhr inklusive eines Freizeit- und Reiseprogramms, sondern kommt auch in den Genuss eines speziell für die Austauschstudenten organisierten Unterrichts mit sowohl praktischen als auch theoretischen Anteilen.

Spontanbesserung wird abgewartet

Ob die Teilnahme an der Fortbildung für iranische Ärzte oder der praktische Unterricht in der Ambulanz: Die Zeit in der Kinderhepatologie war die lehrreichste. In der Ambulanz werden die Kinder zügig auf einfachen Tischen untersucht, der Patientenumsatz ist hoch. In Ägypten ist Hepatitis A endemisch, die Durchseuchung erfolgt bereits im Kindesalter. Die Kinder werden nicht sofort behandelt, sondern erst einmal beobachtet, und es wird eine Spontanbesserung abgewartet. Die klinischen Symptome wie Hepatomegalie, Aszites und sogar Enzephalopathie mit Koma (der Vater brachte das bewusstlose Kind in den Armen) bei Kindern zu erleben, ist eine Erfahrung, die man in Deutschland aufgrund der frühen Diagnostik und der sofortigen medizinischen Behandlung ganz sicher nicht macht. Auch seltene genetische Krankheiten, die in einigen Regionen des Landes aufgrund der Verwandtenehen gehäuft auftreten, waren kein Einzelfall. Einige der Krankheiten waren auf Enzymdefekte zurückzuführen und eigentlich therapierbar, wenn die Medikamente für die Familien erschwinglich wären.

Heiratsanträge sollte man nicht zu streng beurteilen

„Wie hältst du das bloß aus? Man wird auf so eine sexuelle Art und Weise angeschaut und angemacht." Was man als Frau sofort an eigener Haut erlebt, ist das mehr als ungewohnte Verhalten der ägyptischen Männer, das von Anmachen und Kommentaren auf den Straßen bis hin zu unmoralischen Angeboten sogar seitens der Kollegen reicht. Die europäischen Frauen werden als sehr freizügig angesehen, wobei das Wissen um sie oft allein auf Hörensagen und dem in Ägypten zu empfangenden westlichen Fernsehen basiert. Im Krankenhaus machte ich die Erfahrung, dass es fast unmöglich war, sich mit einer ägyptischen Frau anzufreunden, während Männer häufig ihre Hilfe und Freundschaft anboten. Die möglicherweise folgenden Heiratsanträge oder Wünsche nach Beziehung sollte man nicht zu streng beurteilen: Ägypten ist ein islamisches Land mit steifen Regeln und Sitten, was die Beziehung zwischen Mann und Frau angeht. Geheiratet wird erst, wenn der männliche Part genug Geld hat, um seiner Zukünftigen ein eigenes Heim bieten zu können, in dem die Möbel nicht fehlen dürfen. Liebe ist dabei nicht selten sekundär.

Land der Gegensätze

In Ägypten scheinen die westlich-europäische und arabisch-islamische Kultur aufeinander zu prallen, denn der mächtige Strom von Touristen, der die Haupteinkommensquelle des Landes darstellt, lässt das Leben und Menschen nicht unbeeinflusst und macht es zu einem Land der Gegensätze: Bis auf die Augen vermummte Frauen Hand in Hand mit europäisch gekleideten, religiös geprägte konservative Ansichten koexistieren mit freizügigem Sextourismus. Aber abgesehen davon: Die Hilfsbereitschaft und die Freundlichkeit der Ägypter ist einzigartig. Ihre Fähigkeit, das Leben locker zu sehen sowie ihr Sinn für Humor, der wohl für das ständige Lachen und Scherzen während der Arbeit im Krankenhaus verantwortlich war, haben mich tief beeindruckt. Das historisch reiche Land zu bereisen, interessanten Charakteren aus aller Welt zu begegnen sowie eine vollkommen andere Kultur kennen zu lernen, war eine der wertvollsten Erfahrungen meines Lebens.

„See you again in Egypt", haben mir viele Ägypter vorhergesagt. Und da lagen sie gar nicht so falsch!"

Der große Ernst des Lebens:
Die Abschluss-Prüfung

Der Zweite Abschnitt der Ärztlichen Prüfung findet nach dem Praktischen Jahr statt. Nach sechs Jahren Studium geht es jetzt um die Wurst: Dir steht eine komplette Prüfungswoche mit drei Prüfungstagen bevor, die allerdings in der Regel nicht an einem Stück stattfindet. Zwischen schriftlicher und praktischer Prüfung liegen meist einige Wochen. Die Abschlussprüfung ist wie folgt aufgebaut:

Schriftlich:
320 themenübergreifende MC-Fragen
aus allen Fachgebieten der Medizin
an 3 Tagen mit je 5 Stunden

Mündlich:
in Vierergruppen an 2 Tagen
in jeweils 45-60 Min pro Prüfling pro Tag
in Innere Medizin, Chirurgie, PJ-Wahlfach, zusätzliches Fach

Gleich zur Beruhigung: Wenn der Zweite Abschnitt der Ärztlichen Prüfung ansteht, wirst du zu den „alten Hasen" zählen und ein ausgewiesener Experte in Arbeitsökonomie sein, dich also in der zeitlichen und mengenmäßigen Dosierung der Fächer auskennen.
Deswegen solltest du dir jetzt noch keine allzu großen Gedanken um die neu geordnete Prüfung machen, die in Studentenkreisen auch „Hammerexamen" genannt wird. Damit du aber im Groben weißt, wovon die Rede ist, geben wir dir einige Infos dazu.

Im Herbst 2006 wurde erstmals der Zweite Abschnitt der ärztlichen Prüfung nach der neuen ÄAppO vom 27. Juni 2002 geschrieben. Wurde bislang das im klinischen Studienabschnitt geforderte Wissen etappenweise geprüft, werden nach neuer AO das alte Erste, Zweite und Dritte Staatsexamen zu einer einzigen großen Abschlussprüfung zusammengefasst, in Studentenkreisen „Hammerexamen" genannt.
Eine Schwierigkeit bei der Vorbereitung auf das Hammerexamen besteht darin, dass sowohl im Gesetzestext der neuen AO als auch im Gegenstandskatalog die Prüfungsinhalte symptom- bzw. krankheitsbezogen und fächerübergreifend benannt sind. In der Tradition der bisherigen Prüfungen war beides bislang nach Fächern gegliedert.

Was also lernen? Erste Antworten auf diese Fragen ergeben sich aus dem Gesetzestext der Neuen AO. Er findet sich unter: *www.medi-learn.de/STF67*

PRODUKT-HINWEIS

HAMMEREXAMEN - DAS IST WICHTIG!

Wer sich genauer über das neue Examen informieren will, dem empfehlen wir unser MEDI-LEARN Skript „Hammerexamen – Das ist wichtig". Alle Infos dazu hier:

www.medi-learn.de/skripte

In diesem Buch werden der Gesetzestext der neuen AO, der Gegenstandskatalog sowie die in der Pilotprüfung (dem „Pretest") gestellten Fragen dahingehend untersucht, ob und welche Hinweise auf die Prüfungsinhalte hier gegeben werden. Auf dieser Basis und unter Heranziehung der Analysedaten vergangener Staatsexamina werden die zu erwartenden Inhalte in ihrem voraussichtlichen Umfang benannt. Den Informationsteil haben wir durch Elemente aus unserer Repetitoriumsarbeit ergänzt. Auf diese Weise werden die zentralen Fragen der Lernplanung beantwortet.

Der schriftliche Teil des Zweiten Abschnitts

Im schriftlichen Teil wirst du an drei Tagen insgesamt 320 Klausurfragen beantworten müssen. Schauen wir uns an dieser Stelle einmal wieder an, was im Gesetz steht:

§ **§ 29 - Der Zweite Abschnitt der Ärztlichen Prüfung - Schriftlicher Teil der Prüfung**

(1) Der schriftliche Teil der Prüfung beinhaltet die Kenntnisse und Fähigkeiten der Studierenden, derer ein Arzt zur eigenverantwortlichen und selbständigen Tätigkeit bedarf. Die Prüfung wird fallbezogen, insbesondere durch Fallstudien, gestaltet. Prüfungsgegenstand sind insbesondere

– die berufspraktischen Anforderungen an den Arzt,

– die wichtigsten Krankheitsbilder,

– fächerübergreifende und

– problemorientierte Fragestellungen.

PRODUKT-HINWEIS

MEDI-LEARN KURSE

Vorbereitungskurse auf das „Hammerexamen" bietet MEDI-LEARN ebenfalls an. Der Kurs ist so konzipiert, dass er bereits vor Beginn des PJ absolviert werden kann und damit eine gute Grundlage für die Nachbereitung der Themen während des Praktischen Jahres darstellt. Weitere Infos zu den Repetitorien findest du unter:
www.medi-learn.de/kurse

(2) Die Prüfung findet an drei aufeinander folgenden Tagen statt. Sie dauert an allen drei Tagen jeweils fünf Stunden.

(3) Die Anzahl der in der Aufsichtsarbeit im Antwort-Wahl-Verfahren zu bearbeitenden Fragen beträgt 320. Die Aufgaben müssen auf die in Absatz 1 festgelegten Anforderungen und auf den in der Anlage 15 zu dieser Verordnung festgelegten Prüfungsstoff abgestellt sein.

§ 30 Mündlich-praktischer Teil der Prüfung

(1) Die mündlich-praktische Prüfung findet an zwei Tagen statt. Sie dauert an beiden Tagen bei maximal vier Prüflingen jeweils mindestens 45, höchstens 60 Minuten je Prüfling. Am ersten Prüfungstag erfolgt die praktische Prüfung mit Patientenvorstellung.

Der mündlich-praktische Teil

Im mündlich-praktischen Teil wirst du an zwei Prüfungstagen in Innerer Medizin, Chirurgie und dem Wahlfach aus deinem Praktischen Jahr im Rahmen einer Patientenvorstellung geprüft. Die Prüfungszeit ist dabei für jeden Teilnehmer auf maximal eine Zeitstunde Prüfungsgespräch gesetzlich begrenzt. Vorher bekommst du einen Patienten zugewiesen, den du dann anschließend in der mündlich-praktischen Prüfung vorstellst.
Wieder ein Blick in den Gesetzestext:

(2) Der mündlich-praktische Teil der Prüfung bezieht sich in jedem Fall auf patientenbezogene Fragestellungen aus der Inneren Medizin, der Chirurgie und dem Gebiet, auf dem der Prüfling seine praktische Ausbildung nach § 3 Abs. 1 Satz 4 Nr. 3 erfahren hat.

(3) Die Prüfungskommission hat dem Prüfling vor dem Prüfungstermin einen oder mehrere Patienten zur Anamneseerhebung und Untersuchung zuzuweisen. Der Prüfling hat hierüber einen Bericht zu fertigen, der Anamnese, Diagnose, Prognose, Behandlungsplan sowie eine Epikrise des Falles enthält. Der Bericht ist unverzüglich nach Fertigstellung von einem Mitglied der Prüfungskommission gegenzuzeichnen und beim Prüfungstermin vorzulegen. Er ist Gegenstand der Prüfung und in die Bewertung einzubeziehen.

Bestehen der Prüfung/Notenberechnung

Die Einzel-Note für den Zweiten Abschnitt der Ärztlichen Prüfung ergibt sich wie schon beim Ersten Abschnitt zu den gleich gewichteten Teilen aus der schriftlichen und der mündlich-praktischen Prüfung, aus denen eine Durchschnittsnote errechnet wird. Wieder gilt es, beide Prüfungsteile zu bestehen, du musst – im Misserfolgsfall - aber lediglich den Nicht-Bestandenen wiederholen (also nicht die ganze Prüfung, sondern nur den schriftlichen oder den mündlich-praktischen Teil).

Wie wird nun die Gesamtnote des Studiums berechnet? Mit der Note aus dem ersten Examen am Ende der ersten beiden Studienjahre wird nun die Note im zweiten Examen zu einer Gesamtnote verrechnet, wobei die Note des Zweiten Abschnitts zwei Drittel ausmacht.

Gesamtnote = Note 1. Abschnitt (zu 1/3) + Note 2. Abschnitt (zu 2/3)

Beispiel:

1. Abschnitt – Note 4
2. Abschnitt – Note 2

4*1/3 + 2*2/3 = 1,3 + 1,3 = 2,6 = Gesamtnote Befriedigend (3)

Hier noch die Auszüge aus dem Gesetzestext:

§ 13 Art und Bewertung der Prüfung
(1) Geprüft wird beim Ersten und Zweiten Abschnitt der Ärztlichen Prüfung schriftlich und mündlich-praktisch.

(2) Für die Bewertung der Leistungen sind folgende Prüfungsnoten zu verwenden:

* „sehr gut" (1) = eine hervorragende Leistung,

* „gut" (2) = eine Leistung, die erheblich über den durchschnittlichen Anforderungen liegt,

* „befriedigend" (3) = eine Leistung, die in jeder Hinsicht durchschnittlichen Anforderungen gerecht wird,

* „ausreichend" (4) = eine Leistung, die trotz ihrer Mängel noch den Anforderungen genügt,

* „nicht ausreichend" (5) = eine Leistung, die wegen erheblicher Mängel den Anforderungen nicht mehr genügt.

(3) Der Erste und Zweite Abschnitt der Ärztlichen Prüfung sind jeweils bestanden, wenn der schriftliche und der mündlich-praktische Teil bestanden sind. Wenn ein Prüfungsteil nicht bestanden wird, so muss nur der nicht bestandene Teil wiederholt werden.

(4) Für die Ärztliche Prüfung ist unter Berücksichtigung der Noten für den Ersten und Zweiten Abschnitt der Ärztlichen Prüfung eine Gesamtnote nach Maßgabe des § 33 Abs. 1 zu bilden.

§ 31 - Bewertung der Prüfungsleistungen
Für die Ermittlung der Note für den bestandenen Zweiten Abschnitt der Ärztlichen Prüfung gilt § 25 entsprechend.

§ 25 - Bewertung der Prüfungsleistungen

Die nach Landesrecht zuständige Stelle ermittelt die Note für den Ersten Abschnitt der Ärztlichen Prüfung wie folgt:

Die Note für die schriftliche Aufsichtsarbeit und die Note für den mündlich-praktischen Teil werden addiert und die Summe wird durch zwei geteilt. Die Note wird bis auf die erste Stelle hinter dem Komma errechnet. Die Note lautet:

* „sehr gut" bei einem Zahlenwert bis 1,5,
* „gut" bei einem Zahlenwert über 1,5 bis 2,5,
* „befriedigend" bei einem Zahlenwert über 2,5 bis 3,5,
* „ausreichend" bei einem Zahlenwert über 3,5 bis 4,0

§ 33 - Gesamtnote und Zeugnis für die Ärztliche Prüfung

(1) Die nach Landesrecht zuständige Stelle ermittelt die Gesamtnote für die bestandene Ärztliche Prüfung wie folgt:

Der Zahlenwert für den Ersten Abschnitt der Ärztlichen Prüfung und der mit zwei vervielfachte Zahlenwert für den Zweiten Abschnitt der Ärztlichen Prüfung werden addiert und die Summe durch drei geteilt. Die Gesamtnote wird bis auf die zweite Stelle hinter dem Komma errechnet. Sie lautet:

* „sehr gut" bei einem Zahlenwert bis 1,5,
* „gut" bei einem Zahlenwert über 1,5 bis 2,5,
* „befriedigend" bei einem Zahlenwert über 2,5 bis 3,5,
* „ausreichend" bei einem Zahlenwert über 3,5 bis 4,0.

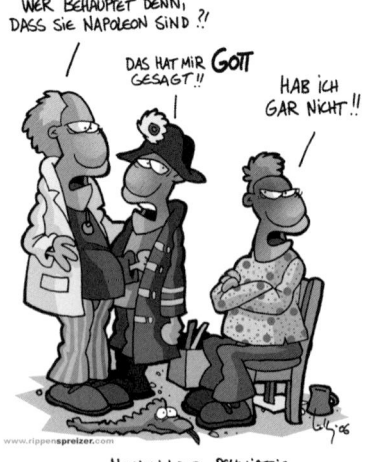

ZUSAMMENFASSUNG

ZWEITER ABSCHNITT DES MEDIZINSTUDIUMS

- **Die Fächer des klinischen Studienabschnitts im Überblick**

  Der Zweite Abschnitt des Medizinstudiums umfasst die Semester fünf bis zwölf, davon werden das elfte und zwölfte Semester als sog. Praktisches Jahr (PJ) absolviert. Am Ende des Studiums wartet nach 12 Semestern die große Abschlussprüfung als Zweiter Abschnitt der Ärztlichen Prüfung. Andere Namen für diese Prüfung lauten: Zweites Staatsexamen, „Hammerexamen" oder M2 (siehe Seite 150).

- **Klinische Fächer der Medizin**

  Wichtige, umfangreiche Fächer im klinischen Abschnitt sind z.B. Innere Medizin (Lehre von den inneren Erkrankungen), die Chirurgie (Lehre von der direkten Behandlung von Krankheiten durch instrumentelle Eingriffe), die Neurologie (Nervenheilkunde), die Pädiatrie (Kinderheilkunde), die Gynäkologie (Frauenheilkunde und Geburtshilfe) und die Allgemeinmedizin (siehe Seite 151).

- **Pflichtfächer und Wahlfächer**

  Die Approbationsordnung unterscheidet zwischen themenreichen Haupt- oder Pflichtfächern (insgesamt 21 an der Zahl, die in benoteter Form auf dem Abschlusszeugnis erscheinen) und sog. Querschnittsfächern (insgesamt 39, thematisch breiter gestreut). Aus einem fest umrissenen Katalog an Wahlfächern ist eines auszuwählen, das im Zeugnis aufgeführt wird, aber nicht in die Benotung eingeht (siehe Seite 152).

- **Famulaturen**

  Eine Famulatur stellt ein Praktikum auf der Seite des ärztlichen Dienstes in Einrichtungen des Gesundheitswesens (Krankenhaus, Behörde, Praxis) dar. Als Student musst du insgesamt vier Monate Famulaturen ableisten (siehe Seite 153).

- **Das Praktische Jahr (PJ)**

  Das letzte Jahr des Studiums wird komplett in einem akademischen Lehrkrankenhaus der Universität, einer akademischen Lehrpraxis (Hausarzt) oder an der Universitätsklinik selbst absolviert. Es ist in insgesamt vier Teile zu je 16 Wochen (sog. Tertiale) aufgeteilt (siehe Seite 157).

- **Die Abschlussprüfung im Medizinstudium**

  Nach sechs Jahren Studium steht der Zweite Abschnitt der Ärztlichen Prüfung (Zweites Staatsexamen, „Hammerexamen" oder M2) auf dem Plan, der sich in einen mündlich-praktischen und einen schriftlich-theoretischen Teil gliedert.

- **Notenberechnung**

  Mündliche und schriftliche Note zählen je zur Hälfte für die Einzel-Note im Zweiten Abschnitt ein. In die Abschlussnote geht die Bewertung aus dem Ersten Abschnitt zu 1/3 und die Note aus dem Zweiten Abschnitt zu 2/3 in die Berechnung ein (siehe Seite 166).

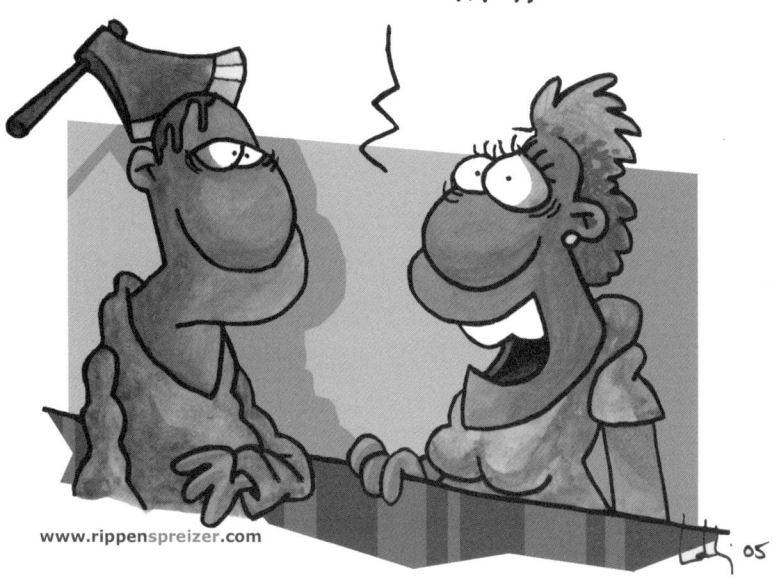

www.rippenspreizer.com

Auf Nummer Sicher gehen

Wichtiges zum Versicherungsschutz

Versicherungen – nein danke! Das hört man häufig in Kreisen der (Medizin-) Studierenden. Doch: Ohne sie scheint es auch nicht zu gehen. Wie also schaut es aus in Sachen Versicherung?

Für einige Risiken, wie z.B. das Autofahren oder den finanziellen Schutz bei Krankheiten schreibt der Gesetzgeber eine Versicherung pflichtmäßig vor. In anderen Bereichen, wie z.B. der Unfallversicherung, ist man automatisch über die Berufsgenossenschaft in die staatliche Fürsorge eingeschlossen. Für wieder andere Belange hätte man vielleicht gerne eine Versicherung, z.B. für seinen Laptop oder sein Mountainbike.

Und: Gerade Medizinstudenten sollten in Sachen Versicherungen die Ohren spitzen – schließlich ist ihr Betätigungsfeld der Körper der Patienten! Was passiert denn im hoffentlich nicht eintretenden, aber denkbaren Falle, dass ein Patient durch studentisches Versagen Schaden erleidet?

Also: Was sind die wichtigsten Versicherungen für Medizinstudenten und angehende Ärzte? Worauf muss ich bei Abschluss einer Versicherung achten? Wo steckt der Teufel im Detail der Versicherungsbedingungen? Auf welche Leistungen kann man getrost verzichten, welche sind unabdingbar?

Zur Beantwortung dieser Fragen haben wir mit Peter Dahlhausen von unserem Kooperationspartner Deutsche Ärzteversicherung einen sachkundigen Autor gewinnen können. Dennoch kann dieses Kapitel nur einen kurzen Einblick in die wichtige Thematik geben. Wir stellen dir an dieser Stelle wichtige Versicherungen ausführlich vor. In einem gesonderten PDF, das gratis zum Download unter www.medi-learn.de/STF64 auf dich wartet, findest du weitere Tipps auch zu anderen Versicherungen (z.B. Rechtsschutz-Versicherung, Berufsunfähigkeits-Versicherung), auf die wir aus Platzgründen an dieser Stelle verzichten mussten. Jeder zukünftige Medizinstudent und spätere Arzt sollte sich im Eigeninteresse intensiv mit dem Thema beschäftigen.

Ein absolutes Muss: Die Haftpflichtversicherung

Haftung kann weltweit und zu jeder Zeit eingefordert werden, wenn ein Schaden – bei der Ausübung des Berufes oder als Privatperson – durch eigenes

Verschulden entstanden ist. Dabei ergibt sich lediglich die Unterscheidung nach Berufs- und Privathaftpflicht, die allerdings für Ärzte von enormer Bedeutung ist, da die beruflichen in der Regel die privaten Risiken deutlich übersteigen. Die Privathaftpflicht für Medizinstudenten stellt immer dann kein großes Problem dar, wenn sie über die Privathaftpflicht der Eltern abgedeckt ist. Diese gilt in der Regel bis zum Abschluss des Studiums. Aber Achtung: Bei Heirat oder auch dann, wenn das Medizinstudium ein Zweitstudium ist oder einer (abgebrochenen) Berufsausbildung folgt, muss man selbst für die Privathaftpflicht sorgen.

Noch einmal anders stellt sich die Situation in Sachen Berufshaftpflicht dar, die wir gerne im nachfolgenden Abschnitt ausführlich vorstellen und ihren wichtigen Stellenwert für Mediziner erläutern möchten.

In der Fürsorgepflicht der Uni

Als Medizinstudent bewegt man sich zumeist unter der Obhut des Staates, genauer des Bundeslandes, als Träger der jeweiligen Uni bzw. Uniklinik. Das bedeutet, dass die Uni mit Aufsichts- und Fürsorgepflichten für ihre Studenten betraut ist. Diese Verantwortung wird in der Praxis durch die Uni an die zuständigen Dozenten und Ärzte delegiert.

Kommt es also unter der Aufsicht des ausbildenden Arztes zu einem Schaden durch einen Medizinstudenten in der Uniklinik, so ist dafür regelmäßig auch die Klinik selbst im Rahmen ihrer eigenen Krankenhaushaftpflicht oder ihrer „Eigenversicherung" verantwortlich.

Aber Achtung: Zwar greift im „Außenverhältnis" gegenüber dem Patienten bzw. Anspruchsteller der Schutz durch die Uni, im „Innenverhältnis" kann dies jedoch ganz anders aussehen. Hier hält die Uni ihre Haftung häufig auf „leichte oder mittlere Fahrlässigkeit" begrenzt, wohingegen sie bei so genannter „grober Fahrlässigkeit" ihrem ärztlichen Personal letztlich keinen Schutz bietet.

In der Praxis bedeutet dies, dass nicht auszuschließen ist, dass sich die Klinik an dem Aufsicht führenden Arzt schadlos halten will. Es kann sogar passieren, dass sich die Klinik direkt (oder der Aufsicht führende Arzt) an den Studenten, der den Schaden „grob fahrlässig" verursacht hat, wendet – oder in der Sprache der Juristen, ihn in „Regress" nimmt. Die Berufshaftpflicht muss deshalb die „grobe Fahrlässigkeit" einschließen!

Diese Problemstellung wird durch die neue Approbationsordnung und ihren erhöhten Patientenbezug verstärkt. Ergänzend zu den Famulaturen und zum Praktischen Jahr führt die neue Approbationsordnung Medizinstudenten viel früher zu patientennahen Tätigkeiten und dies nicht nur in der Klinik, sondern auch in Arztpraxen!

Die Berufshaftpflichtversicherung ist die wichtigste Versicherung für Mediziner. Sie übernimmt die Überprüfung der von den Patienten, ihren Angehörigen oder den Anwälten vorgetragenen Forderungen. Am Ende einer solchen Prüfung, für deren Kosten die Versicherung aufkommt, steht entweder die Abwehr unberechtigter Forderungen oder die Befriedigung berechtigter Forderungen.

Die Kosten eines Strafverfahrens werden allerdings von der Berufshaftpflicht in der Regel nicht abgedeckt. Für diese Fälle empfiehlt sich der Einschluss des so genannten Straf-Rechtsschutz in die Berufshaftpflicht oder der Abschluss einer eigenen Rechtsschutzversicherung.

Was muss ich versichern?

Eine Berufshaftpflicht sollte Schäden an Personen, Sachgegenständen und Vermögen abdecken. Wichtig für den beruflichen Bereich ist, dass die Berufshaftpflicht dabei alle Tätigkeiten umfasst, also neben der Tätigkeit im Krankenhaus auch alle Zusatzrisiken (z.B. Tätigkeit als Notarztpraktikant) und auch die so genannten außerdienstlichen Tätigkeiten wie Erste Hilfe oder Freundschaftsdienste. Besonderheiten wie Auslandsaufenthalte müssen stets mitversichert werden. Dies gilt natürlich auch bei einer Famulatur im Ausland! Wichtig: Tätigkeitsänderungen unbedingt dem Versicherer melden!

Der Versicherungsschutz wird in der Berufshaftpflicht nach Deckungssummen bemessen und sollte mindestens betragen für:

- Personenschäden: 1.000.000 Euro
- Sachschäden: 150.000 Euro
- Vermögensschäden: 25.000 Euro

(vgl. Deutsches Ärzteblatt, Jg. 101, Heft 16, 16.04.04, Seite [55]).

Zumindest bei Medizinstudenten dürfte dies ausreichend sein. Höhere Deckungssummen können von Fall zu Fall insbesondere bei gefahrgeneigten Tätigkeiten aber durchaus angebracht sein. Wer schon einmal eine Famulatur oder ein PJ-Tertial in Übersee absolviert hat, der weiß, dass US-Kliniken wesentlich höhere Deckungssummen verlangen.

DER PRODUKT-TIPP

Versicherung

Für seine studentischen Mitglieder ab dem 1. Semester hat der Hartmannbund mit der Deutschen Ärzteversicherung ein günstiges Angebot entwickelt. Infos hier:

www.medi-learn.de/STF64

Per Gesetz verordnet: Die Kfz-Versicherung

Diese Versicherung ist vom Gesetzgeber zwingend als Haftpflichtversicherung vorgeschrieben. Damit ist der durch eigenes Verschulden verursachte Schaden an einem anderen Fahrzeug oder einer Person abgedeckt. Wer schon ein eigenes Auto fährt, genauer gesagt, auf wen bereits ein eigenes Fahrzeug zugelassen ist, der weiß: Ohne Versicherungsschutz für die Haftpflicht keine Zulassung.

Teilkasko und Vollkasko sind demgegenüber eine Sache der eigenen Risikoeinschätzung bzw. des Geldbeutels. Werden bei Teilkasko ausgewählte Schadensformen am eigenen Fahrzeug nach Feuer, Blitzschlag usw. oder bei Diebstahl übernommen, kommt die Vollkasko für alle Unfallschäden am eigenen Fahrzeug auf. Auch mutwillige Beschädigungen durch Dritte würden durch sie übernommen.

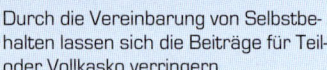

UNSER TIPP

TEIL- UND VOLLKASKO

Durch die Vereinbarung von Selbstbehalten lassen sich die Beiträge für Teil- oder Vollkasko verringern.

Alles eine Frage des Preises! Wirklich alles?
Die Preisfrage

„Welche Kfz-Versicherung ist am günstigsten?" – diese Frage ist bei Studenten nahe liegend. Über entsprechende Versicherungsvergleiche im Internet wird der vermeintlich günstigste Anbieter herausgesucht. Der Preis als Entscheidungskriterium mag eine wichtige Komponente bei Abschluss einer Versicherung sein – doch welche Überlegungen können noch von Bedeutung sein?

Einige Fragen mögen verdeutlichen, dass bei der Kfz-Versicherung neben dem Preis die Leistungsstärke und der Service im Fokus stehen sollten:

Erfolgt im Schadensfall unweigerlich eine Rückstufung in der Schadensfreiheitsklasse oder gibt es einen „Rabatt-Retter"? (Der Rabattretter ist im Grunde eine Rechenhilfe, die genau berechnet, bis zu welchem Betrag es sich lohnt, einen Schaden selbst zu bezahlen, um in der günstigeren Schadensfreiheitsklasse zu verbleiben].

Wie sind die Schäden bei eigenen Auslandsreisen versichert, wenn ein im Ausland versichertes Fahrzeug den Unfall verursacht hat oder wenn ich mit einem Leihfahrzeug im Ausland einen Unfall verursache?

Besteht für den Versicherer bei der Kaskoversicherung die Möglichkeit, bei einem Schaden unter Verweis auf „grob fahrlässiges Verhalten" (Stichwort Alkohol) die Leistung zu verweigern?

Ist die Neupreisentschädigung in der Kaskoversicherung Bestandteil des Versicherungsschutzes und sind auch Zulassungs- und Überführungskosten für das neue Fahrzeug abgedeckt?

Sind alle fest eingebauten Fahrzeug- und Zubehörteile kostenfrei mitversichert?

Solche und ähnliche Beispiele gibt es zahlreiche. So wurde ein Fall in der Presse zitiert, wo ein Totalschaden auf Grund einer Schneelawine nicht übernommen wurde – was bei einigen der mehr am Kundenservice orientierten, dafür nur geringfügig teureren Kfz-Versicherungen über die Teilkasko jedoch abgedeckt ist, also bezahlt wird.

Medizinertarife?

Spezielle Angebote für Mediziner gibt es im Markt kaum. Die Tarifierung erfolgt nach allgemein gängigen Merkmalen bezogen auf das Fahrzeug und den Ort der Zulassung sowie persönlichen Kriterien, vor allem schadenfreie Jahre, Alter oder der jährlichen Fahrleistung. Speziell diese persönlichen Angaben sind unbedingt wahrheitsgemäß zu beantworten, um den Versicherungsschutz nicht zu gefährden.
Fast alle Versicherer geben einen Beitragsvorteil, wenn der Kunde im öffentlichen Dienst tätig ist – was bei vielen angestellten Ärzten der Fall ist. Manche Versicherer bieten einen speziellen Medizinertarif, allerdings erst ab der Approbation. Da gibt es auch die Möglichkeit, zusätzlich Reparaturkosten zu versichern – bei manch „alter Möhre" könnte das durchaus Sinn machen, oder?

Versicherungen für „Hab und Gut": Hausrat, Laptop und Fahrrad

Die Hausratversicherung sichert den gesamten Hausstand (alle Ge- und Verbrauchsgegenstände), wenn dieser bei Feuer, Einbruchdiebstahl, Vandalismus nach Einbruchdiebstahl, Leitungswasser, Sturm und Hagel beschädigt oder zerstört wird oder abhanden kommt.
Viele Studenten werden nach dieser Definition nun vielleicht müde lächeln und abwinkend sagen: „Das lohnt sich doch bei meiner Bude nicht" oder „Ich wohne in einer WG, da funktioniert das nicht". Doch es sind auch Computer und selbst Fahrräder über die Hausratversicherung versichert. Und hier merkt

mancher Student doch auf, denn das Diebstahlrisiko bei Drahteseln ist bekanntlich besonders hoch.

Fahrradversicherung

In Deutschland werden jedes Jahr rund 500.000 Fahrräder als gestohlen gemeldet. Die Bundesregierung spricht in ihrem Fahrradverkehrsbericht von einem jährlichen Schaden von 150 Millionen Euro. Die Aufklärungsquote liegt jedoch unter 10 %. Daher ist die Nachfrage nach Versicherungsschutz verständlich.

Generell zählen Fahrräder als Hausrat und sind somit über die Hausratversicherung unter anderem gegen Einbruchdiebstahl aus einem geschlossenen Gebäude mitversichert. Wer dennoch den einfachen Diebstahl (Entwendung außerhalb eines geschlossenen Gebäudes) absichern möchte, kann dies über die Vereinbarung einer speziellen Klausel zur Hausratversicherung vornehmen. Allerdings ist hier der Versicherungsschutz zeitlich eingeschränkt. So sind hier nur Diebstähle, welche sich zwischen 6 Uhr und 22 Uhr ereignen, ersatzpflichtig – bzw. wenn das Fahrrad vor diesem Zeitpunkt (22 Uhr) in Gebrauch genommen wurde.

Ob sich dieser Versicherungsschutz im Rahmen der Hausratversicherung nur für hochwertige Fahrräder eignet oder auch für „Rostlauben", entscheidet der Blick in die Versicherungsbedingungen. Wird nämlich nach Neuwert erstattet, dann gilt bei Verlust, dass ein Fahrrad in gleicher Art und Güte neu gekauft werden kann.

Einen allumfassenden Versicherungsschutz bietet nur eine separate Fahrradversicherung, die jedoch aufgrund hoher Schadensquoten nur wenige Versicherer anbieten. Hat man einen Versicherer gefunden, sollten die Bedingungen ganz genau geprüft werden. Versichert ist in der Regel nur der Zeitwert des Fahrrades und auch die Vereinbarung einer Selbstbeteiligung ist oftmals erforderlich. Hinzu kommen hohe Anforderungen an die Beschaffenheit des Fahrradschlosses. Diese sollten mit dem Versicherer direkt besprochen werden.

Laptop, Aquarium und Wasserbett

Die Versicherung eines stationären Computers im Rahmen der Hausratversicherung ist relativ unproblematisch. Gegen einen Mehrbeitrag sind oft sogar Überspannungsschäden mitversichert, die dem PC schnell zusetzen können. Problematischer ist die Versicherung eines Laptops, denn dessen spezifisches Merkmal ist ja die Mobilität – und diese läuft genau gegen die Systematik der Hausratversicherung. Die Versicherer sind deshalb bei Laptops sehr restriktiv. Es gibt, wenn überhaupt Versicherungsschutz angeboten wird, zahlreiche

Einschränkungen. So ist der Diebstahl außerhalb der eigenen Wohnung zumeist nur als „Raub unter Androhung körperlicher Gewalt" abgedeckt. Wem z.B. der Laptop in der Bibliothek gestohlen wird, weil man gerade mal ein Buch aus einem Regal holen wollte, der geht leer aus. Auch die von Herstellern oder dem Handel zum Teil angebotenen Laptopversicherungen bieten stets nur begrenzten oder sehr teuren Schutz in Bezug auf das Diebstahlrisiko.

Wie heißt es immer so schön: Man kann alles versichern. Aber im Falle des Laptops gibt es auch eine andere Empfehlung: Den Laptop, ganz gleich ob in der Uni, unterwegs oder in der eigenen Bude / WG, stets unter persönlicher Aufsicht zu halten bzw. immer an sicherem Ort, am besten verschlossen, aufzubewahren, wenn er nicht gebraucht wird!

Ein Hinweis für alle stolzen Zierfischbesitzer: Was haben Wasserbetten und Aquarien gemeinsam? Beide sind entspannend – und beide können hohe Wasserschäden verursachen. Dem finanziellen Schaden kann man im Rahmen der Hausratversicherung vorbeugen!

Zum Schluss noch zwei Tipps. Erstens: Wenn die Eltern eine Hausratversicherung besitzen, dann gilt diese in der Regel auch, wenn sich Sohn oder Tochter zum Studium an einem anderen Ort aufhalten. Allerdings nur für Hausratgegenstände, die für diesen Zweck aus der versicherten elterlichen Wohnung entnommen werden (Außenversicherung). Die Entschädigung für die Außenversicherung ist meist auf 10% der Hausratversicherungssumme, höchstens jedoch 12.000 Euro, begrenzt. Diese Grenze kann allerdings nach Absprache mit dem Versicherer auch angehoben werden. Und zweitens: Den Vermieter fragen, ob die Bude nebst Inhalt vielleicht in seiner Hausratversicherung mitversichert ist – bei „Untervermietung" ist das durchaus üblich.

SURFTIPP

HAUSRATSVERSICHERUNG

Eine praktische Berechnungshilfe zur Ermittlung der individuellen Hausratversicherungssumme gibt es unter:

www.axa.de

Versicherungsschutz auf Auslandsreisen

In den Semesterferien, während der Famulatur oder auch im PJ gehören Reisen in das Ausland zum studentischen Alltag. An Versicherungen wird dabei selten gedacht, höchstens noch an die Krankenversicherung. Das hat sich nämlich schon herum gesprochen: Der Abschluss einer Auslandsreisekrankenversicherung ist unerlässlich. Denn für Krankheitskosten kommt die studentische bzw. gesetzliche Krankenversicherung nur selten auf.

Unbedingt empfehlenswert: Auslandskrankenversicherungsschutz

Jeder Student besitzt zwar eine eigene Krankenversicherung. Diese gilt jedoch, wenn sie über eine gesetzliche Krankenkasse besteht, nur für Deutschland. Auch die Sozialversicherungsabkommen, die von der Bundesrepublik mit einigen EU-Staaten getroffen wurden, sichern dem Studenten nicht zwingend die Übernahme aller entstandenen Kosten zu. Viele Ärzte stellen zum Beispiel Leistungen in Rechnung, die von der deutschen Kasse später nicht oder nur teilweise übernommen werden. Mit vielen Ländern, die von Medizinstudenten für Urlaubsreisen, eine Famulatur oder ein PJ ausgewählt werden, fehlen aber auch diese Sozialversicherungsabkommen. Das bedeutet im Klartext, dass das Kostenrisiko alleine beim Studenten liegt! Achtung: Versicherungsschutz, d.h. Kostenerstattung gibt es nur für ärztliche Behandlung bei akuten Erkrankungen, Unfällen und stationärer Behandlung sowie schmerzstillender Zahnbehandlung. Leistungen zu Vorerkrankungen oder für absehbare Behandlungen sind vom Versicherungsschutz ausgeschlossen.

UNSER TIPP

AUSLANDSVERSICHERUNG

Unbedingt auf angemessene Regelungen für den Fall eines Rücktransportes aus medizinischen Gründen achten. Denn hier gibt es große Unterschiede, insbesondere bei der Höhe der Kosten, die das Unternehmen übernimmt. Und bei einem Rückflug mit einem Ambulanzflugzeug kommen schnell 100.000 EUR zusammen!

Die Haftpflichtversicherung - ein absolutes „Muss" im Ausland

Der Reiz von Famulatur oder PJ im Ausland liegt vielfach darin begründet, dass man im Gastland entweder hohe medizinisch-wissenschaftliche Standards kennen lernen kann, wie zum Beispiel in den USA, oder dass man in hohem Ausmaß praktische Erfahrungen in der Arbeit am und mit dem Patienten machen kann – oft durch sehr niedrige Standards und Mangel an Fachkräften. Letzteres ergibt sich häufig, wenn man sich für ein Dritte-Welt-Land entscheidet. Wer das tut, muss sich im Klaren darüber sein, dass er für sein Handeln im Zweifel auch zur Rechenschaft gezogen werden kann.

Im Regelfall wird ein Student sicher nicht in Schadenersatzpflicht genommen werden, weil er in der Obhut einer Klinik oder eines Aufsicht führenden Arztes steht. Dennoch sind direkte Ansprüche aufgrund einer fehlerhaften Behandlung nicht gänzlich auszuschließen.

Für diesen Fall ist es wichtig, eine adäquate Haftpflichtversicherung im Rücken zu haben, die im schlimmsten Fall entweder zahlt oder die Ansprüche der Kläger nach Prüfung abweist. Eine wichtige Frage dabei ist, wie hoch die Deckungssummen der Haftpflichtversicherung sein sollten. In der Regel dürften 3 Mio. Euro für Personenschäden ausreichend sein. Wenn jedoch, z.B. in den USA oder Kanada, durch die einstellende Klinik eine höhere Deckungssumme verlangt werden sollte, so ist hierüber mit dem Versicherer eine entsprechende Vereinbarung zu treffen. In jedem Fall sollte die Privathaftpflicht eingeschlossen sein und eine englische sowie französische Versicherungsbestätigung zur Verfügung stehen, die dann auch im Vorfeld bei der Bewerbung um die Auslandsstelle eingesetzt werden kann.

PRODUKTHINWEIS

FAMULATUR UND PJ IM AUSLAND

Für Famulatur und PJ im Ausland hat die Bundesvertretung der Medizinstudierenden in Deutschland (bvmd) zusammen mit der Deutschen Ärzteversicherung tolle Angebote entwickelt. Infos dazu sind zu finden unter:

www.medi-learn.de/STF65   www.medi-learn.de/STF66

Krankenversicherung: Pflicht und Kür

Im Regelfall sind Studenten Pflichtmitglied in der gesetzlichen Krankenversicherung. Eine Befreiung ist nur bei Aufnahme des Studiums oder bei Wegfall der Familienversicherung möglich. Der Befreiungsantrag ist innerhalb von drei Monaten nach Eintritt der Versicherungspflicht zu stellen. Sie gilt nur für die Dauer des Studiums. Die Befreiung wird rückwirkend zu dem Zeitpunkt ausgesprochen, zu dem die Versicherungspflicht eingetreten ist, sofern noch keine Leistungen der gesetzlichen Krankenversicherung in Anspruch genommen wurden. Der Befreiungsantrag ist bei der gesetzlichen Krankenkasse zu stellen, bei der zuletzt eine Mitgliedschaft bestanden hat. Der Beitrag in der gesetzlichen Krankenversicherung beläuft sich für versicherungspflichtige Studenten zurzeit auf 47,53 Euro + 7,92 Euro (ab 23. Lebensjahr, kinderlos + 9.09 Euro) für die Pflegeversicherung. Die studentische Krankenversicherung endet einen Monat nach dem letzten Studiensemester, spätestens nach Ablauf des 14. Semesters oder des 30. Lebensjahres. Danach haben die Studenten die Wahl, ob sie sich privat oder freiwillig gesetzlich versichern. Nicht versicherungspflichtige Studenten zahlen einen freiwilligen Beitrag. Dieser beträgt je nach Kasse rund 100 Euro sowie 13 Euro für die Pflegeversicherung.

Studentenjob

Immer versicherungsfrei sind Studenten, die eine Beschäftigung ausschließlich während der Semesterferien ausüben. Dabei kommt es weder auf die Höhe des Arbeitsentgelts noch auf die Dauer der Beschäftigung oder die Zahl der wöchentlichen Arbeitsstunden an.

In der Regel sind Beschäftigungen des Studenten während des Semesters unabhängig von der Höhe des Arbeitsentgelts ebenfalls nicht versicherungspflichtig, wenn die wöchentliche Arbeitszeit dabei nicht mehr als 20 Stunden beträgt. Arbeitet der Student während des Semesters mehr als 20 Stunden pro Woche, so ist er dann versicherungsfrei, wenn die Beschäftigung vorwiegend in den Abend- oder Nachtstunden oder am Wochenende ausgeübt wird und die Arbeitskraft des Studenten überwiegend durch das Studium in Anspruch genommen wird.

Lohnt sich eine private Zusatzversicherung?

Die meisten Studenten sind wie geschildert gesetzlich krankenversichert. Wer bessere Leistungen und/oder mehr Komfort wünscht, der kann seinen Versicherungsschutz durch private Zusatzversicherungen ergänzen. Da gibt es zunächst die unterschiedlichsten Angebote für die stationäre Behandlung, z.B. die Unterbringung im Ein-, Zwei- oder Mehrbettzimmer mit oder ohne privatärztlicher Behandlung sowie die Ergänzungstarife zur ambulanten Heilbehandlung. Wesensmerkmal dieser Angebote ist jeweils, dass die Kosten übernommen werden, für die die Gesetzliche Krankenversicherung nicht oder nur anteilig aufkommt. Art und Umfang des gewünschten Versicherungsschutzes kann man individuell nach Bedarf und Geldbeutel zusammenstellen.

Immer jedoch sind bei Antragstellung Gesundheitsfragen zu beantworten, von deren Prüfung der Versicherer letztendlich den zu zahlenden Beitrag abhängig macht. Denn anders als die gesetzlichen Kassen, die jeden ohne Unterschied von Alter, Geschlecht oder Gesundheitszustand versichern (Solidarprinzip), ermitteln die privaten Krankenversicherungen für ihre Kunden einen individuellen Beitrag. Dieser ist von drei Faktoren abhängig:

- Eintrittsalter: je jünger, desto günstiger der Beitrag
- Geschlecht: Frauen zahlen etwas höhere Beiträge
- Gesundheitszustand: Vorerkrankungen können zu einem Angebot mit Beitragszuschlägen, vielleicht sogar Leistungseinschränkungen (sog. Erschwernisangebot) oder zu einer Ablehnung des Antrages führen.

Erschwernisangebote genau prüfen

Kommt es tatsächlich – was bei jungen Versicherten selten der Fall ist – zu einer Annahme mit erhöhtem Beitrag oder Leistungseinschränkung, sollte man gut überlegen, ein solches „Erschwernisangebot" auf Grund der Risikoprüfung abzulehnen. Denn lehnt man ab, kommt der Versicherungsvertrag nicht zustande. Möglicher Nachteil neben dem fehlenden Versicherungsschutz: Bei einer Antragstellung zu einem späteren Zeitpunkt, z.B. als Assistenzarzt, ist anzugeben, dass bereits einmal ein Antrag abgelehnt oder nicht zustande gekommen ist. Außerdem kann sich die Erkrankung bis dahin verschlimmert haben.

Da jedoch Mediziner zu einer Berufsgruppe gehören, die auf Grund ihres Einkommens die Möglichkeit haben, sich - nach der durch die Gesundheitsreform geschaffenen 3 jährigen „Wartezeit" - von der gesetzlichen zu Gunsten der privaten Krankenversicherung befreien zu lassen, ist grundsätzlich anzuraten, möglichst frühzeitig (solange man fit und gesund ist) in die private Krankenversicherung einzusteigen. Gibt es ein Erschwernisangebot, sollte man mit dem Versicherer in Verhandlungen treten, ob z.B. zusätzliche Untersuchungen möglich sind, die die Schwere der Erkrankung abklären könnten, und/oder ob eine erneute Überprüfung des Beitragszuschlags nach zwei oder drei Jahren möglich ist.

Sinnvoll: Option auf spätere Versicherung

Wer sich eine private Zusatzversicherung während des Studiums nicht leisten kann oder will, der kann für einen überschaubaren Monatsbeitrag eine Option auf eine spätere private Krankenversicherung abschließen. Diese Option kann dann später ohne erneute Gesundheitsprüfung ausgeübt werden. Zwischenzeitlich aufgetretene Erkrankungen oder eine generelle Verschlechterung des Gesundheitszustands bleiben dann unberücksichtigt!

„Muss – Soll – Kann"
Der Versicherungs-Check-Up für junge Mediziner

Mancher Leser wird sich nun fragen: Welche Versicherung muss ich denn nun wirklich abschließen, worauf könnte ich verzichten bzw. erst zu einem späteren Zeitpunkt meiner Ausbildung und Karriere abschließen?

Eine Antwort hierauf gibt „Muss – Soll – Kann" – Der Versicherungs-Check-Up für junge Mediziner. Die Empfehlungen sollen eine erste Orientierung geben und bei der Entscheidungsfindung helfen.

Zur Erläuterung: Die Wertung „Muss" kann sich z.B. aus einer gesetzlichen Vorgabe oder aus einer berufsrechtlichen Bestimmung heraus ergeben. Sie kann auch durch die Uni oder den späteren Arbeitgeber vorgegeben sein. Mit der Wertung „Soll" ist eine Empfehlung verbunden, ein bestimmtes Produkt abzuschließen. Und mit „Kann" ist die „Kür" beschrieben – da zählt neben der persönlichen Risikoeinschätzung natürlich auch das Budget, das für Versicherungen zur Verfügung steht.

Versicherung	Vorklinik	Klinik	PJ	Weiter-bildung	Check it
Privathaftpflicht	Kann	Kann	Kann	Muss	Versicherungsschutz über Eltern klären
Berufshaftpflicht • Ausland	Kann	Soll Muss	Soll Muss	Muss Muss	Ggf. Versicherung durch Uni vorgeschrieben
Rechtsschutz • Beruf • Verkehr • Freizeit • Wohnen	• Kann • Soll • Kann • Kann	• Kann • Soll • Kann • Kann	• Soll • Soll • Kann • Kann	• Muss • Soll • Soll • Soll	Versicherungsschutz über Eltern klären, Verkehrs-Rechts-schutz ggf. über Auto-mobilclub vorhanden?
KfZ-Versicherung • Haftpflicht • Teilkasko • Vollkasko	Muss Soll Kann	Muss Soll Kann	Muss Soll Kann	Muss Soll Kann	Gesetzliche Vorgabe Selbstbehalt wählen Nur bei Neuwagen oder bei Finanzierung
Hausrat • Fahrrad • Laptop	Kann Kann Kann	Kann Kann Kann	Kann Kann Kann	Soll Kann Kann	Versicherungsschutz über Eltern oder Ver-mieter klären
Krankenversicherung. • Ausland • Option auf Voll-versicherung	Muss Muss Kann	Muss Muss Soll	Muss Muss Soll	Muss Muss Soll	Befreiung von GKV bei Studienbeginn prüfen, Famulatur und PJ sind keine Auslandsreise
Berufsunfähigkeit	Kann	Soll	Muss	Muss	z. B. bei der Deutschen Ärzteversicherung abschließen ;-): Die DÄV wurde bei dieser Produktpalette von der Stiftung Warentest mehrfach mit „Sehr gut" bewertet
Unfallversicherung	Kann	Soll	Soll	Soll	Spezialtarife für Mediziner abfragen

Infos zu allen Versicherungen unter: www.medi-learn.de/STF64

Viel Glück mit den Versicherungen wünscht Peter Dahlhausen (Deutsche Ärzteversicherung)

Weitere Informationen zu unserem Partner Deutsche Ärzteversicherung findest du unter: *www.aerzteversicherung.de*

ZUSAMMENFASSUNG

WICHTIGES ZUM VERSICHERUNGSSCHUTZ

- **Absolutes Muss: Haftpflichtversicherung**

  Eine Berufs- und Privathaftpflichtversicherung kommt für z.B. aus Unachtsamkeit oder Fahrlässigkeit im Berufs- oder Privatleben verursachte Schäden an Personen, Sachen oder Vermögen auf (siehe Seite 171).

- **Fürsorgepflicht der Uni ist begrenzt**

  Medizinstudenten sind in der Regel über die Krankenhaushaftpflicht abgesichert. Bei grober Fahrlässigkeit kann es allerdings vorkommen, dass die Uni dich als Schadensverursacher in Regress nimmt. Eine zum Schutz abgeschlossene Berufshaftpflichtversicherung muss deshalb grobe Fahrlässigkeit mit einschließen. Die Berufshaftpflichtversicherung kommt für Schäden an Personen, Sachen und Vermögen auf und sollte Haupt- und Nebentätigkeiten des beruflichen Alltags umfassen. Empfehlenswerte Deckungssummen: Personenschäden (1.000.000 €), Sachschäden (150.000 €) und Vermögensschäden (25.000 €), siehe Seite 172.

- **Hausrat und Fahrrad, Laptop, Aquarium und Wasserbett**

  Eine Hausratversicherung schützt den Hausstand vor Schäden durch z.B. Feuer oder Einbruch. Auch PC´s und Fahrräder sind – allerdings unter z.T. besonderen Bedingungen - mitversichert. Die Aufnahme einer gesonderten Fahrrad-Klausel in die Hausrat-Versicherung oder der Abschluss einer separaten Fahrrad-Versicherung kann daher sinnvoll sein. Auch bei Laptop, Aquarium und Wasserbett gibt es den Versicherungsschutz (siehe Seite 176).

- **Versicherung bei Auslandsaufenthalt: Kranken und Haftpflicht**

  Der Abschluss einer Auslandsreisekrankenversicherung ist unbedingt empfehlenswert, um das Kostenrisiko im Falle einer medizinischen Behandlung ausserhalb Deutschlands zu minimieren. Der Abschluss einer Haftpflichtversicherung ist ebenfalls ein absolutes Muss im Rahmen eines Auslandsaufenthaltes (siehe Seite 177).

- **Pflicht und Kür bei der Krankenversicherung**

  Studenten sind Pflichtmitglied in der gesetzlichen Krankenversicherung (bis 25. Lebensjahr mitversichert über die Familienversicherung). Sie können sich u.U. befreien lassen und in die private Krankenversicherung wechseln. Spätestens nach 14 Semestern endet die studentische Krankenversicherung. Sie kann dann wahlweise durch eine private oder freiwillig-gesetzliche Krankenversicherung fortgeführt werden (siehe Seite 179).

- **Muss-Soll-Kann – der Versicherungs-Check-Up für junge Mediziner**

  Unser Versicherungs-Check-Up bietet jungen Medizinern genaue Antworten, welche Versicherungen unverzichtbar, welche sinnvoll oder aber nur ergänzend nötig sind (siehe Seite 181).

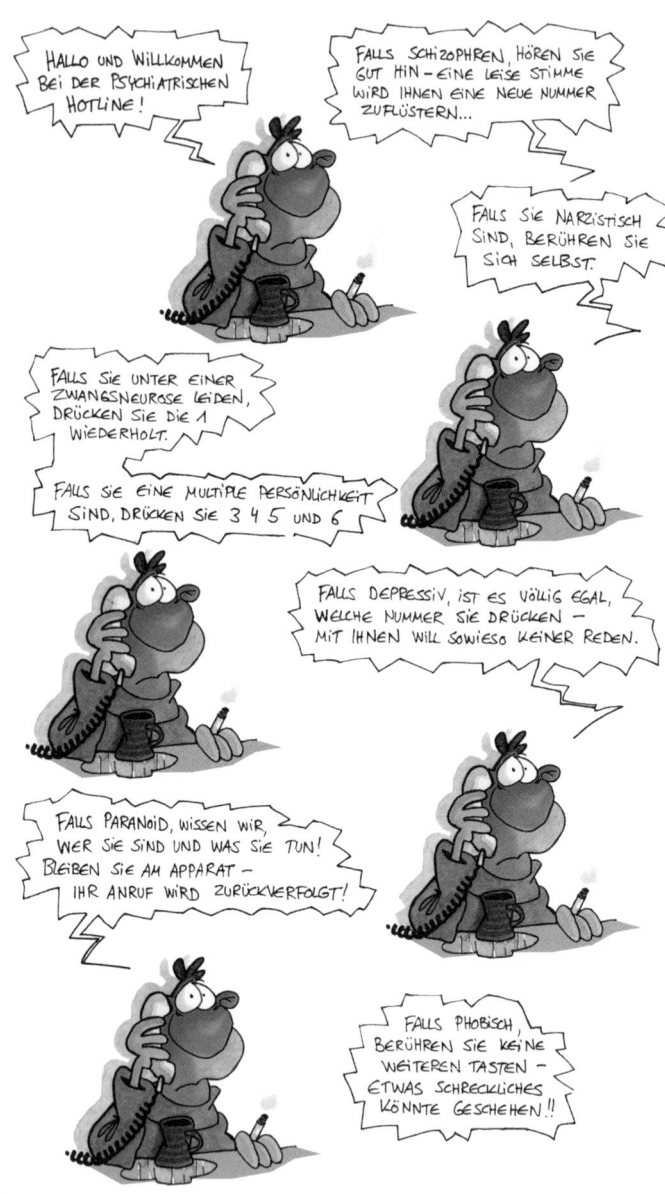

188

Über den Tellerrand schauen

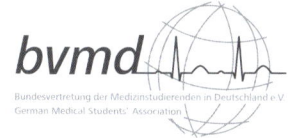

Die Bundesvertretung der Medizinstudierenden in Deutschland (bvmd) stellt sich vor

Willkommen in deinem Medizinstudium. Wir alle haben uns aus den verschiedensten Gründen für dieses Studienfach entschieden, und du weißt vielleicht nicht einmal selbst genau, warum deine Wahl gerade auf die Medizin gefallen ist. Forschergeist? Zu gute Abinoten? Eltern alles Ärzte? Helferkomplex? Medizinstudierende haben vor allem ihr Studium gemeinsam.

Gemeinsam haben wir auch, dass bei niemandem und bei nichts alles immer so läuft, wie man es gerne hätte – Nobody is perfect. Das gilt im Medizinstudium genau wie im ganzen Leben. Spätestens wenn die ersten Prüfungen bevorstehen, merkt jeder, wo er noch Hilfe braucht. Und wo er anderen helfen kann! Weil wir keine Juristen sind, die prüfungsrelevante Seiten aus den Büchern in der Bibliothek reissen – alles schon vorgekommen – sollte jeder Mediziner dem anderen helfen, wo er kann. Das fängt damit an, dass man dem Nebensitzer im Hörsaal nochmal kurz die letzte Formel in Biochemie erklärt. Die nächste Stufe ist die Fachschaft, wo die Hilfe allen Studierenden an Deiner Fakultät gilt. Einander helfen ist wichtig! Schliesslich haben wir – so verschieden wir sind – alle das gemeinsame Ziel, später als Arzt anderen Menschen zu helfen.

Als gemeinsame Stimme all dieser angehenden Ärzte in Deutschland gibt es die Bundesvertretung der Medizinstudierenden in Deutschland, die bvmd. Sie entstand aus zwei Vorgängerorganisationen, von denen eine bereits seit 1951 die Mediziner aus allen deutschen Unis zusammenbrachte. Die bvmd ist die legitimierte Vertretung aller Medizinstudierenden in der Bundesrepublik und arbeitet auf vielen Ebenen für dich und dein Studium.

Deine Vertreter vor Ort

Auf lokaler Ebene wirst du die bvmd in Form deiner Fachschaft kennenlernen. Jede der 36 Fakultäten hat einen Kreis von engagierten Studierenden, die vor Ort die Vertretung der Studis übernimmt und dabei viele interessante Projekte organisiert – etwa mit über die Verwendung deiner Studiengebühren entscheidet, mit dem Dekanat über Studien- und Prüfungsordnung berät und auch mal große Parties veranstaltet.

Wenn du nicht nur deinem Nachbarn in der Prüfung, sondern deinem ganzen Semester helfen willst, dann ist die Fachschaftsvertretung deine Gelegenheit.

Ständiger Kontakt zwischen 36 Fakultäten

Auf nationaler Ebene treffen sich diese 36 Fachschaften oder „bvmd-Lokalvertretungen" viermal im Jahr zu Mitgliederversammlungen [„MV"] überall in der Republik. Hier tauschen sich die Vertreter, meist über 100 Fachschaftler aus jeder Ecke Deutschlands, über aktuelle Themen und Probleme aus. Die verschiedenen AGs organisieren ihre Arbeit ebenfalls auf nationaler Ebene, so dass die vielen Projekte zusammen an einem Strang ziehen und zusammen mehr erreichen können.

Von der Ausbildung bis zur Entwicklungshilfe

AGs, das heisst Arbeitsgruppen mit speziellen Themen aus verschiedenen Bereichen der Medizin und des Studiums, gibt es derzeit acht in der bvmd:

– Die AG Medizinische Ausbildung arbeitet für eine bessere Lehre in der Medizin.
– Die AG Famulantenaustausch schickt Medizinstudierende in Famulaturen um die ganze Welt.
– Die AG Forschungsaustausch lässt dich an Forschungsprojekten im Ausland mitarbeiten.
– Die AG Medizin & Menschenrecht befasst sich mit ethischen und menschenrechtlichen Fragen.
– Die AG Öffentliche Gesundheit & Entwicklungshilfe sorgt sich um die Gesundheit der Gesamtbevölkerung in Deutschland und der Dritten Welt.
– Die AG Sexualität & Prävention engagiert sich gegen sexuell übertragbare Krankheiten.
– Die AG Palliativmedizin fordert eine stärkere Einbindung dieses Faches in unser Studium.
– Und die AG Gesundheitspolitik bringt sich in die aktuellen Entwicklungen im Gesundheitswesen und ärztlichem Arbeitsalltag ein.

Jede dieser AGs bietet auf den Mitgliederversammlungen eine Workshopzeit an, in der die Teilnehmer sich weiterbilden können und neue Aktionen oder Projekte ausgearbeitet werden.

Weltweit organisiert

Auf internationaler Ebene schliesslich ist die bvmd ein Mitglied des internationalen Medizinstudierendenverbandes IFMSA (International Federation of

Medical Student's Associations). Die trifft sich zweimal jedes Jahr in Gastge-
berländern auf der ganzen Welt, um auch einen Meinungs- und Informations-
austausch zwischen – zum Beispiel – Taiwan und Holland zu ermöglichen. Oder
Russland und Brasilien. Über 90 Länder sind Teil der IFMSA, und praktisch alle
sind auf den Generalversammlungen („GA") vertreten, auf der jedes Semester
über 800 Studierende zusammenkommen. Auch studentische Projekte auf
internationaler Ebene werden hier erdacht, geplant und durchgeführt.

Mach mit!

Hört sich interessant an? Dann mach mit! Deine Fachschaft, die bvmd und ihre
Arbeitsgruppen wollen deine Mitarbeit! Egal was dich genauer interessiert, wo
deine Fähigkeiten liegen und was du gerne lernen würdest – Es darf immer
jeder mitmachen. Und dabei lernt man mehr über Kommunikation, Teamar-
beit, Projektmanagement, Finanzen und noch viel mehr, als man jemals aus
Büchern lernen könnte.

Es ist richtig, dass das Medizinstudium jeden von uns viel Zeit und Nerven
kostet. Trotzdem kann man mehr daraus machen als über Büchern zu grü-
beln und Nervenfasern auswendig zu lernen! Und auch wenn es dir bald so
vorkommen wird, als hättest du nie so viel Stress wie jetzt gehabt: Denk daran,
dass du jetzt so viel Zeit hast wie später nie wieder. Mach mehr aus deinem
Studium – mach mit!

Dein erster Schritt ist der zu deiner Fachschaft oder bvmd-Austauschgruppe
vor Ort. Mehr Informationen zur bvmd, ihrer Arbeit und den Menschen die
dahinter stecken gibt es unter *www.bvmd.de*

Let's Talk About Sex – Die AG Sexualität & Prävention

Seit dem Jahr 2001 engagieren sich Studierende in der bvmd für die Auf-
klärung von Schülern über Verhütung, sexuell übertragbare Krankheiten und
HIV/AIDS. In unserem Projekt „Mit Sicherheit verliebt" bilden wir Studierende
auf speziellen Workshopwochenenden dazu aus, in Schulklassen sexualpä-
dagogische Prävention zu leisten. Der Schwerpunkt liegt dabei auf HIV, seinen
Übertragungswegen, Verhütung von ungewollten Schwangerschaften und der
Toleranz gegenüber verschiedenen Lebensweisen und Orientierungen. Jedes
Jahr bildet „Mit Sicherheit verliebt" dabei in enger Zusammenarbeit mit professionellen Pädagogen über 100 neue Aufklärer aus und erreicht deutschlandweit über 3.000 Schüler. Dabei lernen nicht nur die Schüler etwas über
Safer Sex, sondern auch die Studierenden sollen so ihr Wissen weiterentwickeln, einfühlsame Gesprächsführung lernen und erfahren wie man aktiv Prävention leisten kann.

Die AG Sexualität & Prävention organisiert ausserdem jedes Jahr zum 1.12. eine deutschlandweite Aktion zum Welt-AIDS-Tag, um auch an den Universitäten und in der Presse auf das Thema AIDS aufmerksam zu machen. Willst du mehr wissen? *www.medi-learn.de/STF68* oder Mail an aufklaerung@bvmd.de

Leaving on a Jetplane – Der bvmd Austausch

Um Arzt zu werden, muss man bekanntlich vier Monate Famulatur ableisten. Ausserdem soll sich jeder Studierende einmal wissenschaftlich betätigt haben, zumindest wenn er sich später Doktor nennen will. Beides kann man in seiner eigenen Unistadt tun, oder auch irgendwo anders in unserem Land. Wer aber neben der medizinischen Seite von Famulatur und Forschung noch fremde Länder, interessante Menschen und andere Kulturen kennen lernen will, dem gibt die bvmd die Möglichkeit dazu.

Über den bvmd Austausch kann sich jeder Studierende dafür bewerben, eine Famulatur oder ein Forschungsprojekt im Ausland zu besuchen. Diese Austausche sind komplett studentisch organisiert, und vor Ort wirst Du auch von den heimischen Studierenden betreut und mit dem Land und den Leuten vertraut gemacht. Famulaturen werden jedes Jahr in rund 60 Ländern und für über 300 Teilnehmer organisiert. Der Forschungsaustausch schickt über 60 Studierende jedes Jahr in internationale Laboratorien.

Für jeden Teilnehmer aus Deutschland kommt auch ein Studierender aus anderen Ländern zu uns. Deswegen gibt es in praktisch jeder Unistadt auch ein Team von engagierten Austauschern, die Wohnungen suchen, Stellen im Krankenhaus organisieren und den Gästen die schönen Seiten der lokalen Kultur näherbringen.

Willst du mehr wissen? *www.medi-learn.de/STF69* oder Mail an *austausch@bvmd.de*

Heal the World – Die AG Öffentliche Gesundheit & Entwicklungshilfe

Öffentliche Gesundheit beschreibt das Gesundheitsbewusstsein und -verhalten in der Bevölkerung. Die bvmd engagiert sich in diesem Bereich national und international. Innerhalb Deutschlands organisiert die AG Öffentliche Gesundheit Aktionen zum Welt-Nichtraucher-Tag, die Brillensammelaktion „Unite for Sight" und das Teddybär-Krankenhaus, bei dem Vorschulkinder mit ihren Kuscheltieren spielerisch lernen, wie ein Arztbesuch und eine körperliche Untersuchung ablaufen. Dabei lernt man als Studierender mit Kindern über Gesundheit zu reden und eine Untersuchung kindgerecht zu gestalten.

Ausserhalb Deutschlands bietet die bvmd dir die Möglichkeit, an Entwicklungshilfeprojekten in Lateinamerika, Afrika, Europa und Asien mitzuarbeiten. Zum

Beispiel in einer Krankenstation in den Bergen von Guatemala. Oder in einem Dorfprojekt in Rwanda oder Kalkutta. Oder auch direkt in der Nachbarschaft, in einem Waisenhaus in Rumänien. Derzeit schicken wir Medizinstudierende aus Deutschland in 16 verschiedene Projekte verteilt auf 13 Ländern in 4 Kontinenten.

Willst du mehr wissen? *www.medi-learn.de/STF70* oder Mail an *entwicklungshilfe@bvmd.de*

We Don't Need No Education? – Die AG Medizinische Ausbildung

Der Weg zum Arztberuf ist in Deutschland auch oft ein steiniger. Die bvmd arbeitet als Vertretung der Interessen aller Medizinstudierenden in Deutschland aktiv daran mit, unsere Ausbildung zu verbessern. Dabei geht es etwa darum, die Umsetzung der neuen Approbationsordnung zu begleiten und im nationalen Vergleich Stärken und Schwächen zu identifizieren und gemeinsam anzugehen.

Wenn wir unsere Ausbildung umfassend und nachhaltig weiterentwickeln wollen, ist auf studentische Mithilfe nicht zu verzichten. Dabei wird unsere AG Medizinische Ausbildung von vielen offiziellen Stellen – wie etwa dem Medizinischen Fakultätentag – als Ansprechpartner gesehen.

Willst du mehr wissen? *www.medi-learn.de/STF71* oder Mail an *ausbildung@bvmd.de*

Fight For Your Right – Die AG Medizin & Menschenrecht

Die Medizin wirft naturgemäß ständig ethische Fragen auf. Als zukünftige Ärzte ist es wichtig, dass wir uns darüber klar sind, welche globalen Auswirkungen die Handlungen der großen und kleinen Mitspieler in der Medizin haben. Und zu wissen, welchen Beitrag jeder von uns leisten kann, um auch den Schwächsten einen Anteil am medizinischen Fortschritt haben zu lassen. Mit dieser Problematik befasst sich die AG Medizin und Menschenrecht.

Menschenrechte, Krieg, Armut und Flüchtlingshilfe sind die großen Themen, mit denen sich die Medizinstudierenden in dieser Arbeitsgruppe beschäftigen. Einmal pro Jahr findet die Spendenaktion „UniDOnate" zugunsten von „Ärzte Ohne Grenzen" statt. In Vorbereitung ist das Peer-Education-Projekt (d.h. Lehre unter Gleichgestellten) „Mit Recht Mensch", bei dem Medizinstudierende in Schulklassen für das Thema Menschenrechte sensibilisieren.

Willst du mehr wissen? *www.medi-learn.de/STF72* oder Mail an *menschenrecht@bvmd.de*

ZUSAMMENFASSUNG

DIE BUNDESVERTRETUNG DER MEDIZINSTUDIERENDEN

- **Bundesvertretung der Medizinstudierenden in Deutschland (bvmd)**

  Die bvmd ist die gemeinsame Stimme der angehenden Ärzte in Deutschland und entstand aus zwei Vorgängerorganisationen. Sie ist die legitimierte Vertretung aller Medizinstudierenden in der Bundesrepublik (siehe Seite 185).

- **Lokal-Vertreter vor Ort und bundesweite Mitgliederversammlung**

  Lokal finden sich engagierte Studenten als so genannte Fachschaft zusammen und vertreten die bvmd an insgesamt 36 Fakultäten. An vier Terminen im Jahr kommen die 36 Fachschaften zur bundesweiten Mitgliederversammlung zusammen (siehe Seite 186).

- **Fachorientierte Arbeitsgemeinschaften**

  Innerhalb der bvmd finden sich Interessierte zu folgenden Arbeitsgemeinschaften zusammen: Medizinische Ausbildung, Famulantenaustausch, Medizin & Menschenrecht, Öffentliche Gesundheit und Entwicklungshilfe, Sexualität und Prävention, Palliativmedizin, Gesundheitspolitik (siehe Seite 186).

- **Weltweite Organisationsstruktur**

  Die bvmd ist Mitglied im weltweiten Dachverband der International Federation of Medical Students´s Association (IFMSA), der insgesamt über 90 Länder angehören (siehe Seite 187).

- **Mitmachen bei der bvmd**

  Bei der bvmd bzw. der Fachschaft vor Ort hat jeder Medizinstudent die Möglichkeit, sich entsprechend seiner Interessen in den Arbeitsgruppen zu engagieren (siehe Seite 187).

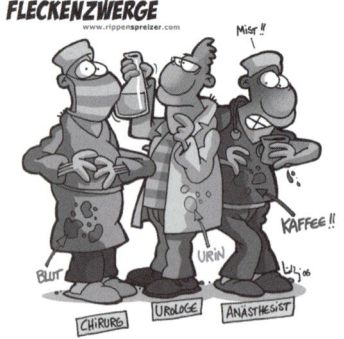

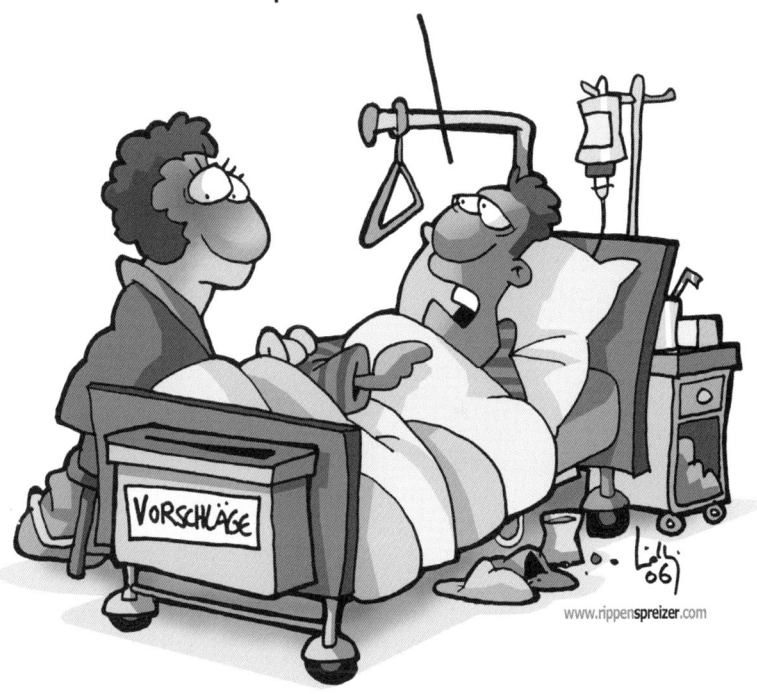

Die medizinische Doktorarbeit

Zum jetzigen Zeitpunkt, wo du dir erst einmal ein Bild davon machen willst, wie ein Medizinstudium aussieht, scheint das Thema Doktorarbeit noch in ziemlich weiter Ferne zu liegen. Aber du weißt sicher, dass im Fach Medizin relativ viele Studenten eine Dissertation (also die Doktorarbeit) schreiben, schließlich tragen viele Ärzte den Dr.-Titel vor ihrem Namen. Deswegen möchten wir dir an dieser Stelle wenigstens einige grundlegende Informationen zu diesem Thema vermitteln.

Promovieren oder nicht promovieren?

Das ist hier die Frage. Heutzutage promovieren etwas mehr als 50 Prozent der Studierenden. Im Rahmen der Bewerbungen spielt die Dissertation eine wichtige Rolle: Wer einen Titel trägt, hat schon mal einen Pluspunkt gegenüber Bewerbern, die keine Doktorarbeit absolviert haben. Dennoch ist die Dissertation nicht zwingend erforderlich, es sei denn, man möchte an einer Uni-Klinik die Laufbahn zum Professor einschlagen.

Die Entscheidung „promovieren / nicht promovieren" muss jeder Medizinstudent für sich treffen. Nach einigen Semestern Studium ist in der Regel für jeden absehbar, ob er sich eine Dissertation zutraut (und zumutet) oder ob das wissenschaftliche Arbeiten ihm weniger liegt.

Die meisten Studenten, die eine Dissertation anfertigen, haben damit zwischen dem fünften und dem zehnten Semester begonnen, also im Verlauf des Hauptstudiums. Einige beginnen auch schon im Ersten Studienabschnitt. Die Prüfung zur Dissertation (Rigorosum) wird aber immer erst nach Abschluss des Studiums abgelegt.

Wann man seine Doktorarbeit beginnen sollte, hängt von der persönlichen Leidens- und Organisationsfähigkeit ab: Das Anfertigen einer Doktorarbeit kostet Zeit, Energie und Nerven, also Dinge, die für das Studium an sich (Examina, Scheine machen, Famulaturen etc.) entsprechend fehlen. Wer schon im Normalstudium an seiner Kapazitätsgrenze arbeitet, sollte überlegen, ob eine Anfertigung nach Beendigung des Studiums oder gar ein Verzicht nicht sinnvoller ist.

Auf der anderen Seite kann es auch sehr gut für das Studium sein, weil man sich ja mit einem Thema beschäftigt, für das man sich interessiert. Das motiviert. Also wieder einmal: abwägen, was besser ist.

Welcher Doktorarbeitstyp passt zu mir?

Im Groben lässt sich zwischen zwei Typen von Doktorarbeiten unterscheiden: Leichte und kurze Arbeiten auf der einen Seite, schwierigere und zeitaufwendigere auf der anderen Seite.

Zum Beispiel: Statistische Doktorarbeiten im Rahmen von rückblickenden klinischen Studien (etwa der Vergleich von Werten in Patientenakten, um heraus zu finden, ob Medikament X Einfluss auf den Blutdruck hatte) oder aber experimentelle Arbeiten in Forschungslabors (etwa die Untersuchung neuer Varianten des Medikaments Y an Versuchstieren hinsichtlich der Änderung des Blutdruckverhaltens).

Wer beabsichtigt, später einmal eine akademische Karriere an einer Hochschule zu durchlaufen, also in der Forschung tätig zu sein und sich zu habilitieren („Professor zu werden"), dem kann das Anfertigen einer umfassenden experimentellen Doktorarbeit im Labor angeraten werden.

Martin K. hat sich entschieden: „Ganz klar: Ich möchte später in der Forschung tätig sein und vielleicht sogar einmal Dozent an der Uni werden. Außerdem macht mir das Experimentieren im Labor einfach Spaß – auch wenn es manches Mal argen Frust gab. Ich liebe es, mich in Details zu vertiefen!" Martin hat eine experimentelle Doktorarbeit über die Dauer von fünf Semestern in einem Grundlagenlabor zur Herzforschung an Zellkulturen durchgeführt, die er später zur Habilitation ausbauen möchte.

Wer sich hingegen sicher ist, später nicht an der Uni, sondern in der eigenen Praxis oder im lokalen Krankenhaus arbeiten zu wollen, sollte sich den Schritt, eine umfassende experimentelle Doktorarbeit anzufertigen, die viel Zeit (bis zu drei Jahren) kostet, reiflich überlegen.

Corinna S. hat sich folgendermaßen entschieden: „Warum soll ich mir monate- oder gar jahrelang in irgendwelchen Labors die Nächte um die Ohren schlagen, mit den Versuchen hadern und wertvolle Energie und Zeit investieren, wenn ich es auch einfacher haben kann? Ich werde später ohnehin Allgemeinmedizinerin und dafür reicht eine kleine, kompakte Doktorarbeit." Corinna untersuchte in einer retrospektiven Studie den Einfluss eines Hormonpräparates auf das Thromboserisiko bei Raucherinnen.

Die Anfertigung einer weniger zeitraubenden, statistischen Doktorarbeit kann durchaus sinnvoll sein, zum Beispiel, wenn es in der Hausarztpraxis später nicht darauf ankommt, ob man sich während des Studiums in Forschungsarbeiten vertieft hat.

Hinsichtlich der Länge unterscheiden sich Doktorarbeiten erheblich: Es gibt Dissertationen, die 30 bis 40 Seiten kurz sind, ebenso gibt es umfassend angelegte Arbeiten mit über 200 Seiten.

Allen Doktorarbeiten gemeinsam ist allerdings, dass man sich die Methoden der wissenschaftlichen Recherche und des wissenschaftlichen Arbeitens aneignet und eigenständig die im Rahmen der Untersuchungen erzielten Ergebnisse als Text anfertigt.

Wenn du dich im Laufe des Studiums näher für ein mögliches Dissertationsthema interessieren solltest, dann ist es auf jeden Fall hilfreich, ähnliche, bereits bestehende Arbeiten einmal überfliegend zu lesen – zum einen, weil du dann ein Gefühl für die Materie bekommst und zum anderen, weil du nicht zu genau demselben Thema promovieren kannst. Warum? Du sollst die Forschung in diesem Gebiet mit einer neuen Fragestellung vorantreiben – denn darum geht es bei einer Doktorarbeit.

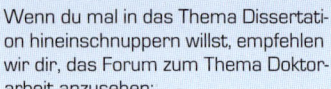

SURFTIPP:

THEMA DISSERTATION

Wenn du mal in das Thema Dissertation hineinschnuppern willst, empfehlen wir dir, das Forum zum Thema Doktorarbeit anzusehen:

www.medi-learn.de/MT9

Auch wenn es nicht die Regel ist, eine Doktorarbeit bereits in der Vorklinik (1.-4. Semester) zu beginnen, wollen wir dir den Erfahrungsbericht von Akja Fenjason nicht vorenthalten. Er gibt dir einen guten Einblick in die Arbeit als Doktorand:

„Was, jetzt schon? Ungläubigkeit, Neugier und manchmal sogar ein bisschen Unverständnis war meistens auf den Gesichtern derer zu sehen, denen ich am Ende meines zweiten vorklinischen Semesters mitteilte, dass ich gerade die molekularbiologischen Experimente zu meiner Doktorarbeit begonnen hätte. Meistens folgte dann verständnisloses Kopfschütteln und das Thema war mit einem ähnlichen Kommentar wie: „Das ist doch Quatsch, es ist doch viel zu früh für so was!" beendet. Solche Gespräche haben mich am Anfang ziemlich irritiert.

Wie kam es aber nun dazu, dass ich mich, obwohl seit dem Chemiepraktikum auf Kriegsfuß mit Pipetten und farbigen Lösungen, auf solch unbekanntes Terrain wagte?

Im zweiten Semester fand ein Zellbiologieseminar statt, bei dem in kleinen Gruppen anhand von kurzen Vorträgen der Mitstudenten zellbiologische Grundlagen erarbeitet werden. Zellbiologie war durch die enthusiastische Moderation unseres Dozenten plötzlich auch gar nicht mehr langweilig. Zum Abschluss dieses Seminars bekamen wir eine Führung durch die Labors des Instituts für Anatomie und medizinische Zellbiologie. Während der Führung hat mir die Atmosphäre im Institut gut gefallen und ich empfand Interesse

Die Webseite für Medizinstudenten
www.medi-learn.de & junge Ärzte

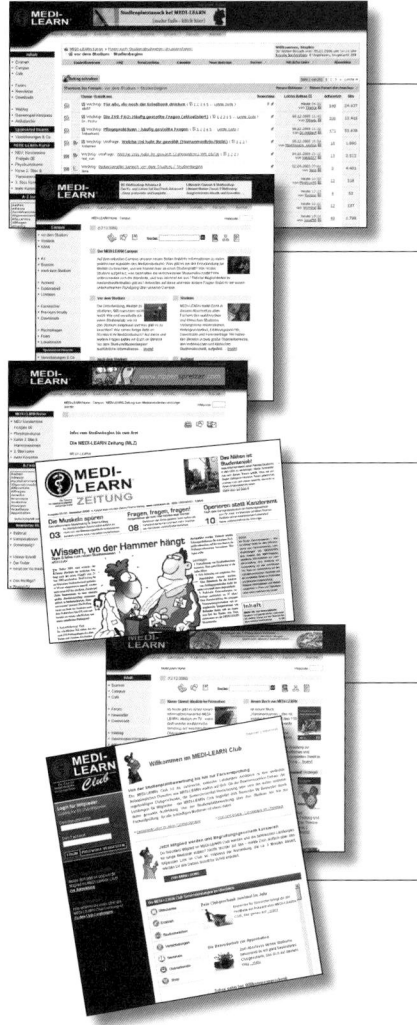

Die MEDI-LEARN Foren sind der Treffpunkt für Medizinstudenten und junge Ärzte – pro Monat werden über 10.000 Beiträge von den rund 18.000 Nutzern geschrieben.

Mehr unter www.medi-learn.de/foren

Der breitgefächerte redaktionelle Bereich von MEDI-LEARN bietet unter anderem Informationen im Bereich „vor dem Studium", „Vorklinik", „Klinik" und „nach dem Studium". Besonders umfangreich ist der Bereich zum Examen.

Mehr unter www.medi-learn.de/campus

Einmal pro Woche digital und fünfmal im Jahr sogar in Printformat. Die MEDI-LEARN Zeitung ist „das" Informationsmedium für junge Ärzte und Medizinstudenten. Alle Ausgaben sind auch rückblickend online verfügbar.

Mehr unter www.medi-learn.de/mlz

Studienplatztauschbörse, Chat, Gewinnspiel-kompass, Auktionshaus oder Jobbörse – die interaktiven Dienste von MEDI-LEARN runden das Onlineangebot ab und stehen allesamt kostenlos zur Verfügung.

Mehr unter www.medi-learn.de

Jetzt neu - von Anfang an in guten Händen: Der MEDI-LEARN Club begleitet dich von der Bewerbung über das Studium bis zur Fach-arztprüfung. Exklusiv für dich bietet der Club zahlreiche Premiumleistungen.

Mehr unter www.medi-learn.de/club

www.medi-learn.de

für die Neurone in den Petrischalen, die uns gezeigt wurden. Insgesamt war der Entschluss, nach einem Praktikum für die Semesterferien zu fragen, also mehr eine Bauchentscheidung.

Molekularbiologie für Anfänger

Also machte ich ein Praktikum im Institut für Anatomie und Zellbiologie. Ich bekam ein kleines Projekt, an dem ich die Grundlagen der Molekularbiologie erlernen konnte. Am Anfang bekam ich in unendlicher Geduld die absoluten Basics erklärt: Pipetten, Puffer, Petrischalen und Geduld, Geduld, Geduld.

Schnell bekam ich den Ernst der Angelegenheit zu spüren

Ich blieb die kompletten Semesterferien. Arbeitete ich am Anfang noch die Protokolle meines Betreuers ab, so konnte ich am Ende fast selbstständig arbeiten. Zu dem Zeitpunkt war ich in meiner Verwandtschaft und in meinem Freundeskreis eine ziemliche Lachnummer. Alleine die Antwort auf die Frage, was ich im Labor denn genau machen würde, war fast unmöglich zu geben. Entweder die Augen der Zuhörer weiteten sich im Entsetzen über die Vorstellung, was ich mit „gentechnischen Arbeitsmethoden" meinte oder meine Erklärungsansätze über grün-fluoreszierende Fusionsproteine erstickten in Lachsalven. Trotz allem: Für mich stand am Ende fest, dass ich verdammt gerne mein eigenes Projekt hätte und nicht mehr Praktikantin, sondern Doktorandin sein wollte! Wieder kam mir der Zufall zur Hilfe. Am Ende des Jahres gab es neue Ergebnisse in der Arbeitsgruppe meines Betreuers aus dem Zellbio-Seminar. Ich hatte dann die schwierige Wahl zwischen einem etablierten molekularbiologischen Projekt und einem anderen, das auf Zellkultur aufbaute, unsicherer war, aber vielleicht erfolgreicher und spannender. Wieder entschied ich nach Bauchgefühl und begann am Jahresanfang mit dem Zellkulturprojekt.

Upgrade zur Doktorandin

Der Statuswechsel von Praktikantin zur Doktorandin verlief nicht ohne Spuren. Erst einmal war ich natürlich furchtbar stolz. Doch schnell bekam ich den Ernst der Angelegenheit zu spüren: Ab diesem Zeitpunkt bekam ich zum Beispiel kein Protokoll mehr geschrieben, ich musste meine Experimente selbst planen, durchführen und eigenständig „troubleshooting" betreiben, falls sie nicht funktionierten. Und das war oft der Fall.

Das war neu! Das erste, was ich dazulernte, war noch mehr Geduld, Geduld, Geduld. Spätestens jetzt zahlte sich das lange Praktikum aus. Ich war unabhängig von den anderen Leuten im Labor und konnte kommen und gehen wann ich wollte.

Vor dem Vortrag konnte ich kaum noch schlafen

Mein Doktorvater ließ mir da auch die notwendige Freiheit, damit ich meine Arbeit im Labor um mein Studium gruppieren konnte. Eine andere Verpflichtung, die mich am Anfang eiskalt traf, war die Teilnahme an den Abteilungsveranstaltungen. Also am Journal Club (Präsentation von aktuellen Publikationen) und am Progress Report (jeder Mitarbeiter muss halbjährlich seine eigene Arbeit präsentieren). Das Ganze auf Englisch, und das, obwohl ich doch seit der Schulzeit kein Englisch mehr gesprochen hatte!

Irgendwann musste es ja kommen. Genauer gesagt: Musste ich dran kommen. Mein erster Progress Report: Ich glaube, das Wort „Panik" wäre eine Untertreibung. Ich war überzeugt, ich würde das erstens nicht hinkriegen, zweitens wollte ich es überhaupt nicht, drittens hatte ich in meinen Augen sowieso keine relevanten Daten und viertens Englisch, das ging schon gar nicht.

Ich konnte vier Wochen vorher kaum noch schlafen! Es hat natürlich geklappt. Mein Doktorvater hat während der Vorbereitung auf meinen ersten Vortrag großes Geschick an den Tag gelegt, mich zu führen, zu motivieren und mich nebenbei zu einem Powerpoint-Profi gemacht. Nach einem Haufen Probevorträgen war der Auftritt selbst dann fast Nebensache. Meine nächsten Vorträge machte ich dann immer selbstständiger und meine Angst wurde auch von Mal zu Mal weniger.

Richtig Spaß hat dann mein erster Besuch auf einem Kongress gemacht, bei dem ich ein Poster mit meinen Ergebnissen vorstellen durfte. Es war ein komisches Gefühl, am Poster zu stehen und den Professoren – denn das waren die meisten – meine Arbeit zu erklären. Auch da war ich am Anfang nicht alleine, sondern mein Doktorvater stand irgendwo in Rufweite, sozusagen als Rettungsanker.

Schreiben – was ist das?

Ich habe zwei Jahre an meinen Experimenten gearbeitet. Es ist nicht einfach für mich, vom Experimentator zum Schreiberling zu werden. Ich denke, jeder Medizinstudent kann das nachvollziehen, denn wir werden nicht unbedingt zum Schreiben erzogen. Auf der anderen Seite freue ich mich auch auf die kommende Zeit. Ich habe mir die Semesterferien freigehalten, damit ich noch mal ausgiebig lesen und dann meine Ergebnisse in eine schöne Form bringen kann.

Ich hatte mich absichtlich gegen ein Freisemester entschieden, dementsprechend hatte ich keinen Urlaub in dieser Zeit und gerade in den Klausurphasen war es manchmal stressiger, als ich es gerne gehabt hätte. Trotz allem würde ich mich wieder für eine Arbeit im Labor entscheiden. Gerade, weil es eine so schöne Ergänzung zur Klinik ist. Zu früh ist es für eine experimentelle Arbeit während der Vorklinik in keinem Fall. Bedenke bitte: In der Klinik hast du auch nicht mehr Ahnung von Zellkultur oder Molekularbiologie als in der Vorklinik! Ich habe in den letzten beiden Jahren viel gelernt: Experimente planen, verschiedenste Methoden quer durch die Molekularbiologie, Präsentationen erstellen, Vorträge halten – und auch über mich selbst habe ich viel Neues erfahren.

Tipps für die Dissertation

Such dir deinen Doktorvater gut aus. In meinen Augen kommst du um ein Praktikum vorher nicht herum. Du musst herausfinden, ob du mit der Arbeitsgruppe klar kommst, weil du sehr viel Zeit mit ihr zusammen verbringen wirst – und das nicht nur in Augenblicken, in denen alles rund läuft. Ich persönlich finde das wichtiger, als eine lange Liste von Veröffentlichungen. Denn was bringen dir die Publikationen eures Doktorvaters in „Nature", wenn er sich nicht um die Natur eurer Sorgen und Probleme kümmert? Deshalb: Schau, dass dein Doktorvater auch dein Betreuer ist. Es ist eine dumme Situation, wenn du irgendwann zwischen beiden stehst, weil sie sich nicht einig sind. Was du unbedingt brauchst, ist: Neugier, Mut, Durchhaltevermögen und sehr viel Geduld. Aber eines ist garantiert: Es lohnt sich!"

Ausblick: Approbation und Facharztausbildung

Was Laien oft nicht wissen: Die Spezialisierung auf ein bestimmtes Gebiet (z.B. Hautarzt, Kinderarzt, Pathologe etc.) erfolgt erst nach dem Studium. Sobald die offizielle staatliche Genehmigung zur Berufsausübung, die heiß ersehnte Approbation vorliegt, darfst du dich tatsächlich als „Ärztin/Arzt" bezeichnen! Ausgestellt wird die Approbation von den Landesärztekammern.

Doch dann geht die Ausbildung zum Facharzt erst richtig los: Je nach Ausrichtung dauert diese noch einmal vier bis sieben Jahre! Struktur, Inhalt und Umsetzung der Weiterbildung ist dabei Sache der regionalen Landesärztekammern und wird in der jeweiligen Weiterbildungsordnung festgelegt. Diese orientieren sich an der Musterweiterbildungsordnung (MWBO) der Bundesärztekammer, die als Richtschnur für die Umsetzung in den einzelnen Landesärztekammern gilt.

Seit 2003 gibt es eine neue Ordnung, die mittlerweile fast überall umgesetzt wird. Die MWBO von 2003 definiert: „Ziel der Weiterbildung ist der geregelte Erwerb festgelegter Kenntnisse, Erfahrungen und Fertigkeiten, um nach Abschluss der Berufsausbildung besondere ärztliche Kompetenzen zu erlangen. Die Weiterbildung dient der Sicherung der Qualität ärztlicher Berufsausübung."

Vielleicht hast du jetzt schon eine grobe Vorstellung, in welchem Bereich du später tätig sein möchtest. Bei den meisten Medizinstudenten festigt sich diese aber erst im Zweiten Abschnitt des Studiums, und manche werfen ihre Pläne noch im PJ um, wenn ihnen ein zuvor angestrebter Bereich in der Praxis auf einmal gar nicht mehr so schmeckt – oder ein zuvor nie erwägter Bereich auf einmal umso mehr!

Deswegen soll dieser Ausblick auch als solcher verstanden werden. Wenn du mehr zu den Facharztausbildungen wissen möchtest, kannst du dich online bei der Bundesärztekammer (www.baek.de) im Bereich „Weiterbildung" informieren.

SURFTIPP

WEITERBILDUNGSPLANER

Die Deutsche Ärzteversicherung bietet als kostenlose Serviceleistung einen Weiterbildungsplaner an. Auf den Webseiten kannst du bei Interesse schon einmal durch die verschiedenen Möglichkeiten der Facharztausbildung surfen:

www.weiterbildungsplaner.de

Fazit

In den vergangenen Kapiteln sind eine ganze Menge Informationen, Regelungen und Verordnungen auf dich eingeprasselt. Das ist leider unumgänglich, denn das Medizinstudium ist zahlreichen Regularien unterworfen, von denen du zeitig etwas gehört haben solltest. Wir hoffen aber, dass wir dir mit unseren Hinweisen, Erfahrungsberichten, Tipps und Tricks ein wenig weiterhelfen konnten.

Auch wenn es wie eine Binsenweisheit klingt: Vieles, was am Anfang des Medizinstudiums unverständlich erscheint, regelt sich alsbald von selbst. Andere Dinge werden vielleicht unverständlich bleiben. So, wie während der Weltmeisterschaft 2006 fast jeder Fußballfan ein Bundestrainer war, so weiß jeder Medizinstudent, wie das Studium besser aufgebaut sein und durchgeführt werden könnte.

In der Tat ist das Medizinstudium nicht immer die reine Freude. Es kostet viel Anstrengung, Durchhaltevermögen, Zeit und Geld. Und ab und zu raubt es einem den letzten Nerv.

Aber es hat auch viele schöne Seiten und Lichtblicke zu bieten: Bestandene Prüfungen, spannende Inhalte, Erkenntnisgewinn und neue Freundschaften, die oft ein Leben lang halten. Und nicht zuletzt: dankbare Patienten, wenn es in die Praxis geht.

Wir von MEDI-LEARN sind immer wieder erfreut über die vielen Berichte von Studenten, die im Rahmen ihrer Famulaturen oder ihres Praktischen Jahres das Gelernte in die Tat umsetzen dürfen und damit vielen Menschen helfen können – oft in Regionen dieser Welt, in denen medizinische Versorgung alles andere als selbstverständlich ist.

Diese Freude, anderen Menschen helfen zu können, macht den Beruf des Arztes einzigartig. Und sie wiegt all die Entbehrungen und Anstrengungen während des Weges hin zu diesem Beruf auf!

UNSER TIPP:

HOMEPAGE UND FORUM

Im gesamten Studienführer bist du bereits an vielen Stellen auf die Webseite von MEDI-LEARN und das Forum von uns aufmerksam gemacht worden. Am Ende des ersten Teils des Buches möchten wir dir diese beiden Bereiche noch einmal ans Herz legen. Du wirst dort nicht nur Antworten auf viele Fragen finden, sondern auch Mitstudenten aus dem ganzen deutschsprachigen Bereich kennenlernen, die dir bei fast jedem Problem weiterhelfen könnten. Wir sehen uns online unter www.medi-learn.de.

ZUSAMMENFASSUNGEN

DIE MEDIZINISCHE DOKTORARBEIT / APPROBATION UND FACHARZTAUSBILDUNG

- **Die medizinische Doktorarbeit**

  Rund die Hälfte aller Medizinstudenten fertigen im Laufe oder im Anschluss an
  das Studium eine medizinische Doktorarbeit (sog. Promotion oder auch Dissertation) an und erwerben damit den Titel des Dr. med. (siehe Seite 193).

- **Promovieren oder nicht promovieren?**

  Eine abgeschlossene Doktorarbeit bietet Vorteile im Rahmen der Stellensuche als
  Assistenzarzt. Sie ist aber nicht zwingend vorgeschrieben, um als Arzt tätig zu sein.
  Schon im Studium kann die Doktorarbeit begonnen werden, die meisten Studenten
  beginnen nach dem Physikum damit. Die eigentliche Prüfung (Rigorosum) kann
  erst im Anschluss an das Studium absolviert werden (siehe Seite 193).

- **Verschiedene Doktorarbeitstypen**

  Grob gesagt kann zwischen statistischen, klinischen und experimentellen Typen
  bei Doktorarbeiten unterschieden werden. Bei einer statistischen Doktorarbeit
  wertet man zumeist Patientenakten aus, in einer klinischen Arbeit werden z.B. in
  einer Studie auf Station im Krankenhaus Untersuchungen begleitet, die experimentelle Arbeit wird im Forschungslabor durchgeführt (siehe Seite 194).

- **Ausblick: Die Zeit als Assistenzarzt**

  Mit dem Erwerb der Approbation, also der offiziellen Erlaubnis zur Ausübung
  der ärztlichen Heilkunde, geht es nach einem kurzen, verdienten „Verschnaufer"
  gleich auf in die Weiterbildung zum Facharzt. Als so genannter Assistenzarzt
  erwirbst du dann in den zumeist 5 bis 7 (je nach Fachrichtung) auf das Studium
  folgenden Jahren die nötigen praktischen wie theoretischen Fachkenntnisse, um
  die Facharztprüfung zu absolvieren (siehe Seite 199).

- **Die Weiterbildungsordnung**

  Nicht nur das Studium (Approbationsordnung) auch die ärztliche Weiterbildung
  ist durch eine sog. Weiterbildungsordnung offiziell geregelt, um den Erwerb
  ausreichender Kenntnisse des späteren Facharztes zu gewährleisten. Hier ist
  z.B. genau vorgegeben, welche Zeiten sich auf welche Fachrichtung anrechnen
  lassen bzw. zu erbringen sind und wie der Weg zum Facharzt sich in den einzelnen Disziplinen gestaltet (siehe Seite 199).

- **Fazit**

  Die Freude, anderen Menschen dabei zu helfen, ihren Gesundheitszustand
  zu verbessern und den Alltag mit mehr Lebensqualität verbringen zu können,
  macht den Beruf des Arztes einzigartig. Diese Motivation hilft – zusammen mit
  den Infos aus dem Studienführer – über so manche Durststrecke im Studium
  hinweg dem Ziel entgegen: zur rechten Zeit das rechte Wort zu finden, ganz wie
  die Situation es erfordert und dankbaren Patienten die Hand zu schütteln (siehe
  Seite 200).

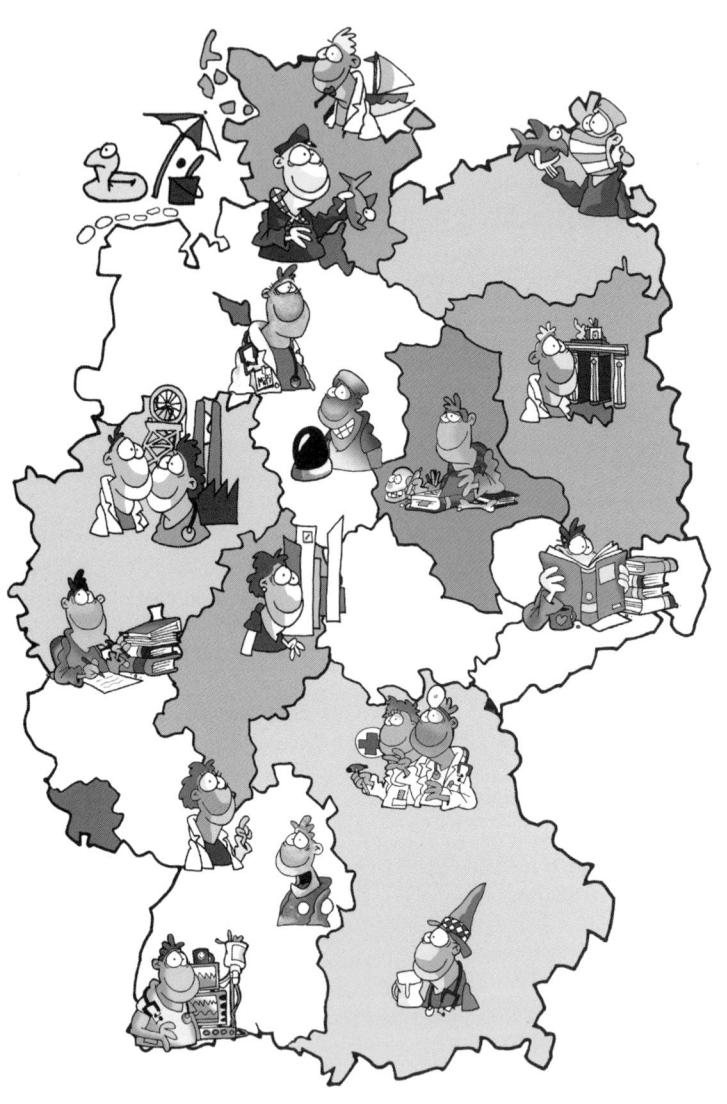

Stadtberichte nach Ergebnissen aus dem MEDI-LEARN Uniranking

Wir haben im Rahmen des MEDI-LEARN Uniranking mehrere tausend Medizinstudenten zu ihrem Studium befragt und in diesem Rahmen auch Bewertungen für die Unis zu zahlreichen, nachfolgend erklärten Punkten erhalten, die bei der Auswahl der Uni eine wichtige Hilfestellung bieten und sich im nun folgenden Lokalteil mit den Städteberichten finden. Da sich gerade Kontaktdaten und Links ändern können, findest du online die aktuellsten Adressen und Links: www.medi-learn.de/lokaldaten. Zusätzlich empfehlen wir dir einen Besuch in den Lokalforen der einzelnen Städte innerhalb der Foren von MEDI-LEARN unter: www.medi-learn.de/lokalforen. Hier kannst du direkt Studenten der einzelnen Unis um Rat fragen.

Im folgenden Abschnitt haben wir für dich detaillierte Informationen zu allen Standorten zusammengestellt, an denen man in Deutschland Medizin studieren kann. Du findest für jede Universität zunächst wichtige Basisangaben (Postanschrift, Internetadresse, Einwohner, Anzahl Medizinstudenten) sowie die Angabe, ob ein besonderer Modellstudiengang angeboten wird und wo der Studienbeginn (Wintersemester und/oder Sommersemester) liegt. Die finanziellen Kennzahlen (Mietkosten, Semestergebühren, Monatsbudget, Semesterticket) erlauben eine Beurteilung der Kosten, die beim Leben in dieser Stadt und Studieren an dieser Uni – über die in vielen Bundesländern fälligen Studiengebühren in Höhe von 500 € je Semester hinaus – zu erwarten sind. Die Werte und weitere im Lokalteil aufgeführten Daten basieren auf dem MEDI-LEARN Uniranking, in dem mehrere tausend Medizinstudenten zu vielen Aspekten des Medizinstudiums befragt wurden (www.medi-learn.de/ranking). Wichtig sind auch die Tauschtendenzen Hin und Weg: Diese Zahlen ergeben sich aus den Einträgen in der Studienplatz-Tauschbörse von MEDI-LEARN und geben die Anzahl der Studenten an, die an diese Uni wechseln (hin) bzw. sie verlassen möchten (weg). Darüber hinaus wird die Examensleistung der Studenten der jeweiligen Uni aufgelistet: Hier ist aus den offiziellen Prüfungsergebnissen der Prozentwert derjenigen, die das Physikum bzw. Hammerexamen erfolgreich absolviert haben, genannt. Desweiteren ist die sich für die Uni daraus ergebende Platzierung in der „Bestenliste" der 36 Unis in Hinblick auf den Erfolg ihrer Studenten in den Examina angegeben.

- **Weiterempfehlung und Uni-Benotung**

Die Frage „Würdest du einem Studenten empfehlen, an deiner Uni zu studieren?" konnte – mit Zwischenwerten - auf einer Skala von „Auf jeden Fall" bis hin zu „Auf keinen Fall" beantwortet werden. Wir geben in der Tabelle samt Grafik an, wie viele Angaben auf einzelne Antwortmöglichkeiten entfielen und wie die Uni im Vergleich zu den anderen Unis liegt. Zusätzlich führen wir die Schulnote auf, die die Studenten aus dieser Stadt für das Studium an ihrer Uni erteilt haben.

- **Bewertung der Vorklinik und Klinik mit Schulnoten**

Nicht nur das Studium insgesamt, auch die beiden großen Studienabschnitte Vorklinik (1. bis 4. Semester) und Klinik (5. bis 12. Semester) konnten von den Studenten mit Schulnoten bewertet werden, die wir unter diesem Punkt samt Platzierung im Gesamtfeld der Unis aufgeführt haben.

- **Studentenmeinung**

Als Abrundung findest du eine Auswahl der Antworten auf die Fragen: Was gefällt dir an der Uni Stadt? Was stört dich an deiner Uni-Stadt? In diesem Teil findest du quasi den Originalton der Studenten, die zusätzlich gleich ein paar wertvolle Tipps für die Freizeitgestaltung geben.

Nun wünschen wir dir viel Spaß bei der virtuellen Reise durch die verschiedenen Unistädte Deutschlands von der Ostsee bis zu den Alpen!

RWTH Aachen

© H.P.Reichartz/PIXELIO'

Postadresse:
Templergraben 55
52056 Aachen
Internet: www.rwth-aachen.de

Modellstudiengang: ja
Studienbeginn: WiSe Regelstudiengang, WiSe / SoSe Modellstudiengang

Einwohnerzahl: 250.000
Medizinstudenten: ca. 2.000
Gesamtzahl Studenten: ca. 28.500

Durchschnittliche Mietkosten: 294 €
Gebühren pro Semester: 595 €
Durchschnittliches Budget: 622 €

Examensleistung:
Physikum: 30,8 %, Platz 32
Hammerexamen: 92,1 %, Platz 28

Semesterticket: ja
So viele wollen hin: 18
So viele wollen weg: 18

Kontaktadressen und weitere Infos findest Du unter
www.medi-learn.de/MT101

>> Geschichte

Die RWTH wurde 1870 als „Königliche Rheinisch-Westphälische Polytechnische Schule" gegründet. Die Medizinische Fakultät besteht seit 1966. Alle
seit dem Wintersemester 03/04 zum ersten Semester zugelassenen Studenten befinden sich im Modellstudiengang Medizin. Dieser fördert ein organzentriertes statt eines fachzentrierten Lernens und so das Verständnis für
den menschlichen Körper und Erkrankungen. Praxisbezug und theoretische
Ausbildung werden gleichmäßig über das Studium verteilt. Daneben erlernen die Studenten auch wirtschaftliche und technische Grundlagen. Das Forschungsspektrum an der RWTH Medizin deckt nahezu alle Bereiche ab.

>> Surftipp:

www.klenkes.de

Auf die Frage, ob sie einem Studieninteressierten oder Studenten empfehlen würden, in Aachen zu studieren, antworteten die Studenten folgendermaßen:

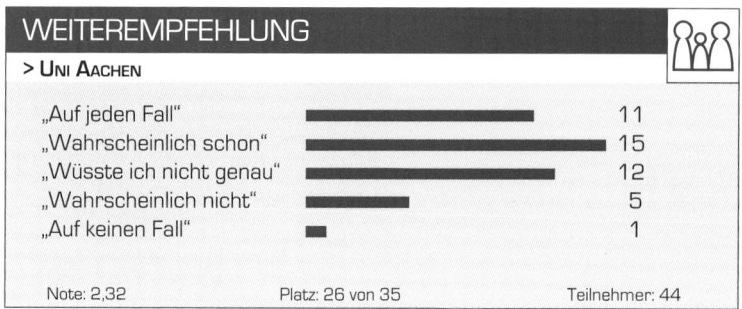

WEITEREMPFEHLUNG
> UNI AACHEN

„Auf jeden Fall"	11
„Wahrscheinlich schon"	15
„Wüsste ich nicht genau"	12
„Wahrscheinlich nicht"	5
„Auf keinen Fall"	1

Note: 2,32   Platz: 26 von 35   Teilnehmer: 44

So bewerten Medizinstudenten aus Aachen
- die Vorklinik: 2,70 (Platz 24 von 35)
- die Klinik: 2,81 (Platz 21 von 35)

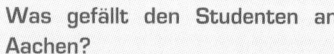

STUDENTENMEINUNG
> UNI AACHEN

Was gefällt den Studenten an Aachen?
„die Nähe zu Belgien und den Niederlanden", „viele gemütliche Kneipen", „alles mit dem Fahrrad erreichbar", „echte Studentenstadt"

Was gefällt den Studenten nicht?
„zu viel Regen", „wenig Diskotheken", „Busse fahren nicht mehr nach 0:30 Uhr", „etwas klein"

Was gefällt den Studenten am Studium?
„alles unter einem Dach", „Entgegenkommen der Professoren", „Seminare in kleinen Gruppen", „trotz Lehrplanvorgaben Spielraum für eigene Studieninteressen"

Was gefällt den Studenten nicht?
„mangelnde Information und Organisation", „überteuerte Preise in der Mensa", „das Klinikumsgebäude", „beschränkter Zugang zu Computern und Internet"

Freizeittipps:
„Joggen, Biken und Inlineskaten im Dreiländereck", „die Aachener Parks", „Carolus-Thermen", „Kneipen und Restaurants in der Pontstrasse", „Hochschulsport"

CUB Berlin

Postadresse:
Charité - Universitätsmedizin Berlin
Charitéplatz 1
10117 Berlin
Internet: www.charite.de

Modellstudiengang: ja
Studienbeginn: WiSe / SoSe Regelstudiengang, WiSe Modellstudiengang

Einwohnerzahl: 3.400.000	Durchschnittliche Mietkosten: 338 €
Medizinstudenten: ca. 6.500	Gebühren pro Semester: 255 €
Gesamtzahl Studenten: ca. 110.000	Durchschnittliches Budget: 667 €

Examensleistung:	Semesterticket: ja
Physikum: 76,0 %, Platz 25	So viele wollen hin: 134
Hammerexamen: 95,7 %, Platz 6	So viele wollen weg: 19

Kontaktadressen und weitere Infos findest Du unter
www.medi-learn.de/MT109

>> Geschichte

Die Charité wurde im Jahre 1710 gegründet. Sie ist das größte Universitätsklinikum Europas. Die neu gegründete CUB (Charité-Universitätsmedizin Berlin) ist gemeinsame medizinische Fakultät der Freien Universität und der Humboldt-Universität Berlin. Das parallel zum Regelstudiengang laufende Reformmodell wurde 1999 als erstes seiner Art gestartet und sieht Problemorientiertes Lernen, Blockstrukturen und Evaluation der Lehre vor. Für den Dialog zwischen allen Studierenden und dem Lehrkörper wurde das Online-Portal „campusnet" (www.charite.de/lehre) eingerichtet.

>> Surftipp:
www.zitty.de
www.tip-berlin.de

Auf die Frage, ob sie einem Studieninteressierten oder Studenten empfehlen würden, in Berlin zu studieren, antworteten die Studenten folgendermaßen:

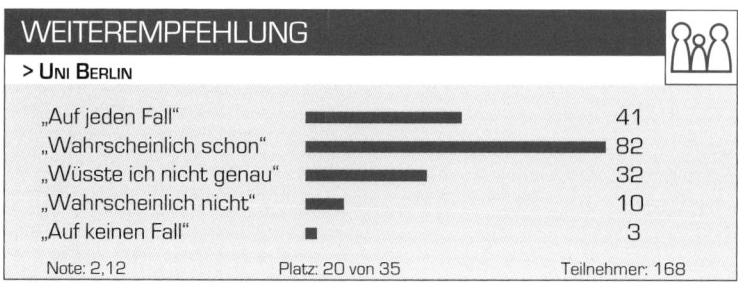

WEITEREMPFEHLUNG

> Uni Berlin

„Auf jeden Fall"	41
„Wahrscheinlich schon"	82
„Wüsste ich nicht genau"	32
„Wahrscheinlich nicht"	10
„Auf keinen Fall"	3

| Note: 2,12 | Platz: 20 von 35 | Teilnehmer: 168 |

So bewerten Medizinstudenten aus Berlin
* die Vorklinik: 2,68 (Platz 23 von 35)
* die Klinik: 2,89 (Platz 23 von 35)

STUDENTENMEINUNG

> Uni Berlin

Was gefällt den Studenten an Berlin?

„Hauptstadt: Hier gibt es einfach alles!", „multikulturelle Vielfalt", „gute Wohnungssituation", „großes kulturelles Angebot", „super Nachtleben"

Was gefällt den Studenten nicht?

„Verkehr, Lärm, Luftverschmutzung", „wirtschaftlicher und sozialer Abwärtstrend", „zufällig jemanden treffen passiert so gut wie nie", „manchmal zu viel Ablenkung"

Was gefällt den Studenten am Studium?

„gute Ausstattung von Übungsräumen und Bibliothek", „viele Auslandsmöglichkeiten", „der gute Ruf der Charité", „auch Regelstudenten können Reformstudiengang nutzen"

Was gefällt den Studenten nicht?

„stundenlanges Pendeln zwischen Campi und Kliniken", „Organisation oft unstrukturiert", „schwer zugängliche Informationen"

Freizeittipps:

„Berliner Clubs sind super!", „die Stadt mit dem Fahrrad erobern", „im Sommer an einem der vielen Seen faulenzen", „Boot leihen und durch die Stadt schippern"

Ruhr-Universität Bochum

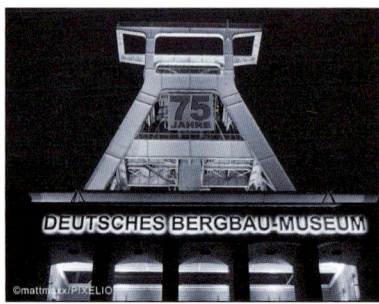

Postadresse:
Universitätsstrasse 150
44801 Bochum
Internet: www.rub.de

Modellstudiengang: ja
Studienbeginn: WiSe Regelstudiengang und Modellstudiengang

Einwohnerzahl: 400.000
Medizinstudenten: ca. 2.200
Gesamtzahl Studenten: ca. 32.500

Durchschnittliche Mietkosten: 288 €
Gebühren pro Semester: 575 €
Durchschnittliches Budget: 585 €

Examensleistung:
Physikum: 78,0 %, Platz 22
Hammerexamen: 96,9 %, Platz 1

Semesterticket: ja
So viele wollen hin: 24
So viele wollen weg: 31

Kontaktadressen und weitere Infos findest Du unter
www.medi-learn.de/MT102

>> Geschichte

Die Ruhr-Universität Bochum wurde 1965 eröffnet. Sie ist die erste neu gegründete Universität der Bundesrepublik und gilt als Prototyp der Campus-Uni. Parallel zum
Regelstudiengang wird auch in Bochum ein Reformstudiengang mit Blockpraktika,
Organzentriertem Lernen und Zusatzqualifikationen angeboten. Durch Problemorientiertes Lernen, Arbeit mit eigens entwickeltem Fallmaterial und Bewertung der
Lehre wurde auch der alte Studiengang erneuert. Geforscht wird an der RUB unter
anderem in Kardiovaskulärer Medizin, Molekularer Medizin und Medizintechnik.

>> Surftipp:

www.prinz.de/ruhrgebiet
www.bochum.bewegungsmelder.de

Auf die Frage, ob sie einem Studieninteressierten oder Studenten empfehlen würden, in Bochum zu studieren, antworteten die Studenten folgendermaßen:

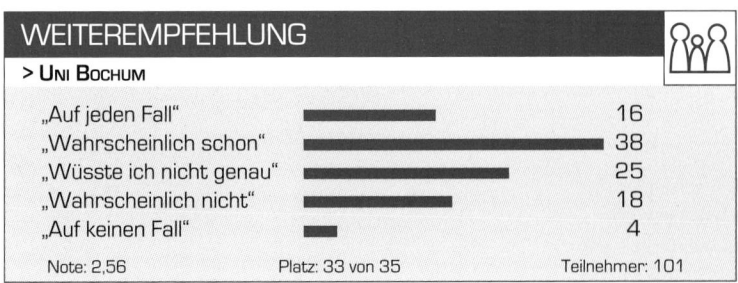

WEITEREMPFEHLUNG

> UNI BOCHUM

„Auf jeden Fall"	16
„Wahrscheinlich schon"	38
„Wüsste ich nicht genau"	25
„Wahrscheinlich nicht"	18
„Auf keinen Fall"	4

Note: 2,56   Platz: 33 von 35   Teilnehmer: 101

So bewerten Medizinstudenten aus Bochum
• die Vorklinik: 2,75 (Platz 27 von 35)
• die Klinik: 2,93 (Platz 24 von 35)

STUDENTENMEINUNG

> UNI BOCHUM

Was gefällt den Studenten an Bochum?

„viele Kneipen und Bars", „günstiges Wohnen", „zentrale Lage", „gute Anbindung an umliegende Städte", „großes Freizeit- und Kulturangebot", „viele Studentenpartys"

Was gefällt den Studenten nicht?

„keine echte Studentenstadt, „Pendleruni", „keine schönen Wohnheime", „die Beton-Uni", „Parkplätze sind oft knapp"

Was gefällt den Studenten am Studium?

„auf dem Campus ist alles nah beieinander", „Problemorientiertes Lernen ist super!", „viele Wahlfächer und Zusatzveranstaltungen", „viele spezialisierte Lehrkrankenhäuser", „Organisation durch Dekanat und Prüfungsbüro"

Was gefällt den Studenten nicht?

„zeitraubendes Pendeln zwischen den Unikliniken", „Institute stimmen sich untereinander nicht ab", „unpersönliche Atmosphäre", „teilweise veraltete Lernmittel"

Freizeittipps:

„Bermuda-Dreieck: sehr viele Kneipen", „Kemnader See und Botanischer Garten an der Uni", „Schauspielhaus Bochum", „Clubs in Bochum, Essen, Dortmund...", „unbedingt Currywurst essen!"

Rheinische Friedrich-Wilhelms-Universität Bonn

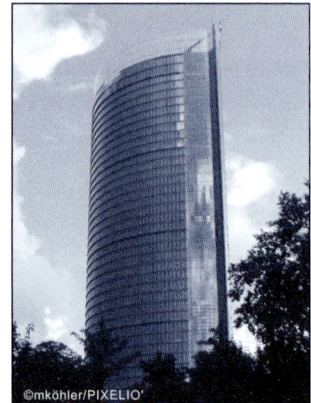

©mköhler/PIXELIO'

Postadresse:
Universität Bonn
53012 Bonn
Internet: www.uni-bonn.de

Modellstudiengang: nein
Studienbeginn: WiSe Regelstudiengang und Modellstudiengang

Einwohnerzahl: 300.000   Durchschnittliche Mietkosten: 337 €
Medizinstudenten: ca. 2.000   Gebühren pro Semester: 596 €
Gesamtzahl Studenten: ca. 30.000   Durchschnittliches Budget: 585 €

Examensleistung: Semesterticket: ja
Physikum: 78,2 %, Platz 21   So viele wollen hin: 66
Hammerexamen: 96,4 %, Platz 4   So viele wollen weg: 25

Kontaktadressen und weitere Infos findest Du unter
www.medi-learn.de/MT103

>> Geschichte

Die Uni Bonn kann auf fast 200 Jahre Geschichte zurückblicken: Friedrich Wilhelm der Dritte eröffnete sie 1818. In seinem Schloss befindet sich heute ein Teil der Uni. Rund 80 Studiengänge werden in Bonn angeboten. Der Fachbereich Medizin hat sich in der Forschung besonders auf Neurowissenschaften, genetische Grundlagen menschlicher Erkrankungen sowie Erkrankungen des Herz-Kreislauf-Systems spezialisiert. Bonn hat ein besonders gut ausgebautes Erasmus-Netzwerk für Studenten, die Auslandssemester absolvieren möchten.

>> Surftipp:

www.schnuess.de

Auf die Frage, ob sie einem Studieninteressierten oder Studente'
würden, in Bonn zu studieren, antworteten die Studenten folgenderm

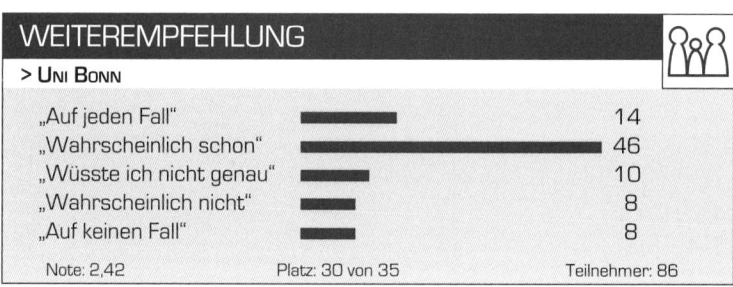

WEITEREMPFEHLUNG

> Uni Bonn

„Auf jeden Fall"	14
„Wahrscheinlich schon"	46
„Wüsste ich nicht genau"	10
„Wahrscheinlich nicht"	8
„Auf keinen Fall"	8

| Note: 2,42 | Platz: 30 von 35 | Teilnehmer: 86 |

So bewerten Medizinstudenten aus Bonn
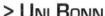
* die Vorklinik: 3,05 [Platz 33 von 35]
* die Klinik: 3,05 [Platz 29 von 35]

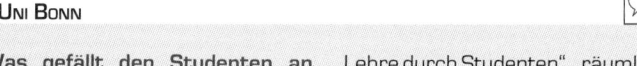

STUDENTENMEINUNG

> Uni Bonn

Was gefällt den Studenten an Bonn?
„schöne Stadt, alte Gebäude, viele Parks", „Spazieren am Rhein", „tolle Museumsmeile und viele Kulturveranstaltungen", „man trifft überall Bekannte", „gemütlich und nah an Köln"

Was gefällt den Studenten nicht?
„Unikliniken liegen ab vom Schuss auf dem Venusberg", „hoher Mietspiegel, alles sehr teuer", „man kennt fast jeden", „teilweise schlechte Verkehrsanbindungen"

Was gefällt den Studenten am Studium?
„Jedes Semester Bewertung der Lehre durch Studenten", „räumliche Nähe der Institute", „Angebote fürs Auslandsstudium", „Fachschaftsarbeit und Studentenengagement"

Was gefällt den Studenten nicht?
„Kriterien härter als an anderen Unis", „zu viel Bürokratie", „Unterschiede in der Lehrqualität", „Veranstaltungszeiten nicht aufeinander abgestimmt"

Freizeittipps:
„im Sommer im Hofgarten an der Uni oder an der Rheinaue sitzen", „eines der vielen Museen besuchen", „viele Konzerte", „zum Feiern rüber nach Köln fahren"

Technische Universität Dresden

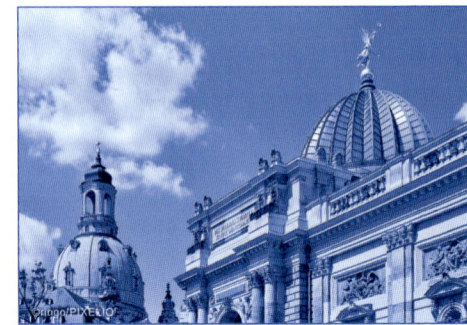

Postadresse:
TU Dresden
01062 Dresden
Internet: www.tu-dresden.de

Modellstudiengang: nein
Studienbeginn: WiSe

Einwohnerzahl: 480.000
Medizinstudenten: ca. 2.000
Gesamtzahl Studenten: ca. 22.000

Durchschnittliche Mietkosten: 259 €
Gebühren pro Semester: 159 €
Durchschnittliches Budget: 533 €

Examensleistung:
Physikum: 96,8 %, Platz 2
Hammerexamen: 84,5 %, Platz 10

Semesterticket: ja
So viele wollen hin: 64
So viele wollen weg: 27

Kontaktadressen und weitere Infos findest Du unter
www.medi-learn.de/MT104

>> Geschichte

Die Technische Universität wurde 1828 gegründet. Nach der Wiedervereinigung wurde Medizin zusammen mit einer Reihe geistes- und sozialwissenschaftlicher Fächer an der Uni eingeführt. Entsprechend neuwertig ist die technische Ausstattung der Medizin. In Dresden wurde das Problemorientierte Lernsystem DIPOL eingeführt, das fächerübergreifend und studentenorientiert Wissen vermittelt. Dabei treten Kleingruppenarbeit in Tutorien, interdisziplinäre Veranstaltungen und Multimedia-Unterricht neben die traditionellen Lehrformen.

>> Surftipp:

www.cybersax.de

Auf die Frage, ob sie einem Studieninteressierten oder Studenten empfehlen würden, in Dresden zu studieren, antworteten die Studenten folgendermaßen:

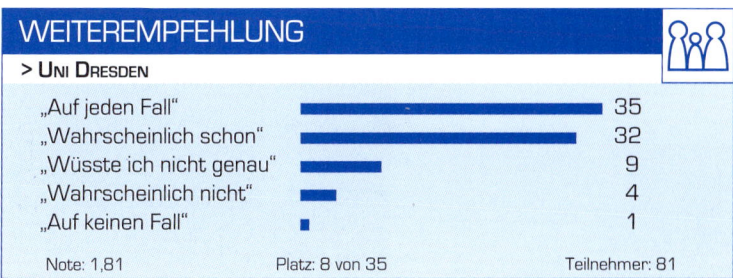

WEITEREMPFEHLUNG

> Uni Dresden

„Auf jeden Fall"	35
„Wahrscheinlich schon"	32
„Wüsste ich nicht genau"	9
„Wahrscheinlich nicht"	4
„Auf keinen Fall"	1

Note: 1,81   Platz: 8 von 35   Teilnehmer: 81

So bewerten Medizinstudenten aus Dresden
- die Vorklinik: 2,25 (Platz 12 von 35)
- die Klinik: 2,45 (Platz 9 von 35)

STUDENTENMEINUNG

> Uni Dresden

Was gefällt den Studenten an Dresden?
„Kulturangebot in der Altstadt, viele Sehenswürdigkeiten", „die vielen Bars und Clubs in der Neustadt", „total schöne Wohngegenden", „unglaublich schöne Umgebung"

Was gefällt den Studenten nicht?
„zu viel Regen", „wenig Diskotheken", „Busse fahren nicht mehr nach 0:30 Uhr", „etwas klein"

Was gefällt den Studenten am Studium?
„alles modern, tolles Klima, gute Organisation", „gutes Wissen der Lehrenden", „DIPOL-Kurse sind gut", „Einrichtungen zentral und auf einem Fleck", „relativ geringe Studentenzahl"

Was gefällt den Studenten nicht?
„recht schwere Vorklinik", „wenig Internationalität", „immer mal wieder organisatorische Probleme"

Freizeittipps:
„Abhängen an den Elbwiesen oder im Großen Garten", „Ausflug ins Elbsandsteingebirge", „viele selbstorganisierte Partys", „Kneipentour durch die Neustadt machen", „Filmnächte am Elbufer"

Heinrich Heine-Universität Düsseldorf

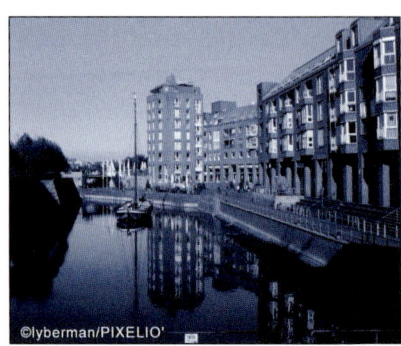

©lyberman/PIXELIO'

Postadresse:
Universität Düsseldorf
Universitätsstrasse 1
40225 Düsseldorf
Internet: www.uni-duesseldorf.de

Modellstudiengang: nein
Studienbeginn: WiSe

Einwohnerzahl: 570.000
Medizinstudenten: ca. 2.000
Gesamtzahl Studenten: ca. 30.000

Durchschnittliche Mietkosten: 318 €
Gebühren pro Semester: 597 €
Durchschnittliches Budget: 565 €

Examensleistung:
Physikum: 94,2 %, Platz 11
Hammerexamen: 83,0 %, Platz 13

Semesterticket: ja
So viele wollen hin: 52
So viele wollen weg: 46

Kontaktadressen und weitere Infos findest Du unter
www.medi-learn.de/MT105

>> Geschichte

Bereits im Jahre 1747 wurden in Düsseldorf mehrere medizinische Lehrstätten zum Collegium anatomico-chirurgicum mit festem Lehrplan zusammenge-
führt. 1966 wird aus der ehemaligen Medizinischen Akademie die Universität
Düsseldorf mit neu eingeführten geistes- und naturwissenschaftlichen Fakultäten. Das Medizinstudium bietet eine sehr gute klinisch-praktische Ausbildung
in den Universitätskliniken. Die Lehrmethodik der Dozenten wird durch die Arbeitsgruppe Medizindidaktik geschult. Zudem besteht auch die Möglichkeit,
medizinische Spitzenforschung zu betreiben

>> Surftipp:

www.prinz.de/duesseldorf

Auf die Frage, ob sie einem Studieninteressierten oder Studenten empfehlen würden, in Düsseldorf zu studieren, antworteten die Studenten folgendermaßen:

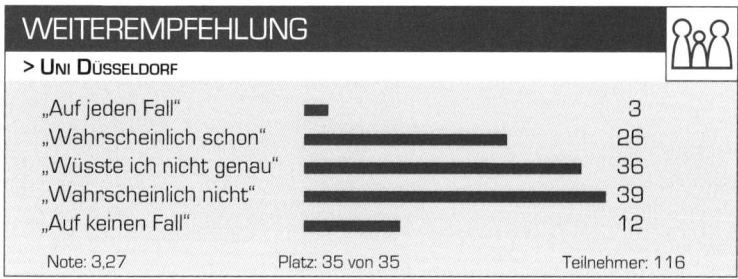

WEITEREMPFEHLUNG
> Uni Düsseldorf

„Auf jeden Fall"	3
„Wahrscheinlich schon"	26
„Wüsste ich nicht genau"	36
„Wahrscheinlich nicht"	39
„Auf keinen Fall"	12

Note: 3,27   Platz: 35 von 35   Teilnehmer: 116

So bewerten Medizinstudenten aus Düsseldorf
* die Vorklinik: 3,41 (Platz 35 von 35)
* die Klinik: 3,04 (Platz 27 von 35)

STUDENTENMEINUNG
> Uni Düsseldorf

Was gefällt den Studenten an Düsseldorf?
„die Altstadt direkt am Rhein", „super zum Shoppen", „Großstadt-Feeling, keine reine Uni-Stadt", „sehr gute Anbindung an umliegende Städte", „Nachtleben und man bekommt jederzeit was zu essen"

Was gefällt den Studenten nicht?
„teilweise sehr versnobbte Leute", „man kommt nach 23 Uhr schlecht von der Uni in die Stadt", „Uni relativ weit draußen", „teuer"

Was gefällt den Studenten am Studium?
„aufgeschlossene Dozenten", „klinischer Abschnitt ist sehr gut",

„alle Einrichtungen nah beieinander", „Campus, man ist als Mediziner nicht isoliert", „das Café in der medizinischen Fakultät"

Was gefällt den Studenten nicht?
„kaum Studi-Feeling, viele Pendler", „Informationsfluss zwischen Organisation und Dozenten könnte besser sein", „zu viele Studenten, oft unpersönlich", „alte Hörsäle"

Freizeittipps:
„durch die Altstadt-Kneipen ziehen", „Beach Clubs im Sommer", „tolle Ausstellungen im K20 und anderen Museen", „Relaxen am Unterbacher See oder am Rhein", „Botanischer Garten"

Universität Essen

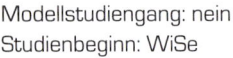

Postadresse:
Campus Essen
Universitätsstraße 2
45141 Essen
Internet: www.uni-duisburg-essen.de

Modellstudiengang: nein
Studienbeginn: WiSe

Einwohnerzahl: 580.000
Medizinstudenten: ca. 1.700
Gesamtzahl Studenten: ca. 35.000

Durchschnittliche Mietkosten: 328 €
Gebühren pro Semester: 604 €
Durchschnittliches Budget: 625 €

Examensleistung:
Physikum: 74,2 %, Platz 28
Hammerexamen: 94,2 %, Platz 12

Semesterticket: ja
So viele wollen hin: 38
So viele wollen weg: 30

Kontaktadressen und weitere Infos findest Du unter
www.medi-learn.de/MT106

>> Geschichte

Die Universität gibt es erst seit 2003: Zuvor waren die jetzigen Standorte
Duisburg und Essen unabhängige Gesamthochschulen. Beide wurden 1972
gegründet. Der Ausbildungsort für Medizin bleibt nach der Fusion weiterhin
Essen. Blockpraktika, Kleingruppenarbeit haben auch in Essen Einzug gehalten. Daneben wurden verschiedene medizinnahe Studiengänge initiiert. Über
das System „EVALuna" können die Studierenden ihre Kurse bewerten. Wer
sich für Herz-Kreislauf-Erkrankungen, Onkologie und Transplantationsmedizin
interessiert, findet hier den richtigen Forschungsschwerpunkt.

>> Surftipp:

www.prinz.de/ruhrgebiet

Auf die Frage, ob sie einem Studieninteressierten oder Studenten empfehlen würden, in Essen zu studieren, antworteten die Studenten folgendermaßen:

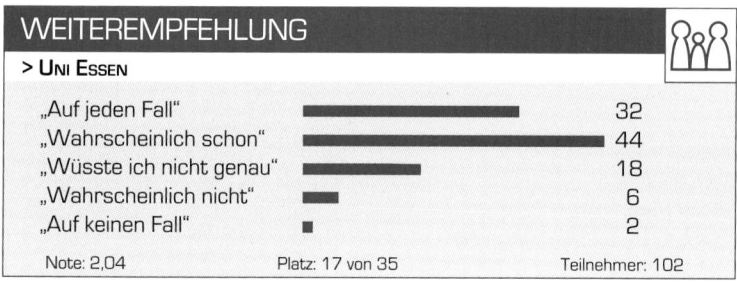

WEITEREMPFEHLUNG

> UNI ESSEN

„Auf jeden Fall"	32
„Wahrscheinlich schon"	44
„Wüsste ich nicht genau"	18
„Wahrscheinlich nicht"	6
„Auf keinen Fall"	2

Note: 2,04   Platz: 17 von 35   Teilnehmer: 102

So bewerten Medizinstudenten aus Essen
- die Vorklinik: 2,76 (Platz 28 von 35)
- die Klinik: 2,59 (Platz 14 von 35)

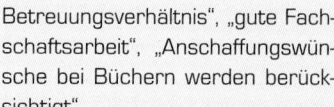

STUDENTENMEINUNG

> UNI ESSEN

Was gefällt den Studenten an Essen?
„gutes Verkehrsnetz, man ist schnell überall im Ruhrgebiet", „viele schöne Kneipen, Bars und Clubs", „bezahlbare Wohnungen", „gute Shopping-Stadt"

Was gefällt den Studenten nicht?
„keine schöne Stadt, wenig Studentenflair", „Pendleruni", „überfüllte Straßen, viel Verkehr", „soziale Probleme"

Was gefällt den Studenten am Studium?
„zentrale Lage, alle Institute und Kliniken an einem Platz", „überschaubare Studentenzahl, gutes Betreuungsverhältnis", „gute Fachschaftsarbeit", „Anschaffungswünsche bei Büchern werden berücksichtigt"

Was gefällt den Studenten nicht?
„Mediziner sind ausgelagert und von anderen Fakultäten isoliert", „veraltetes Equipment, kaputte Stühle", „manche Kurse überschneiden sich zeitlich", „Studienreform wird schleppend umgesetzt"

Freizeittipps:
„Zum Entspannen in den Gruga-Park", „Inlineskaten oder Spazieren am Baldeneysee", „Kulturmetropole, viele Ausstellungen, Theater, Oper, Ballett etc.", „schnell im Grünen"

Friedrich Alexander-Universität Erlangen

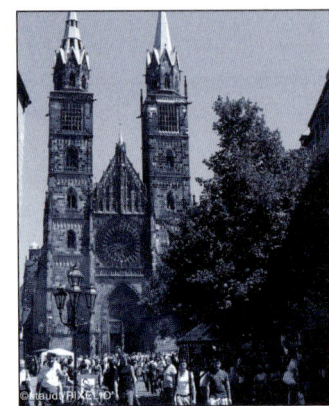

Postadresse:
Schlossplatz 4
91054 Erlangen
Internet: www.uni-erlangen.de

Modellstudiengang: nein
Studienbeginn: WiSe / SoSe

Einwohnerzahl: 100.000
Medizinstudenten: ca. 2.000
Gesamtzahl Studenten: ca. 26.000

Durchschnittliche Mietkosten: 321 €
Gebühren pro Semester: 584 €
Durchschnittliches Budget: 595 €

Examensleistung:
Physikum: 86,6 %, Platz 4
Hammerexamen: 94,7 %, Platz 9

Semesterticket: nein
So viele wollen hin: 53
So viele wollen weg: 39

Kontaktadressen und weitere Infos findest Du unter
www.medi-learn.de/MT99

>> Geschichte

Die Uni Erlangen wurde 1743 vom Marktgrafen Friedrich gegründet, sein
Nachfolger Alexander ließ sie ausbauen. Ab 1769 wurde hier neben den
Klassikern Theologie, Jura und Philosophie auch Medizin gelehrt. Das Universitätsklinikum mit insgesamt 10 Abteilungen wurde 1824 gegründet, ist
überwiegend am Erlanger Schlosspark gelegen und besitzt derzeit den mo-
dernsten Operationssaal der Welt. Leitidee des Uniklinikums ist die enge fach-
übergreifende Verzahnung der klinischen Forschung sowie der wissenschaftlichen Nachwuchsförderung. Dafür wurde das Interdisziplinäre Zentrum für
Klinische Forschung (IZKF) gegründet.

>> Surftipp:

www.plaerrer.de

Auf die Frage, ob sie einem Studieninteressierten oder Studenten empfehlen würden, in Erlangen zu studieren, antworteten die Studenten folgendermaßen:

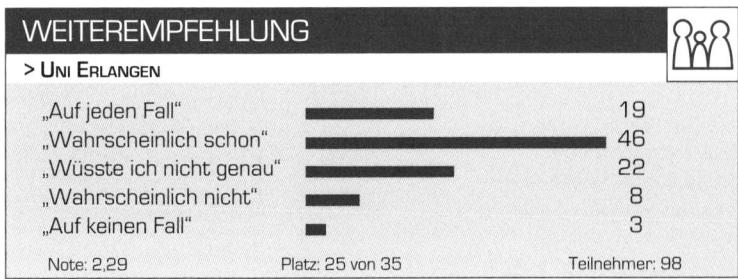

WEITEREMPFEHLUNG

> UNI ERLANGEN

„Auf jeden Fall"	19
„Wahrscheinlich schon"	46
„Wüsste ich nicht genau"	22
„Wahrscheinlich nicht"	8
„Auf keinen Fall"	3

Note: 2,29   Platz: 25 von 35   Teilnehmer: 98

So bewerten Medizinstudenten aus Erlangen
• die Vorklinik: 2,41 [Platz 17 von 35]
• die Klinik: 3,10 [Platz 30 von 35]

STUDENTENMEINUNG

> UNI ERLANGEN

Was gefällt den Studenten an Erlangen?
„direkte Nähe zu Nürnberg", „viele Bars und Kneipen, in die man gehen kann" „der Schlosspark", „kurze Wege, überschaubar"

Was gefällt den Studenten nicht?
„kein Semesterticket", „sehr hohe Mieten und Wohnungsmangel", „wenig kulturelles Angebot in Erlangen selbst", „Fahrraddiebstahl scheint Volkssport zu sein"

Was gefällt den Studenten am Studium?
„Vorklinische Dozenten sind immer gut erreichbar", „relativ wenig Studenten pro Semester", „selten überfüllte Hörsäle", „Ausbildung im Grundstudium ist gut"

Was gefällt den Studenten nicht?
„Bücher-Auswahl ist nicht gut", „mangelndes Raumangebot für Arbeit in Lerngruppen", „bürokratisch und manchmal etwas unorganisiert"

Freizeittipps:
„Traditions-Studentendisko Zirkel", „Faulenzen im Schlosspark", „verlängertes Wochenende in der Fränkischen Schweiz machen", „Freeclimbing, Wandern, Kajak, Höhlenforschung", „umliegende Badeseen"

Johann Wolfgang v. Goethe-Universität Frankfurt

Postadresse:
Senckenberganlage 31
60325 Frankfurt am Main
Internet: www.uni-frankfurt.de

Modellstudiengang: nein
Studienbeginn: WiSe

Einwohnerzahl: 600.000
Medizinstudenten: ca. 2.500
Gesamtzahl Studenten: ca. 35.000

Durchschnittliche Mietkosten: 391 €
Gebühren pro Semester: 676 €
Durchschnittliches Budget: 666 €

Examensleistung:
Physikum: 81,5 %, Platz 16
Hammerexamen: 88,4 %, Platz 34

Semesterticket: ja
So viele wollen hin: 38
So viele wollen weg: 51

Kontaktadressen und weitere Infos findest Du unter
www.medi-learn.de/MT107

>> Geschichte

1914 wurde die Universität Frankfurt als Stiftungsuniversität gegründet, vollständig aus privaten Mitteln finanziert. Die Medizinische Fakultät befindet sich in Niederrad, einem der vier Standorte. Mit der Umstellung des Medizinstudiums auf das Studienjahr konnte in Frankfurt ein völlig neues Unterrichtskonzept realisiert werden: Zusammenfassung in Themenblöcken, Wahlfächer, Problemorientiertes Lernen und regelmäßige Bewertung durch die Studierenden. Das Projekt „Evidenzbasierte Medizin" (EBM) fördert die patientenbezogene Handlungskompetenz im klinischen Alltag durch Verbindung von Forschungs- und persönlich erlerntem Wissen. Namhafte Forschung wird vor allem im Bereich der kardiovaskulären Medizin und der Neurowissenschaften betrieben.

>> Surftipp:

www.prinz.de/frankfurt

Auf die Frage, ob sie einem Studieninteressierten oder Studenten empfehlen würden, in Frankfurt zu studieren, antworteten die Studenten folgendermaßen:

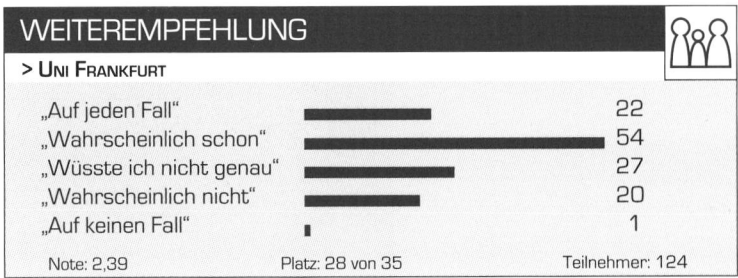

WEITEREMPFEHLUNG
> UNI FRANKFURT

„Auf jeden Fall"	22
„Wahrscheinlich schon"	54
„Wüsste ich nicht genau"	27
„Wahrscheinlich nicht"	20
„Auf keinen Fall"	1

Note: 2,39   Platz: 28 von 35   Teilnehmer: 124

So bewerten Medizinstudenten aus Frankfurt
- die Vorklinik: 2,54 (Platz 22 von 35)
- die Klinik: 3,14 (Platz 31 von 35)

STUDENTENMEINUNG
> UNI FRANKFURT

Was gefällt den Studenten an Frankfurt?
„Hochhäuser, mondänes Flair", „gut ausgebautes Verkehrsnetz", „man findet sehr schnell einen Nebenjob", „romantisches Mainufer", „gute Studentenpartys", „kulturelle Vielfalt"

Was gefällt den Studenten nicht?
„alles ist teuer und auf schick gemacht", „wenig Studentenleben, viele Anzugträger", „Smog, hohe Mietkosten und in manchen Stadtteilen alleine nachts nicht ganz sicher"

Was gefällt den Studenten am Studium?
„Vorklinik ist ganz gut strukturiert", „viel Wahlfreiheit", „schickes Klinikum, nette Mitstudenten", „unser Medizinstudentenhaus KOMM", „kurze Wege zu den Veranstaltungen"

Was gefällt den Studenten nicht?
„wenig Kontakt zu anderen Studiengängen", „ausbaufähige Informationspolitik", „derzeit noch antiquierte Ausstattung der Vorklinik-Labore"

Freizeittipps:
„Partys im KOMM", „günstige Uni-Sport-Kurse", „Abhängen im Palmengarten", „einfach an den Main legen und faulenzen", „in die Alte Oper oder eines der Museen gehen"

Albert-Ludwigs-Universität Freiburg

©velomobil/PIXELIO

Postadresse:
Fahnenbergplatz
79085 Freiburg
Internet: www.uni-freiburg.de

Modellstudiengang: nein
Studienbeginn: WiSe

Einwohnerzahl: 210.000
Medizinstudenten: ca. 3.100
Gesamtzahl Studenten: ca. 21.000

Durchschnittliche Mietkosten: 336 €
Gebühren pro Semester: 573 €
Durchschnittliches Budget: 643 €

Examensleistung:
Physikum: 86,6 %, Platz 5
Hammerexamen: 96,5 %, Platz 3

Semesterticket: ja
So viele wollen hin: 108
So viele wollen weg: 24

Kontaktadressen und weitere Infos findest Du unter
www.medi-learn.de/MT108

>> Geschichte

Die Universität Freiburg wurde 1457 gegründet. Medizin war von Anfang an
Teil des Fächerangebots. Anfang des 19. Jahrhunderts sicherte Großherzog
Ludwig den Fortbestand der Ausbildungsstätte, man dankte es ihm mit der
Namensnennung. Praxis- und fallbezogener Unterricht, die Förderung des
Selbststudiums und zusätzliche Vertiefungsveranstaltungen werden angebo-
ten. Für geschichtliche und ethische Aspekte wurde das Zentrum für Ethik und
Recht in der Medizin (ZERM) gegründet. Die Medizinische Fakultät genießt in
ihrer experimentellen und auch in der klinischen Forschung hohes internatio-
nales Ansehen.

>> Surftipp:

www.subculture.de

Auf die Frage, ob sie einem Studieninteressierten oder Studenten empfehlen würden, in Freiburg zu studieren, antworteten die Studenten folgendermaßen:

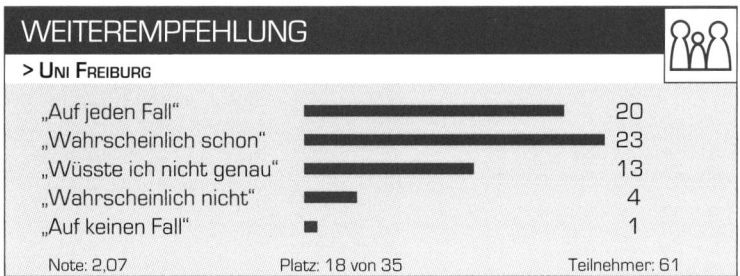

WEITEREMPFEHLUNG

> UNI FREIBURG

„Auf jeden Fall"	20
„Wahrscheinlich schon"	23
„Wüsste ich nicht genau"	13
„Wahrscheinlich nicht"	4
„Auf keinen Fall"	1

Note: 2,07   Platz: 18 von 35   Teilnehmer: 61

So bewerten Medizinstudenten aus Freiburg
- die Vorklinik: 2,38 (Platz 16 von 35)
- die Klinik: 2,34 (Platz 7 von 35)

STUDENTENMEINUNG

> UNI FREIBURG

Was gefällt den Studenten an Freiburg?
„schöne Stadt, gutes Wetter, hoher Freizeitwert", „tolle Outdoor-Möglichkeiten", „man kann gut und recht günstig ausgehen", „viele Angebote für Studenten", „familiäre Atmosphäre"

Was gefällt den Studenten nicht?
„hohe Mietpreise und wenig Wohnungen", „andere Großstädte sind weit weg", „auf Dauer etwas provinziell"

Was gefällt den Studenten am Studium?
„der gute Ruf der Uni", „Lehre wird verbessert", „Studienverlauf ist gut organisiert", „alle Institute sind schnell erreichbar"

Was gefällt den Studenten nicht?
„noch zu wenig Praxisanteile", „Kontakt zu Dozenten könnte persönlicher sein", „zu viel Gewichtung der Forschung"

Freizeittipps:
„Skifahren auf dem Feldberg", „Ausflugsziele Dreisam und Schauinsland", „Mountainbiken, Wandern, in die Schweiz fahren", „Vergünstigungen für Kino, Kneipen, Theater etc. nutzen"

Justus Liebig-Universität Gießen

©fotonolei/PIXELIO

Postadresse:
Ludwigstraße 23
35390 Gießen
Internet: www.uni-giessen.de

Modellstudiengang: nein
Studienbeginn: WiSe / SoSe

Einwohnerzahl: 72.000
Medizinstudenten: ca. 2.700
Gesamtzahl Studenten: ca. 26.500

Durchschnittliche Mietkosten: 286 €
Gebühren pro Semester: 564 €
Durchschnittliches Budget: 596 €

Examensleistung:
Physikum: 68,0 %, Platz 30
Hammerexamen: 94,9 %, Platz 8

Semesterticket: ja
So viele wollen hin: 18
So viele wollen weg: 79

Kontaktadressen und weitere Infos findest Du unter
www.medi-learn.de/MT110

>> Geschichte
Die Uni in Gießen wurde 1607 gegründet, vier Jahre später wurde hier das Studium der Medizin angeboten. Gießen ist die Stadt mit der höchsten Studentendichte Deutschlands. Der „Hortus Medicus" (Botanischer Garten) ist der älteste seiner Art. Vorklinische Institute und Universitätsklinikum liegen auf einem gemeinsamen Campus. Eine umfangreiche virtuelle Bibliothek mit medizinischen Lernprogrammen steht für die Studenten bereit. Zugpferde der Wissenschaft am Fachbereich Medizin in Gießen sind Forschungsschwerpunkte wie das „Kardiopulmonale Gefäßsystem", „Infektion und Immunität" und „Reproduktionsmedizin".

>> Surftipp:
www.marbuch-verlag.de

Auf die Frage, ob sie einem Studieninteressierten oder Studenten empfehlen würden, in Gießen zu studieren, antworteten die Studenten folgendermaßen:

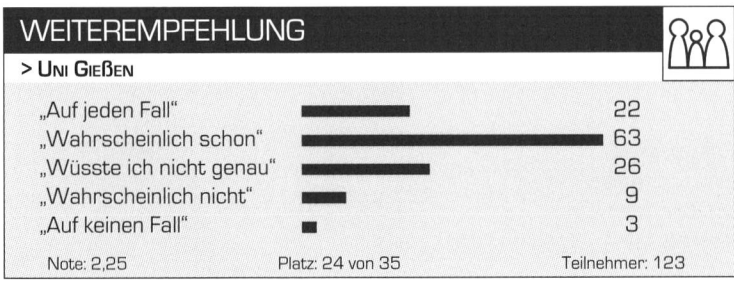

WEITEREMPFEHLUNG
> UNI GIESSEN

„Auf jeden Fall"	22
„Wahrscheinlich schon"	63
„Wüsste ich nicht genau"	26
„Wahrscheinlich nicht"	9
„Auf keinen Fall"	3

Note: 2,25   Platz: 24 von 35   Teilnehmer: 123

So bewerten Medizinstudenten aus Gießen
- die Vorklinik: 2,50 (Platz 21 von 35)
- die Klinik: 2,45 (Platz 10 von 35)

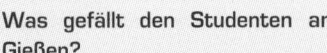

STUDENTENMEINUNG
> UNI GIESSEN

Was gefällt den Studenten an Gießen?
„alle Einrichtungen liegen dicht beieinander", „familiäre Strukturen, man kennt fast jeden", „Angebote in der Stadt sind auf Studenten zugeschnitten", „viele Bars und Kneipen"

Was gefällt den Studenten nicht?
„keine schöne Stadt", „zu übersichtlich", „die Bahnschranke an der Frankfurter Straße, an der alle Studenten ständig warten müssen"

Was gefällt den Studenten am Studium?
„gute Betreuung in der Vorklinik",

„immer ein Ansprechpartner", „kleine Kursgruppen", „Dozenten kennen einen oft persönlich", „fühle mich immer gut aufgehoben"

Was gefällt den Studenten nicht?
„zu wenig Bücher für manche Fächer", „wenig schöne Studentenwohnheime, lange Wartezeit", „manchmal etwas chaotische Organisation"

Freizeittipps:
„Radfahren entlang der Lahn und in der Umgebung", „Open Air-Konzerte im Sommer", „viele Studenten- und WG-Partys", „gutes Hochschulsportprogramm"

Georg August-Universität Göttingen

Postadresse:
Wilhelmsplatz 1
37073 Göttingen
Internet: www.uni-goettingen.de

Modellstudiengang: nein
Studienbeginn: WiSe / SoSe

Einwohnerzahl: 135.000	Durchschnittliche Mietkosten: 262 €
Medizinstudenten: ca. 4.000	Gebühren pro Semester: 622 €
Gesamtzahl Studenten: ca. 24.000	Durchschnittliches Budget: 600 €

Examensleistung:	Semesterticket: ja
Physikum: 81,9 %, Platz 15	So viele wollen hin: 83
Hammerexamen: 90,7 %, Platz 31	So viele wollen weg: 78

Kontaktadressen und weitere Infos findest Du unter
www.medi-learn.de/MT111

>> Geschichte

Die Georg August-Universität wurde 1737 gegründet. In jedem Frühjahr und
Herbst fangen mittlerweile über 300 Studierende in den Studiengängen der
Human- und Zahnmedizin an. Seit 2004 wird der gesamte klinische Studienabschnitt themenzentriert und interdisziplinär in Modulen angeboten. Neue Lehrveranstaltungen wie Blockpraktika und Wahlfächer wurden eingeführt. Ebenso
wird in Kleingruppen gearbeitet. Besonders profilierte Forschungsbereiche
sind die Neurowissenschaften sowie Forschungen in Zelldifferenzierung und
Organentwicklung.

>> Surftipp:
www.trends-fun.de

Auf die Frage, ob sie einem Studieninteressierten oder empfehlen würden, in Göttingen zu studieren, antworteten die folgendermaßen:

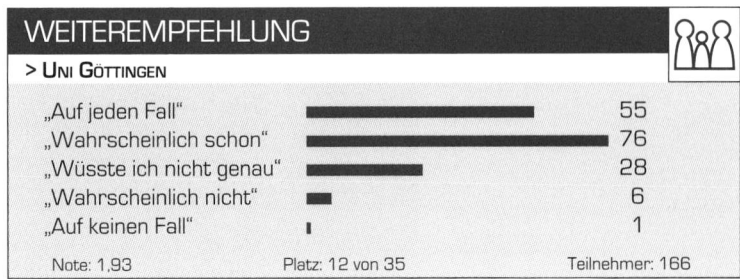

WEITEREMPFEHLUNG

> UNI GÖTTINGEN

„Auf jeden Fall" 55
„Wahrscheinlich schon" 76
„Wüsste ich nicht genau" 28
„Wahrscheinlich nicht" 6
„Auf keinen Fall" 1

Note: 1,93   Platz: 12 von 35   Teilnehmer: 166

So bewerten Medizinstudenten aus Göttingen

- die Vorklinik: 2,82 (Platz 30 von 35)
- die Klinik: 2,71 (Platz 19 von 35)

STUDENTENMEINUNG

> UNI GÖTTINGEN

Was gefällt den Studenten an Göttingen?
„sehr schöne Studentenstadt", „alles dreht sich um die Uni, tolle Atmosphäre", „viele nette Kneipen, clubtechnisch ist für jeden was dabei", „günstiger Wohnraum", „man kennt sich"

Was gefällt den Studenten nicht?
„manchmal zu beschaulich", „häufig schlechtes Wetter", „kaum sinnvolle öffentliche Verkehrsmittel", „wenig los in den Semesterferien"

Was gefällt den Studenten am Studium?

„gut organisierte Vorklinik", „guter Dozentenkontakt", „übersichtliche Semestergröße", „kurze Wege zu den Instituten", „Organisation ist immer auf Problemlösung bedacht"

Was gefällt den Studenten nicht?
„Sparmaßnahmen", „Organisation der Institute untereinander ist nicht gut", „noch zu wenig Praxis-Angebote", „zu wenig klinische Bezüge"

Freizeittipps:
„Kiessee", „Badeparadies Eiswiese", „Grillen auf den Schillerwiesen", „guter Unisport", „Kneipen und Studentenclubs in der Innenstadt"

.rnst-Moritz-Arndt-Universität Greifswald

©EasyRider/Photocase

Postadresse:
Domstraße 11
17487 Greifswald
Internet: www.uni-greifswald.de

Modellstudiengang: nein
Studienbeginn: WiSe

Einwohnerzahl: 55.000
Medizinstudenten: ca. 1.300
Gesamtzahl Studenten: ca. 10.000

Durchschnittliche Mietkosten: 288 €
Gebühren pro Semester: 58 €
Durchschnittliches Budget: 549 €

Examensleistung:
Physikum: 86,0 %, Platz 6
Hammerexamen: 96,2 %, Platz 5

Semesterticket: ja
So viele wollen hin: 13
So viele wollen weg: 21

Kontaktadressen und weitere Infos findest Du unter
www.medi-learn.de/MT112

>> Geschichte

Die Universität Greifswald erhielt 1456 die Stiftungsbulle von Papst Calixtus III. Die medizinische Klinik wurde im Jahr 1856 gegründet. Seit 1961 ist die Medizinische Schule an die Universität angegliedert, acht Jahre später wurde der Studienbereich Medizin gegründet. Die Medizinische Fakultät vermittelt mit den Schwerpunkten „Community Medicine" und „Molekulare Medizin" Fähigkeiten und Kenntnisse, die den Arzt zu einer naturwissenschaftlichen Betrachtungsweise und einer an den Bedürfnissen der regionalen Bevölkerung orientierten Handlungsweise befähigen. Besondere Bedeutung hat dabei die interdisziplinäre Vernetzung mit anderen Einrichtungen des Gesundheitswesens.

>> Surftipp:

www.moritz-medien.de

Auf die Frage, ob sie einem Studieninteressierten oder Studenten empfehlen würden, in Greifswald zu studieren, antworteten die Studenten folgendermaßen:

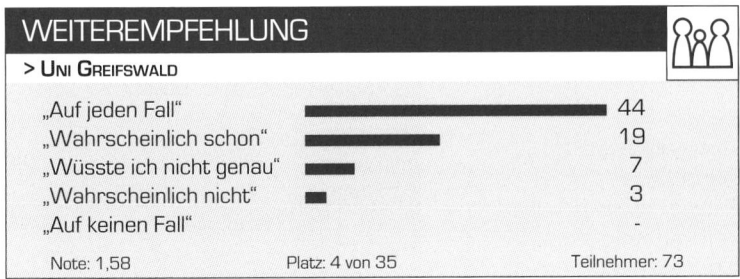

WEITEREMPFEHLUNG
> UNI GREIFSWALD

„Auf jeden Fall"	44
„Wahrscheinlich schon"	19
„Wüsste ich nicht genau"	7
„Wahrscheinlich nicht"	3
„Auf keinen Fall"	-

Note: 1,58   Platz: 4 von 35   Teilnehmer: 73

So bewerten Medizinstudenten aus Greifswald
* die Vorklinik: 1,89 [Platz 3 von 35]
* die Klinik: 2,27 [Platz 5 von 35]

STUDENTENMEINUNG
> UNI GREIFSWALD

Was gefällt den Studenten an Greifswald?
„Uni steht im städtischen Mittelpunkt", „Stadt liegt nah am Meer", „man kennt sich, auch Studenten aus anderen Fachrichtungen", „im Sommer genial, man kann am Strand lernen"

Was gefällt den Studenten nicht?
„abgelegen, Großstädte zu weit entfernt", „mäßige Anbindung", „zu kleine Mensa bei steigenden Studentenzahlen"

Was gefällt den Studenten am Studium?
„kleine Uni mit super Betreuung!", „guter Kontakt zu den Professoren",

„Kliniken und andere Einrichtungen sind schnell erreichbar", „Praxisnähe durch Blockpraktika", „klinische Inhalte werden schon mit der Vorklinik verknüpft"

Was gefällt den Studenten nicht?
„Hauptfächer könnten besser miteinander verknüpft werden", „Zeitaufteilung im klinischen Abschnitt ist zu eng bemessen"

Freizeittipps:
„schöne Strandausflüge nach Rügen oder Usedom, billiger Segelschein", „nette Bars, Kneipen und Cocktailbars", „der Strand in Lubmin", „Sonnenuntergang am Hafen"

Martin-Luther-Universität Halle

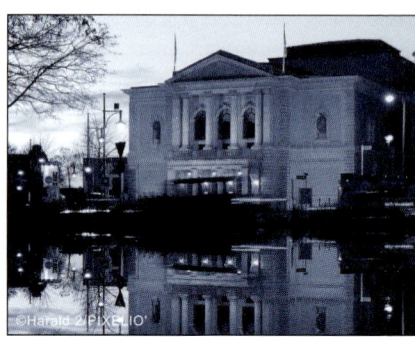

Postadresse:
Universitätsplatz 10
06099 Halle
Internet: www.uni-halle.de

Modellstudiengang: nein
Studienbeginn: WiSe

Einwohnerzahl: 79.000
Medizinstudenten: ca. 1.300
Gesamtzahl Studenten: ca. 19.000

Durchschnittliche Mietkosten: 260 €
Gebühren pro Semester: 63 €
Durchschnittliches Budget: 581 €

Examensleistung:
Physikum: 71,7 %, Platz 29
Hammerexamen: 92,4 %, Platz 26

Semesterticket: ja
So viele wollen hin: 23
So viele wollen weg: 19

Kontaktadressen und weitere Infos findest Du unter
www.medi-learn.de/MT113

>> Geschichte

Die Universität in Halle wurde 1502 gegründet. Die medizinische Fakultät besteht seit 1694. Nach der Wende wurden die Wissenschaftsverbindungen zu westdeutschen Unis wieder aufgenommen, die Uni versteht sich als akademisches Bindeglied zwischen West- und Osteuropa. Heute studieren rund 1800 Studenten in den Studiengängen Humanmedizin, Zahnmedizin sowie Gesundheits- und Pflegewissenschaften in den seit kurzem völlig modernisierten Kliniken und Instituten. Im Fokus der Ausbildung steht die Vermittlung guter naturwissenschaftlicher und medizinisch-theoretischer Grundlagen für den Arztberuf und eine praxisnahe klinische Ausbildung. Forschungsschwerpunkte der Fakultät sind Herz-Kreislauf-Krankheiten, Onkologie sowie Umweltmedizin.

>> Surftipp:

www.halle.bewegungsmelder.de

Auf die Frage, ob sie einem Studieninteressierten oder Studenten empfehlen würden, in Halle zu studieren, antworteten die Studenten folgendermaßen:

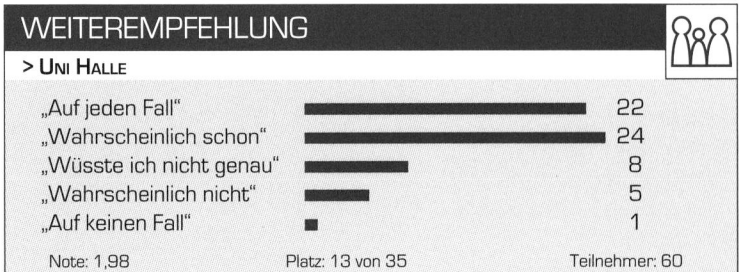

WEITEREMPFEHLUNG
> Uni Halle

„Auf jeden Fall"	22
„Wahrscheinlich schon"	24
„Wüsste ich nicht genau"	8
„Wahrscheinlich nicht"	5
„Auf keinen Fall"	1

Note: 1,98 — Platz: 13 von 35 — Teilnehmer: 60

So bewerten Medizinstudenten aus Halle
- die Vorklinik: 2,15 (Platz 8 von 35)
- die Klinik: 3,23 (Platz 34 von 35)

STUDENTENMEINUNG
> Uni Halle

Was gefällt den Studenten an Halle?
„sehr enge Beziehungen unter den Studenten", „bezahlbares Wohnen", „alles zu Fuß erreichbar", „ausgeprägte Kneipenkultur"

Was gefällt den Studenten nicht?
„Bausubstanz der Häuser", „viele junge Leute gehen weg, da es kaum Arbeit gibt", „die unschönen Neubaugebiete", „Fakultäten sind sehr verstreut"

Was gefällt den Studenten am Studium?
„kleine Kursgruppen", „nicht überlaufen, Dozenten bemüht", „guter Kontakt zu den Professoren", „neue medizinische Bibliothek", „Betreuung durch das Dekanat"

Was gefällt den Studenten nicht?
„zu wenig praktischer Unterricht", „die Vorurteile gegenüber der Uni", „weite Wege von der Innenstadt bis zum Klinikum"

Freizeittipps:
„Peißnitz-Insel: grillen, sonnen, Konzerte", „Tretbootfahren auf der Saale", „Seen in der Umgebung", „Sonnenuntergang vom Turbinefelsen ansehen", „Bergzoo, Stadtpark"

Universität Hamburg

Postadresse:
Edmund-Siemers-Allee 1
20146 Hamburg
Internet: www.uni-hamburg.de

Modellstudiengang: nein
Studienbeginn: WiSe

Einwohnerzahl: 1.700.000
Medizinstudenten: ca. 3.000
Gesamtzahl Studenten: ca. 40.000

Durchschnittliche Mietkosten: 412 €
Gebühren pro Semester: 621 €
Durchschnittliches Budget: 719 €

Examensleistung:
Physikum: 83,9 %, Platz 11
Hammerexamen: 93,8 %, Platz 17

Semesterticket: ja
So viele wollen hin:115
So viele wollen weg: 51

Kontaktadressen und weitere Infos findest Du unter
www.medi-learn.de/MT114

>> Geschichte

Die Universität Hamburg wurde 1919 als Nachfolgerin des „Akademischen Gymnasiums" gegründet, das bereits 300 Jahre zuvor ins Leben gerufen wurde. Der Studiengang Medizin konnte aufgrund des zu diesem Zeitpunkt schon hoch renommierten Klinikums Eppendorf geschaffen werden. Bis 2008 entstehen zusätzlich das neue Klinikum West und der Campus Ost. Der 2001 gestartete Modellstudiengang Medizin wurde Ende 2005 wieder eingestellt, die in ihm getesteten Reformansätze Interdisziplinarität, Kleingruppenstudium, Problemorientiertes Lernen und Fallorientierung fließen nun in das reformierte Regelstudium ein.

>> Surftipp:

www.szene-hamburg.de

Auf die Frage, ob sie einem Studieninteressierten oder Studenten empfehlen würden, in Hamburg zu studieren, antworteten die Studenten folgendermaßen:

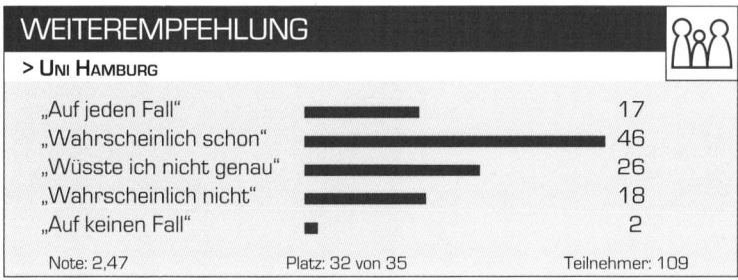

WEITEREMPFEHLUNG

> UNI HAMBURG

„Auf jeden Fall"	17
„Wahrscheinlich schon"	46
„Wüsste ich nicht genau"	26
„Wahrscheinlich nicht"	18
„Auf keinen Fall"	2

Note: 2,47 — Platz: 32 von 35 — Teilnehmer: 109

So bewerten Medizinstudenten aus Hamburg
- die Vorklinik: 3,04 (Platz 32 von 35)
- die Klinik: 3,19 (Platz 33 von 35)

STUDENTENMEINUNG

> UNI HAMBURG

Was gefällt den Studenten an Hamburg?
„Großstadt-Feeling, hier ist immer was los", „das kulturelle Angebot ist riesig", „viele Facetten", „ideal zum Shoppen"

Was gefällt den Studenten nicht?
„im Vergleich zu anderen Unistädten zu anonym", „Mieten sind teilweise unverschämt", „das Hamburger Schmuddelwetter", „die weiten Strecken und die überfüllten Busse"

Was gefällt den Studenten am Studium?
„das Unigelände mit Villa nur für Studenten", „Kleingruppenarbeit und Problemorientiertes Lernen", „hoher praktischer Anteil seit Einführung der neuen AO", „gute Bibliothek"

Was gefällt den Studenten nicht?
„dass die Uni eine Baustelle ist", „Uniklinik ist abgelegen vom restlichen Campus, man hat nicht viel mit Studenten anderer Fächer zu tun", „immer wieder organisatorische Probleme"

Freizeittipps:
„Elbstrand im Sommer", „Ausgehen auf der Reeperbahn oder im Schanzenviertel", „Joggen um die Alster", „sich in den Planten&Bloomen-Park setzen", „abends an den Hafen setzen"

Medizinische Hochschule Hannover

©winter birgit/PIXELIO

Postadresse:
Carl-Neuberg-Str. 1
30625 Hannover
Internet: www.mh-hannover.de

Modellstudiengang: ja
Studienbeginn: WiSe

Einwohnerzahl: 530.000
Medizinstudenten: ca. 3.000
Gesamtzahl Studenten: ca. 32.000

Durchschnittliche Mietkosten: 310 €
Gebühren pro Semester: 649 €
Durchschnittliches Budget: 648 €

Examensleistung:
Physikum: 47,9 %, Platz 31
Hammerexamen: 92,8 %, Platz 25

Semesterticket: ja
So viele wollen hin: 73
So viele wollen weg: 25

Kontaktadressen und weitere Infos findest Du unter
www.medi-learn.de/MT98

>> Geschichte

Die separat zur Hannoveraner Uni bestehende Medizinische Hochschule entstand Anfang der Sechziger Jahre aus dem bundesweiten Ziel heraus, 7.000
neue Studienplätze in der Medizin zu schaffen. 1965 wurde die MHH gegründet. Der Regelstudiengang Medizin wurde zum WiSe 2005/06 durch den
Modellstudiengang „HannibaL" [„Hannoveraner Integrierte Berufsorientierte
Adaptierte Lehre"] ersetzt. Auch hier treten Patientennähe und stärkerer Praxisbezug in den Vordergrund der reformierten Ausbildung. Während des zweiten Abschnitts werden die theoretischen Kenntnisse der Vorklinik im Rahmen
der klinischen Fächer eingehend wiederholt.

>> Surftipp:

www.trends-fun.de

Auf die Frage, ob sie einem Studieninteressierten oder Studenten empfehlen würden, in Hannover zu studieren, antworteten die Studenten folgendermaßen:

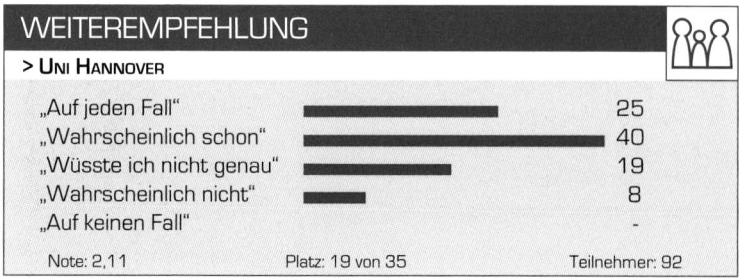

WEITEREMPFEHLUNG
> UNI HANNOVER

„Auf jeden Fall"	25
„Wahrscheinlich schon"	40
„Wüsste ich nicht genau"	19
„Wahrscheinlich nicht"	8
„Auf keinen Fall"	-

Note: 2,11   Platz: 19 von 35   Teilnehmer: 92

So bewerten Medizinstudenten aus Hannover
- die Vorklinik: 2,50 (Platz 19 von 35)
- die Klinik: 2,63 (Platz 16 von 35)

STUDENTENMEINUNG
> UNI HANNOVER

Was gefällt den Studenten an Hannover?
„gute Infrastruktur und Verkehrsanbindung durch die EXPO", „viele Grünflächen in der Stadt", „relativ günstige Mietpreise", „Nähe zu Berlin und Hamburg", „fahrradfreundlich"

Was gefällt den Studenten nicht?
„das langweilige Image der Stadt", „keine typische Studentenstadt, wenige studentische Einrichtungen", „Innenstadt ist nicht gerade hübsch", „viel Beton"

Was gefällt den Studenten am Studium?

„direkter klinischer Bezug der Kurse", „aus Evaluationen der Studenten werden Konsequenzen gezogen", „gut organisierte Vorklinik", „nette Dozenten und Profs"

Was gefällt den Studenten nicht?
„fehlende Campusatmosphäre, kein Kontakt zu anderen Fächern", „oft zu wenig Plätze für bestimmte Kurse", „Größe des Semesters, oft anonym"

Freizeittipps:
„Laufen am Maschsee", „Kneipen und Bars im Steintor und in Linden", „Galerien und Museen", „in den Harz oder ans Steinhuder Meer fahren", „gute Konzerte"

Ruprecht-Karls-Universität Heidelberg

©Christopher/Photocase

Postadresse:
Grabengasse 1
D-69117 Heidelberg
Internet: www.uni-heidelberg.de

Modellstudiengang: ja
Studienbeginn: WiSe

Einwohnerzahl: 140.000
Medizinstudenten: ca. 1.300
Gesamtzahl Studenten: ca. 24.000

Durchschnittliche Mietkosten: 332 €
Gebühren pro Semester: 580 €
Durchschnittliches Budget: 634 €

Examensleistung:
Physikum: 88,6 %, Platz 2
Hammerexamen: 94,5 %, Platz 10

Semesterticket: ja
So viele wollen hin: 85
So viele wollen weg: 20

Kontaktadressen und weitere Infos findest Du unter
www.medi-learn.de/MT115

>> Geschichte

Die Ruprecht-Karls-Universität ist die älteste Universität Deutschlands. Der Kurfürst und Pfalzgraf bei Rhein Ruprecht I. eröffnete sie mit päpstlicher Genehmigung1386 in seiner Residenzstadt. Die ersten Vorlesungen in Medizin fanden 1388 statt. Heute wird nach dem reformierten Studienmodell Heicumed (Heidelberger Curriculum Medicinale) gelehrt und gelernt: Auswendiglernen wird durch praxisnahes und interdisziplinäres Arbeiten ersetzt. Die künftigen Mediziner erwerben ihr Wissen ausgehend vom Beschwerdebild des Kranken. Nach dem praktischen Training an Modellen im „skills lab" erhalten die Studenten Patientenkontakt. Zweiter Ausbildungsstandort ab dem klinischen Abschnitt ist Mannheim.

>> Surftipp:

www.meier-online.de

Auf die Frage, ob sie einem Studieninteressierten oder Studenten empfehlen würden, in Heidelberg zu studieren, antworteten die Studenten folgendermaßen:

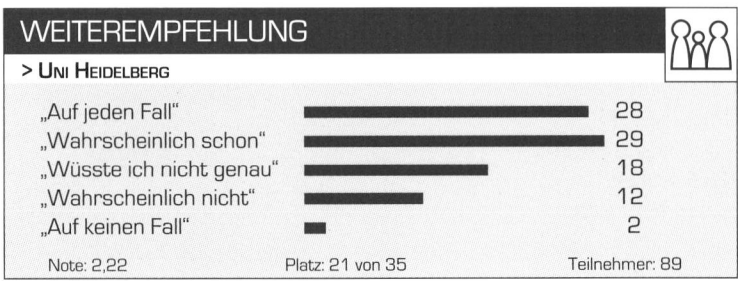

WEITEREMPFEHLUNG
> Uni Heidelberg

„Auf jeden Fall"	████████████	28
„Wahrscheinlich schon"	█████████████	29
„Wüsste ich nicht genau"	████████	18
„Wahrscheinlich nicht"	█████	12
„Auf keinen Fall"	█	2

Note: 2,22   Platz: 21 von 35   Teilnehmer: 89

So bewerten Medizinstudenten aus Heidelberg
- die Vorklinik: 2,37 (Platz 15 von 35)
- die Klinik: 2,03 (Platz 3 von 35)

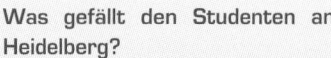

STUDENTENMEINUNG
> Uni Heidelberg

Was gefällt den Studenten an Heidelberg?
„super viele junge Leute, viele Studis", „wunderschöne Stadt am Neckar mit altem Schloss", „typische Unistadt mit Charme", „idyllisch und international zugleich"

Was gefällt den Studenten nicht?
„die Touristenströme", „sehr hohe Mietpreise", „ab 3 Uhr nachts ist wegen Sperrstunde nichts mehr los", „wenig Ausgehmöglichkeiten"

Was gefällt den Studenten am Studium?
„Kleingruppenunterricht und gute Forschung", „solide Examensvorbereitung und Blockunterricht", „viele praktische Kurse", „exzellente Forschung"

Was gefällt den Studenten nicht?
„Anwesenheitspflicht in überflüssigen Veranstaltungen", „weite Wege zwischen verstreuten Kliniken", „zu viel Gewichtung der Forschung, Lehre kommt oft zu kurz"

Freizeittipps:
„Neckarwiesen", „der Schwimmbad-Musikclub", „die Kultkneipe Großer Mohr", „zum Königsstuhl mit der Bergbahn hochfahren oder wandern", „in umliegende Großstädte fahren"

Medizinische Fakultät des Saarlandes in Homburg

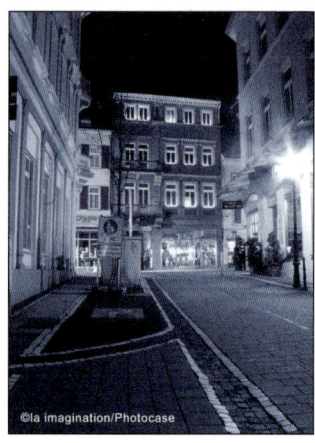

©la imagination/Photocase

Postadresse:
Kirrbergerstraße
66421 Homburg/Saar
Internet: www.uniklinikum-saarland.de

Modellstudiengang: nein
Studienbeginn: WiSe

Einwohnerzahl: 45.000
Medizinstudenten: 1.500
Gesamtzahl Studenten: ca. 15.000

Durchschnittliche Mietkosten: 285 €
Gebühren pro Semester: 580 €
Durchschnittliches Budget: 603 €

Examensleistung:
Physikum: 74,4 %, Platz 27
Hammerexamen: 93,2 %, Platz 22

Semesterticket: ja
So viele wollen hin: 14
So viele wollen weg: 22

Kontaktadressen und weitere Infos findest Du unter
www.medi-learn.de/MT116

>> Geschichte

1947 entstand auf dem Gelände des ehemaligen Landeskrankenhauses Homburg-Saar die Universität des Saarlandes auf einem Campus außerhalb der Stadt. Die Medizinische Fakultät bietet den umfangreichsten internationalen Studentenaustausch in Europa an. In der Zusammenarbeit mit den Studierenden wird Wert auf unkomplizierte Informationsstruktur, enge Kooperationen und die persönliche Note gelegt. Die Qualität der Lehre können die Studenten evaluieren. Daneben gibt es auch die Möglichkeit, in international renommierten Arbeitsgruppen an Forschungsprojekten mitzuarbeiten.

>> Surftipp:

www.potato.de

Auf die Frage, ob sie einem Studieninteressierten oder Studente︎
würden, in Homburg zu studieren, antworteten die Studenten folge︎

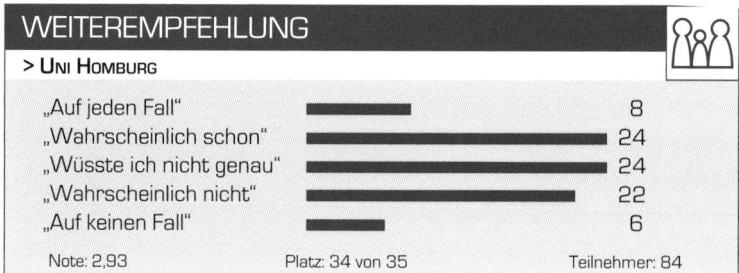

WEITEREMPFEHLUNG

> UNI HOMBURG

„Auf jeden Fall"	▬▬▬▬▬	8
„Wahrscheinlich schon"	▬▬▬▬▬▬▬▬▬	24
„Wüsste ich nicht genau"	▬▬▬▬▬▬▬▬▬	24
„Wahrscheinlich nicht"	▬▬▬▬▬▬▬▬	22
„Auf keinen Fall"	▬▬▬▬	6

| Note: 2,93 | Platz: 34 von 35 | Teilnehmer: 84 |

So bewerten Medizinstudenten aus Homburg
- die Vorklinik: 3,24 [Platz 34 von 35]
- die Klinik: 3,19 [Platz 33 von 35]

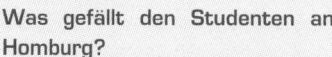

STUDENTENMEINUNG

> UNI HOMBURG

Was gefällt den Studenten an Homburg?

„sehr familiär, man kennt alle Leute", „schöne Lage und Nähe zu Frankreich", „billiges Wohnen", „viel Grün, Wälder ringsum", „gute Lokale und Kneipen"

Was gefällt den Studenten nicht?

„nur Mediziner auf der Straße", „sehr klein und provinziell", „kaum Kultur", „Wohnheimpartys wurden verboten"

Was gefällt den Studenten am Studium?

„netter Kontakt zu Dozenten und Profs", „kompakter Campus, kurze Wege", „viel Einfluss der Studierenden auf die Lehre", „immer ausreichend Platz in Kursen",

Was gefällt den Studenten nicht?

„unflexible Organisationsstrukturen, Studienrichtung stark vorgegeben", „Gebäude und Gerätschaften sind teils veraltet", „Bibliothek ist nicht umfangreich genug"

Freizeittipps:

„Hochschulsport ist vielfältig und kostenlos", „nach Saarbrücken oder nach Frankreich fahren", „Wandern in den Wäldern", „viele Radwanderwege im Saarland", „Grillen auf dem Schlossberg"

Friedrich-Schiller-Universität Jena

Postadresse:
Fürstengraben 1
07743 Jena
Internet: www.uni-jena.de

Modellstudiengang: nein
Studienbeginn: WiSe

Einwohnerzahl: 100.000
Medizinstudenten: ca. 1.500
Gesamtzahl Studenten: ca. 19.000

Durchschnittliche Mietkosten: 236 €
Gebühren pro Semester: 164 €
Durchschnittliches Budget: 479 €

Examensleistung:
Physikum: 75,7 %, Platz 26
Hammerexamen: 93,3 %, Platz 21

Semesterticket: ja
So viele wollen hin: 25
So viele wollen weg: 26

Kontaktadressen und weitere Infos findest Du unter
www.medi-learn.de/MT118

>> Geschichte

1558 erhielt die Jenaer „Hohe Schule" das kaiserliche Universitätsprivileg zu-
erkannt, Medizin war von Anfang an dabei. Auch das Studium in Jena ist sowohl
technisch als auch inhaltlich komplett modernisiert worden: Ein neuer Campus
entstand auf dem Gelände des ehemaligen Zeiss-Hauptwerks im Herzen der
Stadt, ebenso der Neubau des „Klinikums 2000" im Stadtteil Jena-Lobeda,
das bis 2012 abgeschlossen sein soll. Neu ist auch das Curriculum „Medpol":
Es erstellt multimediale medizinische Falldarstellungen in Form von virtuellen
Patienten, die Grundvoraussetzung für das Problemorientierte Lernen sind.
Daneben vermittelt es auch rechtliche, juristische und ethische Grundlagen.

>> Surftipp:

www.takt-magazin.de

Auf die Frage, ob sie einem Studieninteressierten oder Studenten empfehlen würden, in Jena zu studieren, antworteten die Studenten folgendermaßen:

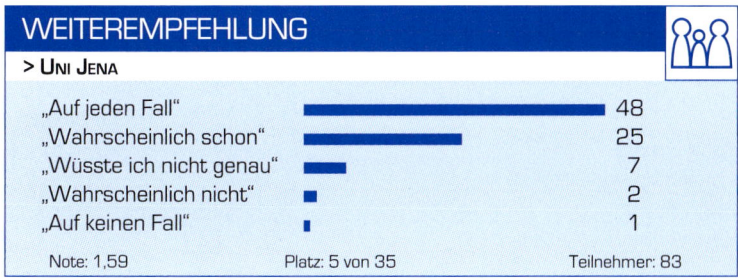

WEITEREMPFEHLUNG		
> UNI JENA		
„Auf jeden Fall"		48
„Wahrscheinlich schon"		25
„Wüsste ich nicht genau"		7
„Wahrscheinlich nicht"		2
„Auf keinen Fall"		1
Note: 1,59	Platz: 5 von 35	Teilnehmer: 83

So bewerten Medizinstudenten aus Jena
• die Vorklinik: 1,96 (Platz 5 von 35)
• die Klinik: 2,37 (Platz 8 von 35)

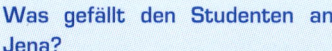

STUDENTENMEINUNG
> UNI JENA

Was gefällt den Studenten an Jena?
„man kennt jeden, viele Mediziner-partys", „viele junge Leute", „große Auswahl an Biergärten und Knei-pen", „kurze Wege, idyllische Lage", „überschaubare Größe"

Was gefällt den Studenten nicht?
„manchmal recht provinziell", „Woh-nungen in guter Lage eher teuer", „in den Semesterferien ausgestor-ben", „abends und nachts sehr ein-geschränkter Busverkehr"

Was gefällt den Studenten am Studium?

„Profs nehmen sich Zeit für Fra-gen", „super familiäres Verhält-nis", „Praxisnähe und Betreuung", „gut organisierte Kurse und Block-praktika"

Was gefällt den Studenten nicht?
„zu voller Stundenplan", „Klinikum am Stadtrand, langes Pendeln", „manche Praktika sind überlaufen"

Freizeittipps:
„die Kneipenmeile Wagnergasse", „Grillen und Faulenzen im Paradies-Park", „Wanderung zu den sieben Wundern von Jena", „nach Weimar fahren", „Tour entlang der Saale"

Christian-Albrechts-Universität Kiel

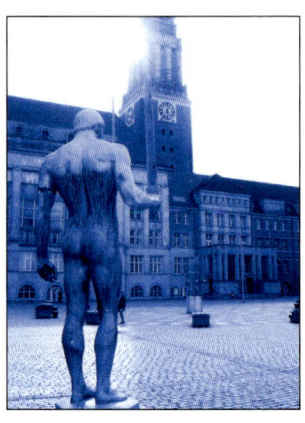

Postadresse:
Christian-Albrechts-Platz 4
24118 Kiel
Internet: www.uni-kiel.de

Modellstudiengang: nein
Studienbeginn: WiSe

Einwohnerzahl: 240.000
Medizinstudenten: ca. 1.700
Gesamtzahl Studenten: ca. 21.000

Durchschnittliche Mietkosten: 314 €
Gebühren pro Semester: 115 €
Durchschnittliches Budget: 735 €

Examensleistung:
Physikum: 79,0 %, Platz 19
Hammerexamen: 93,8 %, Platz 16

Semesterticket: ja
So viele wollen hin: 44
So viele wollen weg: 37

Kontaktadressen und weitere Infos findest Du unter
www.medi-learn.de/MT119

>> Geschichte

Die Universität Kiel wurde im Jahr 1665 eingeweiht. Seit Anfang der 1960er
Jahre ist die Uni auf dem Campus im Westen der Stadt angesiedelt. Die instrumentelle und operative Weiterentwicklung der minimal-invasiven Chirurgie
fand von Kiel aus weltweite Verbreitung. Heute liegen aktuelle Schwerpunkte
in den Neurowissenschaften, der Onkologie und der Transplantationsmedizin. Der vorklinische Abschnitt des Studiums, der von der Semester- auf die
Studienjahr-Struktur umgestellt wurde, zählt nach Studentenangaben (MEDI-
LEARN Umfrage 2004) zu den anspruchsvollsten in Deutschland.

>> Surftipp:

www.tango-online.de
www.kiel4kiel.de

Auf die Frage, ob sie einem Studieninteressierten oder Studenten empfehlen würden, in Kiel zu studieren, antworteten die Studenten folgendermaßen:

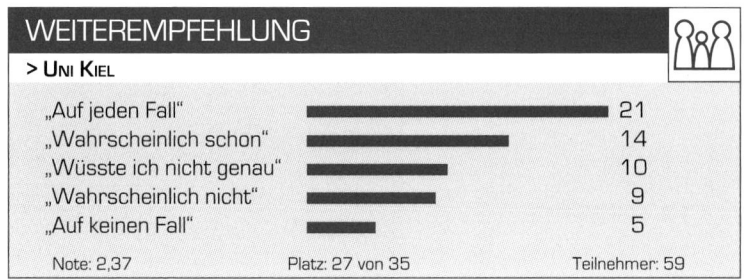

WEITEREMPFEHLUNG

> UNI KIEL

„Auf jeden Fall"	21
„Wahrscheinlich schon"	14
„Wüsste ich nicht genau"	10
„Wahrscheinlich nicht"	9
„Auf keinen Fall"	5

Note: 2,37   Platz: 27 von 35   Teilnehmer: 59

So bewerten Medizinstudenten aus Kiel
* die Vorklinik: 2,20 (Platz 9 von 35)
* die Klinik: 3,18 (Platz 32 von 35)

STUDENTENMEINUNG

> UNI KIEL

Was gefällt den Studenten an Kiel?
„Stadt liegt direkt am Meer", „viele Sportmöglichkeiten", „Strand mit dem Fahrrad erreichbar", „viel Grün und gute Radwege"

Was gefällt den Studenten nicht?
„Stadt an sich ist nicht schön", „Nachtleben ist übersichtlich", „das Wetter", „am Wochenende wenig los, viele Studenten fahren heim"

Was gefällt den Studenten am Studium?
„Uniklinik ist zentral gelegen", „häufig werden Patienten mit in die Vorlesung gebracht", „Dozenten geben sich Mühe", „kleine Kurse", „viele Famulaturmöglichkeiten", „Mensa an der Förde"

Was gefällt den Studenten nicht?
„Organisation lässt zu wünschen übrig", „Anatomie ist hart", „Klinikbücherei ist zu klein", „Institute sollten sich besser absprechen"

Freizeittipps:
„an den Strand fahren und relaxen", „Segeln, Surfen, Schwimmen", „Sportkurse der Uni sind alle super", „Cocktailbar Havanna", „nach Hamburg fahren"

Universität Köln

©Dr. Stein/Photocase

Postadresse:
Albertus-Magnus-Platz
50923 Köln
Internet: www.uni-koeln.de

Modellstudiengang: ja
Studienbeginn: WiSe / SoSe

Einwohnerzahl: 1.000.000	Durchschnittliche Mietkosten: 370 €
Medizinstudenten: ca. 2.600	Gebühren pro Semester: 610 €
Gesamtzahl Studenten: ca. 48.000	Durchschnittliches Budget: 589 €

Examensleistung:	Semesterticket: ja
Physikum: 26,7 %, Platz 33	So viele wollen hin: 60
Hammerexamen: 93,0 %, Platz 24	So viele wollen weg: 26

Kontaktadressen und weitere Infos findest Du unter
www.medi-learn.de/MT120

>> Geschichte

Das Gründungsjahr der Universität Köln ist 1388, Medizin zählt zu den „Start-disziplinen". Seit dem Wintersemester 2003/2004 findet das Studium als Modellstudiengang statt. Blockpraktika, Problemorientiertes Lernen und die Selbstschulung technischer Fertigkeiten der Studierenden für den späteren Arztberuf im „skills lab" sind dabei in den Vordergrund gerückt. Darüber hinaus beteiligt sich die Medizinische Fakultät an interdisziplinären Ausbildungen wie der Gesundheitsökonomie, der Neurowissenschaft und dem Masterstudiengang „Environmental Sciences".

>> Surftipp:

www.koelner.de

Auf die Frage, ob sie einem Studieninteressierten oder Studenten
würden, in Köln zu studieren, antworteten die Studenten folgender

WEITEREMPFEHLUNG

> UNI KÖLN

„Auf jeden Fall"		10
„Wahrscheinlich schon"		20
„Wüsste ich nicht genau"		15
„Wahrscheinlich nicht"		10
„Auf keinen Fall"		-

| Note: 2,45 | Platz: 31 von 35 | Teilnehmer: 55 |

So bewerten Medizinstudenten aus Köln
- die Vorklinik: 3,02 (Platz 31 von 35)
- die Klinik: 3,53 (Platz 35 von 35)

STUDENTENMEINUNG

> UNI KÖLN

Was gefällt den Studenten an Köln?
„schönes und vielfältiges Nachtleben", „viele Nationalitäten, viele junge Leute", „Medienstadt", „viele Parks", „gute Shoppingstadt", „super Verkehrsanbindung"

Was gefällt den Studenten nicht?
„völlig überhöhter Mietspiegel", „zu wenige Wohnungen", „viel Verkehr, viel Lärm, schlechte Luft"

Was gefällt den Studenten am Studium?
„kompakter Campus, alles gut zu erreichen", „Fakultät liegt im Studentenviertel", „Kooperation der Profs mit den Studenten", „interessanter Modellstudiengang", „Einteilung in Kompetenzfelder"

Was gefällt den Studenten nicht?
„zu wenig Professoren", „Umsetzung des Modellstudienganges noch chaotisch", „Hörsäle sind zu klein", „Ausstattung könnte umfangreicher sein"

Freizeittipps:
„Ausgehen im Belgischen und Friesenviertel", „tolle Museen", „auf den Dom steigen", „am Rhein Inlineskates fahren oder rumliegen", „Clubs und Bars in der ganzen Stadt"

Universität Leipzig

Postadresse:
Ritterstraße 26
04109 Leipzig
Internet: www.uni-leipzig.de

Modellstudiengang: nein
Studienbeginn: WiSe

Einwohnerzahl: 500.000	Durchschnittliche Mietkosten: 262 €
Medizinstudenten: ca. 3.400	Gebühren pro Semester: 74 €
Gesamtzahl Studenten: ca. 30.000	Durchschnittliches Budget: 555 €
Examensleistung:	Semesterticket: ja
Physikum: 83,5 %, Platz 12	So viele wollen hin: 57
Hammerexamen: 94,0 %, Platz 15	So viele wollen weg: 30

Kontaktadressen und weitere Infos findest Du unter
www.medi-learn.de/MT121

>> Geschichte

Die Universität wurde 1409 gegründet, sechs Jahre später öffnete die medizinische Fakultät ihre Pforten. An der Wende vom 19. zum 20. Jahrhundert zählte die Leipziger Universitätsmedizin zu den renommiertesten Einrichtungen der Welt. An diese Epoche wird mit dem Motto „Aus Tradition für Innovation" angeknüpft. So wird seit 2004 auch im Leipziger Curriculum auf Basis des theoretischen Wissens das Lernen angewendet. Die Studierenden erarbeiten selbstständig medizinische Fälle von der Befunderhebung bis zur Beurteilung des Krankheitsverlaufs. Die Studierenden lernen frühzeitig das Führen von Patientengesprächen. Das Forschungsspektrum der Uni umfasst nahezu alle Bereiche.

>> Surftipp:

www.kreuzer-leipzig.de

Auf die Frage, ob sie einem Studieninteressierten oder Studenten empfehlen würden, in Leipzig zu studieren, antworteten die Studenten folgendermaßen:

WEITEREMPFEHLUNG

> UNI LEIPZIG

„Auf jeden Fall"	67
„Wahrscheinlich schon"	35
„Wüsste ich nicht genau"	13
„Wahrscheinlich nicht"	3
„Auf keinen Fall"	3

Note: 1,68   Platz: 6 von 35   Teilnehmer: 121

So bewerten Medizinstudenten aus Leipzig
* die Vorklinik: 2,28 (Platz 13 von 35)
* die Klinik: 2,69 (Platz 18 von 35)

STUDENTENMEINUNG

> UNI LEIPZIG

Was gefällt den Studenten an Leipzig?
„die günstigen Mieten", „reges Nachtleben, viele Bars, Kneipen und Clubs", „Häuser werden liebevoll restauriert", „einzigartige Kulturlandschaft", „richtige Studentenstadt"

Was gefällt den Studenten nicht?
„die vielen Baustellen", „Umgebung ist nicht so interessant", „keine schönen Außenbezirke"

Was gefällt den Studenten am Studium?
„modern ausgestattet", „Studienablauf ist gut", „Einteilung in Semi-nargruppen, man findet schnell Anschluss", „kurze Wege zwischen den Instituten", „guter Umgang mit Studenten"

Was gefällt den Studenten nicht?
„so viele Studenten pro Semester", „Chaos wegen der Umbauarbeiten", „kein guter Hochschulsport", „Bibliothek hält nur Standardwerke vor"

Freizeittipps:
„viele Konzerte im Conne Island", „Kultladen Ilses Erika", „Kneipentour durchs Barfussgässchen", „Cospudener See", „super Zoo", „Moritzbastei"

Universität Lübeck

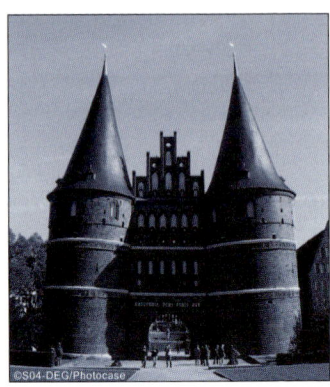

Postadresse:
Ratzeburger Allee 160
23538 Lübeck
Internet: www.uni-luebeck.de

Modellstudiengang: nein
Studienbeginn: WiSe

Einwohnerzahl: 210.000
Medizinstudenten: ca. 1.500
Gesamtzahl Studenten: ca. 2.400

Durchschnittliche Mietkosten: 312 €
Gebühren pro Semester: 87 €
Durchschnittliches Budget: 663 €

Examensleistung:
Physikum: 78,2 %, Platz 20
Hammerexamen: 94,2 %, Platz 13

Semesterticket: ja
So viele wollen hin: 52
So viele wollen weg: 21

Kontaktadressen und weitere Infos findest Du unter
www.medi-learn.de/MT122

>> Geschichte

Die Lübecker Ausbildungsstätte wurde 1964 als „Medizinische Akademie"
gegründet und war der Universität Kiel zugeteilt. Angeboten wurde der klinische Abschnitt des Studiengangs Humanmedizin. 1985 wurde sie zur „Medizinischen Universität Lübeck". Durch das Hinzutreten der Studiengänge Informatik und Biotechnologie wurde sie 2002 erneut in „Universität Lübeck"
umbenannt. Das Profil der Universität zu Lübeck ist entsprechend durch Forschung und Lehre an der Schnittstelle von Medizin, Naturwissenschaften und
Technik gekennzeichnet. Gelehrt wird hauptsächlich auf dem Gelände des Uni-
versitätsklinikums Schleswig-Holstein Campus Lübeck, mit Blockpraktika und
POL angepasst an neue Bedürfnisse.

>> Surftipp:

www.piste.de

Auf die Frage, ob sie einem Studieninteressierten oder Studenten empfehlen würden, in Lübeck zu studieren, antworteten die Studenten folgendermaßen:

WEITEREMPFEHLUNG

> UNI LÜBECK

„Auf jeden Fall"	35
„Wahrscheinlich schon"	14
„Wüsste ich nicht genau"	3
„Wahrscheinlich nicht"	3
„Auf keinen Fall"	-

Note: 1,53	Platz: 3 von 35	Teilnehmer: 55

So bewerten Medizinstudenten aus Lübeck
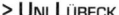
- die Vorklinik: 1,85 (Platz 2 von 35)
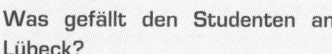
- die Klinik: 2,03 (Platz 2 von 35)

STUDENTENMEINUNG

> UNI LÜBECK

Was gefällt den Studenten an Lübeck?
„wunderschöne historische Innenstadt", „Nähe zur Ostsee und den Stränden", „viel Kultur, aber auch gute Weggehmöglichkeiten", „alles mit dem Fahrrad erreichbar"

Was gefällt den Studenten nicht?
„nur wenige Studenten in der Stadt", „alles schließt abends so früh", „etwas provinziell", „zu viele Touristen"

Was gefällt den Studenten am Studium?
„intensive Betreuung", „kein Massenbetrieb", „guter Kontakt zu Lehrenden und Kommilitonen", „gute Umsetzung der Studienreform", „gute Wahlfachmöglichkeiten"

Was gefällt den Studenten nicht?
„Unibibliothek ist nicht gut ausgestattet", „Vorlesungen als Pflichtveranstaltung", „Studententicket gilt nur in der Stadt", „wenig andere Studiengänge, fast nur Mediziner"

Freizeittipps:
„nach Travemünde an die Ostsee fahren", „Segeln, Surfen, Tauchen, Schwimmen", „Joggen an der Wakenitz", „Ausflüge nach Kiel, Hamburg, Schwerin", „Ratzeburger See", „das Hüx"

Otto-von-Guericke-Universität Magdeburg

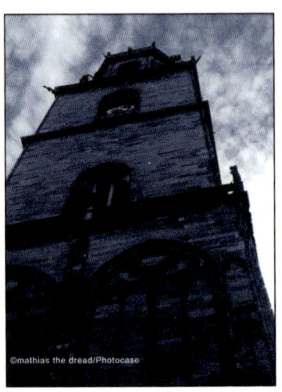

Postadresse:
Universitätsplatz 2
39106 Magdeburg
Internet: www.uni-magdeburg.de

Modellstudiengang: nein
Studienbeginn: WiSe

©mathias the dread/Photocase

Einwohnerzahl: 230.000
Medizinstudenten: ca. 900
Gesamtzahl Studenten: ca. 13.000

Durchschnittliche Mietkosten: 255 €
Gebühren pro Semester: 58 €
Durchschnittliches Budget: 553 €

Examensleistung:
Physikum: 82,7 %, Platz 14
Hammerexamen: 93,5 %, Platz 19

Semesterticket: ja
So viele wollen hin: 21
So viele wollen weg: 34

Kontaktadressen und weitere Infos findest Du unter
www.medi-learn.de/MT123

>> Geschichte

Die Magdeburger Hochschule wurde 1993 gegründet als Vereinigung der bisherigen Technischen Universität, der Pädagogischen Hochschule und der Medizinischen Akademie Magdeburg. Sie versteht sich als Profiluniversität mit kon-
turierter und schlanker Struktur, die in den Ingenieur- und Naturwissenschaften
sowie in der Medizin einen traditionellen Schwerpunkt hat. Neben dem Campus
ist das Universitätsklinikum im Süden der Stadt als zweiter Standort die Ausbildungsstätte für die angehenden Mediziner. Das Studium wurde durch Praxisbezug, Interdisziplinarität sowie die Zusammenarbeit zwischen Lehrenden
und Lernenden reformiert. Zahlreiche Auslandskooperationen bestehen. Forschungsschwerpunkte sind Neurowissenschaften sowie Immunologie.

>> Surftipp:

www.piste.de

Auf die Frage, ob sie einem Studieninteressierten oder Studenten empfehlen würden, in Magdeburg zu studieren, antworteten die Studenten folgendermaßen:

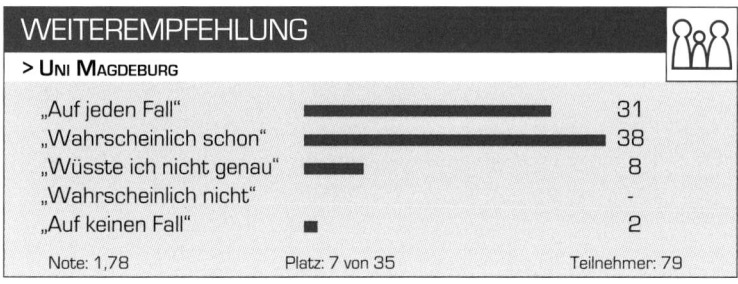

WEITEREMPFEHLUNG

> UNI MAGDEBURG

„Auf jeden Fall"	31
„Wahrscheinlich schon"	38
„Wüsste ich nicht genau"	8
„Wahrscheinlich nicht"	-
„Auf keinen Fall"	2

Note: 1,78   Platz: 7 von 35   Teilnehmer: 79

So bewerten Medizinstudenten aus Magdeburg
- die Vorklinik: 1,94 (Platz 4 von 35)
- die Klinik: 2,54 (Platz 13 von 35)

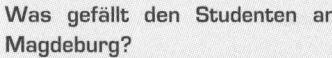

STUDENTENMEINUNG

> UNI MAGDEBURG

Was gefällt den Studenten an Magdeburg?
„es wurde vieles restauriert und neu gebaut", „tolle Stadtparks", „preiswerte Mieten für schöne Wohnungen", „kulturelle Öffnung in den letzten Jahren"

Was gefällt den Studenten nicht?
„Partyleben könnte ausgeprägter sein", „großer Wohnungsleerstand", „keine Fußgängerzone", „wenig Cafés in denen man sich treffen kann"

Was gefällt den Studenten am Studium?
„kleine Seminargruppen", „gute Ausstattung der Bibliothek", „Campus macht was her, alles ist gut zu erreichen", „nette Dozenten, gute Prüfungsvorbereitung"

Was gefällt den Studenten nicht?
„teilweise harte Prüfungen", „Stundenplanorganisation manchmal nicht gut", „es sollte mehr Auslandsangebote geben", „wenig Kontakt zu anderen Studienrichtungen"

Freizeittipps:
„die vielen Parks aufsuchen", „Kneipen um den Hasselbachplatz", „Sport machen auf der Werderinsel", „nach Berlin fahren – ist nicht weit", „natürlich der Studentenclub Kiste"

Johannes-Gutenberg-Universität Mainz

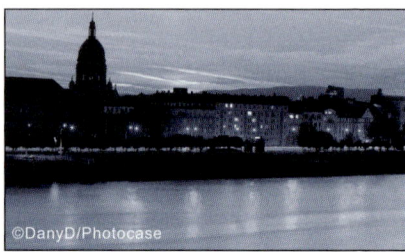

©DanyD/Photocase

Postadresse:
Saarstraße 21
55099 Mainz
Internet: www.uni-mainz.de

Modellstudiengang: nein
Studienbeginn: WiSe / Sose

Einwohnerzahl: 194.000
Medizinstudenten: ca. 2.800
Gesamtzahl Studenten: ca. 35.000

Durchschnittliche Mietkosten: 329 €
Gebühren pro Semester: 194 €
Durchschnittliches Budget: 595 €

Examensleistung:
Physikum: 84,8 %, Platz 9
Hammerexamen: 93,6 %, Platz 18

Semesterticket: ja
So viele wollen hin: 57
So viele wollen weg: 61

Kontaktadressen und weitere Infos findest Du unter
www.medi-learn.de/MT124

>> Geschichte

1477 gegründet vom Mainzer Erzbischof, Kurfürsten und Erzkanzler der Deutschen Nation, Diether von Isenburg, zählte Medizin auch in Mainz zu den „Startfächern". Heute deckt die Uni nahezu das gesamte Fächerspektrum ab. Ausgeprägt ist auch das allgemein bildende „Studium generale". Nach dem vorklinischen Abschnitt auf dem Campus wechseln die Studenten ans renovierte Universitätsklinikum. Vor dem ersten Patientenkontakt können die Studenten ihre praktischen Fähigkeiten am „skill lab" schulen. Studien am Patienten sowie Arzneimittelprüfung werden im Koordinierungszentrum für Klinische Studien (KKS) durchgeführt, für die Studenten wurden hier Wahlfächer eingerichtet.

>> Surftipp:

www.fritz-mainz.de

Auf die Frage, ob sie einem Studieninteressierten oder Studenten empfehlen würden, in Mainz zu studieren, antworteten die Studenten folgendermaßen:

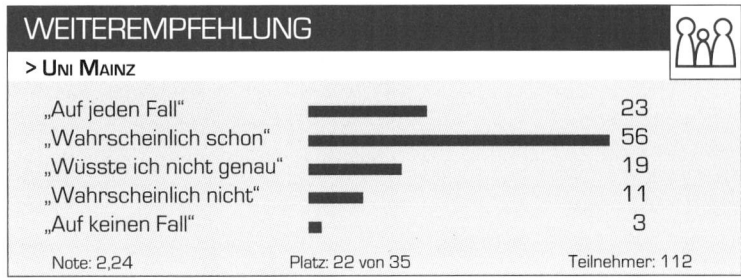

WEITEREMPFEHLUNG

> UNI MAINZ

„Auf jeden Fall"	23
„Wahrscheinlich schon"	56
„Wüsste ich nicht genau"	19
„Wahrscheinlich nicht"	11
„Auf keinen Fall"	3

Note: 2,24   Platz: 22 von 35   Teilnehmer: 112

So bewerten Medizinstudenten aus Mainz
- die Vorklinik: 2,75 [Platz 26 von 35]
- die Klinik: 2,93 [Platz 25 von 35]

STUDENTENMEINUNG

> UNI MAINZ

Was gefällt den Studenten an Mainz?

„man kann jeden Abend ausgehen, viele Feste", „sehr schöne Innenstadt", „super Bahnverbindungen", „gute Mischung aus städtisch und ländlich", „Lage am Rhein"

Was gefällt den Studenten nicht?

„sehr teure Mieten", „lästiger Fluglärm", „Busanbindung der Uniklinik könnte besser sein", „viele verschmutzte Straßen"

Was gefällt den Studenten am Studium?

„Kliniken und Institute liegen nah beieinander", „toller Garten an der Klinik zum Entspannen", „gut durchorganisiertes skills lab", „nettes Sekretariat"

Was gefällt den Studenten nicht?

„wir sind Weltmeister im Auswendiglernen", „Fakultät könnte mehr auf studentische Initiativen eingehen", „Bibliothek ist zu klein und zu alt", „Fächerorganisation sollte abgestimmter sein"

Freizeittipps:

„Grillen am Rheinufer", „Studipartys im Kuz", „an den Rheinstrand legen", „nach Frankfurt fahren", „ins Museum gehen", „Weinberge und Ausflüge nach Bacharach, Bingen oder auf Burgen"

Universität Mannheim

Postadresse:
Theodor-Kutzer-Ufer
68167 Mannheim
Internet: www.ma.uni-heidelberg.de

Modellstudiengang: ja
Studienbeginn: WiSe

Einwohnerzahl: 325.000
Medizinstudenten: ca. 180
Gesamtzahl Studenten: ca. 11.500

Durchschnittliche Mietkosten: 334 €
Gebühren pro Semester: 582 €
Durchschnittliches Budget: 610 €

Examensleistung:
Physikum: 84,8 %, Platz 9
Hammerexamen: 93,4 %, Platz 20

Semesterticket: ja
So viele wollen hin: 31
So viele wollen weg: 19

Kontaktadressen und weitere Infos findest Du unter
www.medi-learn.de/MT125

>> Geschichte

Bisher beschränkte sich das Medizinstudium an der 1964 gegründeten Fakultät Mannheim, die zur Universität Heidelberg gehört, auf den klinischen Abschnitt. Seit dem Wintersemester 06/07 können angehende Medizinstudenten ihre Ausbildung erstmals von Beginn an hier absolvieren.
Mit MaReCuM, dem Mannheimer Reformierten Curriculum für Medizin, bietet die Fakultät ein hochmodernes Medizinstudium an. Rund 180 Erstsemestler nahmen das Medizinstudium im Reformmodell auf.

>> Surftipp:

www.meier-online.de

Auf die Frage, ob sie einem Studieninteressierten oder Studenten empfehlen würden, in Mannheim zu studieren, antworteten die Studenten folgendermaßen:

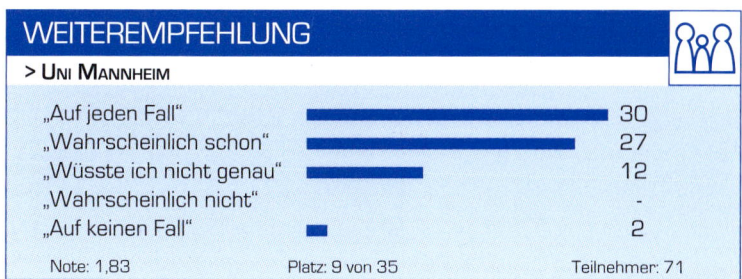

WEITEREMPFEHLUNG
> UNI MANNHEIM

„Auf jeden Fall"	30
„Wahrscheinlich schon"	27
„Wüsste ich nicht genau"	12
„Wahrscheinlich nicht"	-
„Auf keinen Fall"	2

Note: 1,83   Platz: 9 von 35   Teilnehmer: 71

So bewerten Medizinstudenten aus Mannheim
• die Vorklinik: 2,34 (Platz 14 von 35)
• die Klinik: 2,24 (Platz 4 von 35)

STUDENTENMEINUNG
> UNI MANNHEIM

Was gefällt den Studenten an Mannheim?
„gute Verkehrsanbindung", „zentrale Lage, man ist schnell in anderen Städten und in Heidelberg, wenn man wegen des Studiums dort Dinge erledigen muss", „nette Bars"

Was gefällt den Studenten nicht?
„wahrlich keine schöne Stadt", „wir gehören nicht wirklich zur hiesigen Uni", „Mietpreise"

Was gefällt den Studenten am Studium?

„angenehmere Atmosphäre als in Heidelberg", „gute Betreuung", „nicht so viele Studenten pro Dozent", „intensive Ausbildung"

Was gefällt den Studenten nicht?
„abgeschottet vom ersten Studienabschnitt", „Ausbildung nur in der Klinik"

Freizeittipps:
„der Club Loft in Ludwigshafen", „Kletter-Outdoor-Zentrum", „in den Zug setzen und in umliegende Städte fahren"

Philipps-Universität Marburg

Postadresse:
Biegenstraße 10
35032 Marburg
Internet: www.uni-marburg.de

Modellstudiengang: nein
Studienbeginn: WiSe

Einwohnerzahl: 79.000
Medizinstudenten: ca. 2.300
Gesamtzahl Studenten: ca. 19.000

Durchschnittliche Mietkosten: 297 €
Gebühren pro Semester: 603 €
Durchschnittliches Budget: 556 €

Examensleistung:
Physikum: 76,1 %, Platz 24
Hammerexamen: 91,3 %, Platz 29

Semesterticket: ja
So viele wollen hin: 24
So viele wollen weg: 54

Kontaktadressen und weitere Infos findest Du unter
www.medi-learn.de/MT126

>> Geschichte

1523 wurde die „Hohe Schule zu Marburg" von Philipp dem Großmütigen ins Leben gerufen – damals noch ohne päpstliche Anerkennung, denn sie ist die weltweit erste protestantische Universität. 1984 wurden die medizinischen Institute sowie die Naturwissenschaften aus der Stadt auf die Lahnberge verlegt. 2005 fusionierte das Universitätsklinikum mit dem Klinikum Gießen. In Marburg wurde die alte Semesterstruktur durch das Studienjahr abgelöst, Reformen durch POL, Blockpraktika und Medieneinsatz wurden auch in Marburg erwirkt. Forschungsprojekte bestehen in nahezu allen Bereichen des medizinischen Fächerspektrums.

>> Surftipp:

www.marbuch-verlag.de

Auf die Frage, ob sie einem Studieninteressierten oder Studenten empfehlen würden, in Marburg zu studieren, antworteten die Studenten folgendermaßen:

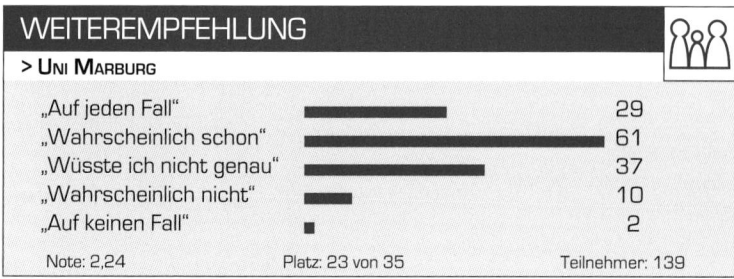

WEITEREMPFEHLUNG
> UNI MARBURG

„Auf jeden Fall"	29
„Wahrscheinlich schon"	61
„Wüsste ich nicht genau"	37
„Wahrscheinlich nicht"	10
„Auf keinen Fall"	2

Note: 2,24   Platz: 23 von 35   Teilnehmer: 139

So bewerten Medizinstudenten aus Marburg
• die Vorklinik: 2,78 (Platz 29 von 35)
• die Klinik: 3,05 (Platz 28 von 35)

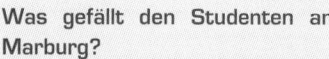

STUDENTENMEINUNG
> UNI MARBURG

Was gefällt den Studenten an Marburg?
„sehr überschaubare und studentisch geprägte Stadt", „schöne Innenstadt, alles gut erreichbar", „das Schloss und die vielen Kneipen", „tolles Flair", „viel Natur"

Was gefällt den Studenten nicht?
„hohe Mietpreise", „Verkehrsanbindung ist nicht gut", „in den Ferien ist nicht viel los", „die Stadt kriegt definitiv zu viel Regen ab", „Uni ist über die ganze Stadt verteilt"

Was gefällt den Studenten am Studium?
„übersichtlicher Fachbereich, nette Betreuung", „studentenbezogener Unterricht", „sehr gute Bibliothek", „viel Klinikbezug", „gute Sonderveranstaltungen"

Was gefällt den Studenten nicht?
„Klinikum liegt weit draußen", „manche Kurse total überfüllt", „Klausurtermine oft nicht gut organisiert", „Studienjahr erschwert individuelle Fächerbelegung", „Material oft veraltet"

Freizeittipps:
„an die Lahn zum Joggen, Grillen, Sonnen", „Wasserskifahren auf dem Niederweimarer See", „mit dem Aufzug in die Oberstadt", „die Kneipen ansteuern", „Shopping in der Altstadt"

Ludwig-Maximilians-Universität München

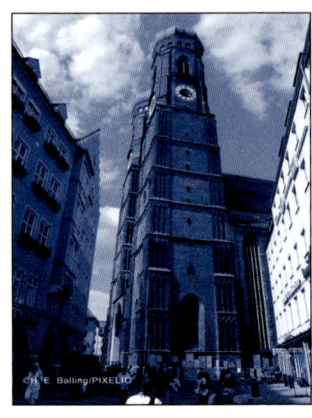

Postadresse:
Geschwister-Scholl-Platz 1
80539 München
Internet: www.lmu.de

Modellstudiengang: nein
Studienbeginn: WiSe

Einwohnerzahl: 1.400.000
Medizinstudenten: ca. 6.000
Gesamtzahl Studenten: ca. 47.000

Durchschnittliche Mietkosten: 412 €
Gebühren pro Semester: 492 €
Durchschnittliches Budget: 679 €

Examensleistung:
Physikum: 81,5 %, Platz 17
Hammerexamen: 95,3 %, Platz 7

Semesterticket: ja
So viele wollen hin: 101
So viele wollen weg: 33

Kontaktadressen und weitere Infos findest Du unter
www.medi-learn.de/MT127

>> Geschichte

Zweimal umgezogen ist die Uni seit ihrer Gründung im Jahr 1472 durch Herzog Ludwig den Reichen. Vom ersten Ausbildungsort Ingolstadt wurde sie 1800 vom späteren König Maximilian I. nach Landshut und 26 Jahre später nach München verlegt. Der zweite Studienabschnitt findet an den Kliniken Innenstadt und dem Klinikum Großhadern statt. Neu eingeführt wurde das Medizinische Curriculum (MeCuM), mit dem Praxisbezug, Interdisziplinarität und Einbezug der Studierenden an der Planung und Gestaltung der Lehre gefördert werden. Zudem wird nach dem Vorbild der Kurse der Eliteuniversität Harvard (Boston, USA) unterrichtet.

>> Surftipp:

www.gomuenchen.com

Auf die Frage, ob sie einem Studieninteressierten oder Studenten empfehlen würden, in München zu studieren, antworteten die Studenten folgendermaßen:

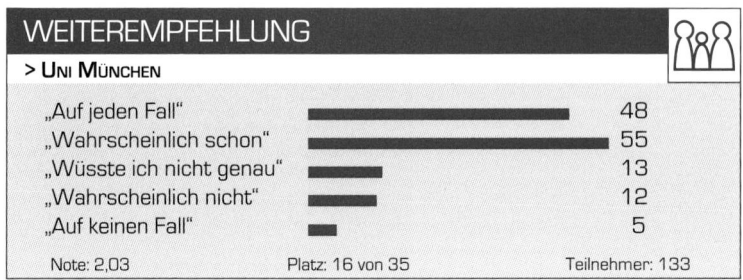

WEITEREMPFEHLUNG

> UNI MÜNCHEN

„Auf jeden Fall"	48
„Wahrscheinlich schon"	55
„Wüsste ich nicht genau"	13
„Wahrscheinlich nicht"	12
„Auf keinen Fall"	5

Note: 2,03   Platz: 16 von 35   Teilnehmer: 133

So bewerten Medizinstudenten aus München
- die Vorklinik: 2,50 (Platz 20 von 35)
- die Klinik: 2,48 (Platz 12 von 35)

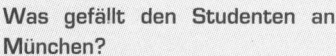

STUDENTENMEINUNG

> UNI MÜNCHEN

Was gefällt den Studenten an München?
„super zum Ausgehen, viele Clubs, Bars, Kneipen, Biergärten", „enorme Ermäßigungen für Studenten in Kultureinrichtungen", „hoher Freizeitwert", „riesiges Sportangebot, auch an der Uni"

Was gefällt den Studenten nicht?
„die unverschämt hohen Mieten", „öffentliche Verkehrsmittel sind teuer und nachts fährt kaum noch etwas", „das Verkehrschaos", „viele konservative Leute"

Was gefällt den Studenten am Studium?

„Harvard-Kurse machen was her", „Top-Forschung", „wöchentlich wechselnde Stundenpläne", „viele gute und neue Bücher"

Was gefällt den Studenten nicht?
„hoffnungslos überfüllte Hörsäle", „langes Pendeln zwischen den Unikliniken", „Organisation ist manchmal etwas chaotisch"

Freizeittipps:
„Faulenzen im Englischen Garten", „Kneipen im Glockenbachviertel", „Baden und Grillen an der Isar", „mit der Bahn in die nahen Alpen fahren", „Oper und Theater zu Studentenpreisen"

Technische Universität München

Postadresse:
Arcisstrasse 21
80333 München
Internet: www.tum.de

Modellstudiengang: nein
Studienbeginn: WiSe

Einwohnerzahl: 1.400.000
Medizinstudenten: ca. 1.400
Gesamtzahl Studenten: ca. 20.000

Durchschnittliche Mietkosten: 370 €
Gebühren pro Semester: 526 €
Durchschnittliches Budget: 705 €

Examensleistung:
Physikum: 81,5 %, Platz 17
Hammerexamen: 92,3 %, Platz 27

Semesterticket: ja
So viele wollen hin: 59
So viele wollen weg: 3

Kontaktadressen und weitere Infos findest Du unter
www.medi-learn.de/MT127

>> Geschichte

Zweite medizinische Ausbildungsstätte in München ist die TU, die 1868 als
„Polytechnische Hochschule" gegründet wurde. Der vorklinische Abschnitt ist
mit der LMU zusammengelegt. Nach dem ersten Abschnitt beginnt an der TU
das Reformmodell mediTUM am Klinikum Rechts der Isar. Neben Krankheits-
bezogenem und Problemorientiertem Lernen und „skill training" zeichnet es
sich durch Förderung naturwissenschaftlicher Kenntnisse aus. Im Rahmen
der zunehmenden Internationalisierung des Studiums wird der Unterricht in
hohem Maße englischsprachig abgehalten.

>> Surftipp:

www.gomuenchen.com

Auf die Frage, ob sie einem Studieninteressierten oder Studenten empfehlen würden, in München zu studieren, antworteten die Studenten folgendermaßen:

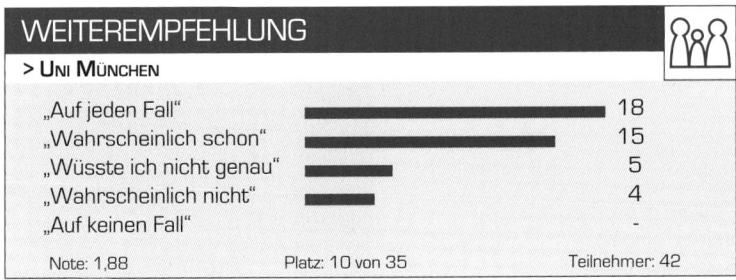

WEITEREMPFEHLUNG

> UNI MÜNCHEN

„Auf jeden Fall"	18
„Wahrscheinlich schon"	15
„Wüsste ich nicht genau"	5
„Wahrscheinlich nicht"	4
„Auf keinen Fall"	-

Note: 1,88   Platz: 10 von 35   Teilnehmer: 42

So bewerten Medizinstudenten aus München
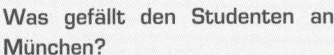
* die Vorklinik: 2,14 [Platz 7 von 35]
* die Klinik: 2,47 [Platz 11 von 35]

STUDENTENMEINUNG

> UNI MÜNCHEN

Was gefällt den Studenten an München?
„super zum Ausgehen, viele Clubs, Bars, Kneipen, Biergärten", „enorme Ermäßigungen für Studenten in Kultureinrichtungen", „hoher Freizeitwert", „riesiges Sportangebot, auch an der Uni"

Was gefällt den Studenten nicht?
„die unverschämt hohen Mieten", „öffentliche Verkehrsmittel sind teuer und nachts fährt kaum noch etwas", „das Verkehrschaos", „viele konservative Leute"

Was gefällt den Studenten am Studium?
„fast alle Institute an einem Ort", „relativ kleines Semester", „praxisbezogener Unterricht", „übersichtlich im Gegensatz zur Vorklinik"

Was gefällt den Studenten nicht?
„schlechte Mensa", „Klausuren oft alle hintereinander", „Konkurrenzdenken der Studierenden", „anspruchsvoller Unterricht, das schlaucht"

Freizeittipps:
„Faulenzen im Englischen Garten", „Kneipen im Glockenbachviertel", „Baden und Grillen an der Isar", „mit der Bahn in die nahen Alpen fahren", „Oper und Theater zu Studentenpreisen"

Westfälische Wilhelms-Universität Münster

©full/Photocase

Postadresse:
Schlossplatz 2
48149 Münster
Internet: www.uni-muenster.de

Modellstudiengang: nein
Studienbeginn: WiSe / SoSe

Einwohnerzahl: 270.000
Medizinstudenten: ca. 2.900
Gesamtzahl Studenten: ca. 39.000

Durchschnittliche Mietkosten: 295 €
Gebühren pro Semester: 358 €
Durchschnittliches Budget: 620 €

Examensleistung:
Physikum: 81,3 %, Platz 18
Hammerexamen: 94,1 %, Platz 14

Semesterticket: ja
So viele wollen hin: 108
So viele wollen weg: 9

Kontaktadressen und weitere Infos findest Du unter
www.medi-learn.de/MT129

>> Geschichte

Bei ihrer Gründung im Jahr 1780 umfasste die Universität vier Fakultäten:
Theologie, Philosophie, Jura und Medizin. 1980 wurde die Pädagogische
Hochschule im Zuge der Bildungsreform der 70er Jahre in die Universität
integriert. In den letzten Jahren wurde das Studium auf stärkere Praxisori-
entierung umgestellt, regelmäßig können die Studierenden ihren Unterricht
evaluieren. Das Onlineportal „medicampus" dient als Dialogplattform zwischen
Lehrenden und Lernenden.

>> Surftipp:

www.nadann.de

Auf die Frage, ob sie einem Studieninteressierten oder Studenten empfehlen würden, in Münster zu studieren, antworten die Studenten folgendermaßen:

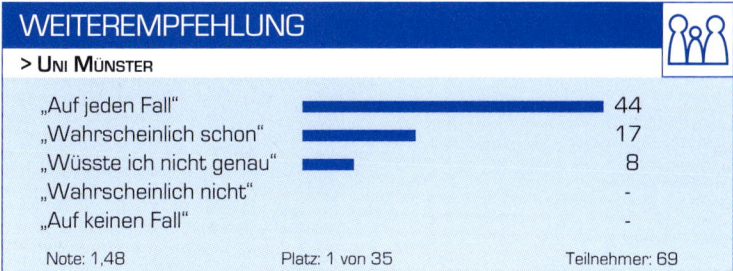

WEITEREMPFEHLUNG

> UNI MÜNSTER

„Auf jeden Fall"	44
„Wahrscheinlich schon"	17
„Wüsste ich nicht genau"	8
„Wahrscheinlich nicht"	-
„Auf keinen Fall"	-

Note: 1,48   Platz: 1 von 35   Teilnehmer: 69

So bewerten Medizinstudenten aus Münster
- die Vorklinik: 2,22 (Platz 10 von 35)
- die Klinik: 2,30 (Platz 6 von 35)

STUDENTENMEINUNG

> UNI MÜNSTER

Was gefällt den Studenten an Münster?

„eine richtige Studentenstadt", „viele Grünflächen", „sehr fahrradfreundlich", „zentrale Lage, gute Verkehrsanbindung", „viele Kneipen"

Was gefällt den Studenten nicht?

„teilweise zu kleinstädtisch", „viele Fahrraddiebe", „etwas konservativ", „es regnet eigentlich immer"

Was gefällt den Studenten am Studium?

„gute Lehre, geschlossener Campus", „Blockpraktika und POL-

Kurse", „gute organisatorische Betreuung der Studierenden", „studentischer Zusammenhalt"

Was gefällt den Studenten nicht?

„viel Druck", „im Gegensatz zur Vorklinik muss man sich in der Klinik um alles selbst kümmern", „lange Anfahrt zu manchen Krankenhäusern"

Freizeittipps:

„aalen am Aasee", „Shopping in der City", „Rad fahren", „die Bars und Kneipen in der Stadt", „die Luna Bar"

Universität Regensburg

Postadresse:
93040 Regensburg
Internet: www.uni-regensburg.de

Modellstudiengang: nein
Studienbeginn: WiSe

Einwohnerzahl: 130.000	Durchschnittliche Mietkosten: 313 €
Medizinstudenten: ca. 1.500	Gebühren pro Semester: 611 €
Gesamtzahl Studenten: ca. 18.000	Durchschnittliches Budget: 610 €

Examensleistung:	Semesterticket: ja
Physikum: 85,5 %, Platz 7	So viele wollen hin: 59
Hammerexamen: 93,1 %, Platz 23	So viele wollen weg: 21

Kontaktadressen und weitere Infos findest Du unter
www.medi-learn.de/MT130

>> Geschichte

Die Universität in Regensburg gibt es seit 1967. Vier Jahre später begann die
Ausbildung im Fach Medizin. Das Uniklinikum wird seit der Gründung in den
Siebziger Jahren kontinuierlich ausgebaut, derzeit wird neuer Raum für medizinische Grundlagenforschung geschaffen. Zusammen mit der Privatuniversität
Witten-Herdecke hat die Fakultät den Internet-Campus „MedicMED" geschaffen,
der mit Fallbeispielen und Vorträgen den universitären Unterricht auch online
unterstützt. Der Studiengang Medizin belegte bei der MEDI-LEARN Uni-Umfrage
2004 den ersten Platz.

>> Surftipp:

www.logo-stadtmagazin.de

Auf die Frage, ob sie einem Studieninteressierten oder Studenten
würden, in Regensburg zu studieren, antworteten die Studenten folgend

WEITEREMPFEHLUNG

> UNI REGENSBURG

„Auf jeden Fall"	████████████████	37
„Wahrscheinlich schon"	██████	13
„Wüsste ich nicht genau"	██	4
„Wahrscheinlich nicht"	■	2
„Auf keinen Fall"		-

| Note: 1,48 | Platz: 2 von 35 | Teilnehmer: 56 |

So bewerten Medizinstudenten aus Regensburg
- die Vorklinik: 1,82 [Platz 1 von 35]
- die Klinik: 1,85 [Platz 1 von 35]

STUDENTENMEINUNG

> UNI REGENSBURG

Was gefällt den Studenten an Regensburg?
„vielleicht die schönste Altstadt Deutschlands", „viele Möglichkeiten, abends wegzugehen", „angeblich größte Kneipendichte des Landes", „gute Shoppingstadt", „schön gelegen"

Was gefällt den Studenten nicht?
„öffentliches Verkehrsnetz könnte besser sein", „zu wenig Parkplätze", „die Pflastersteine"

Was gefällt den Studenten am Studium?
„gutes Betreuungsverhältnis",

„kleine Studentenzahlen", „jeder kennt jeden, kleine Arbeitsgruppen", „Klinikum ist neu und gut ausgestattet", „Kongresse und Forschung"

Was gefällt den Studenten nicht?
„Ruf, Elite-Uni zu sein", „Gebäude der Vorklinik ist marode", „das Blocksystem ist schwerfällig", „Studium ist hart"

Freizeittipps:
„Donauradweg zur Walhalla", „Grillen auf der Jahn-Insel", „Kneitinger Biergarten", „das Peaches", „das Karwendelhaus besuchen"

Universität Rostock

©mem-film/PIXELIO

Postadresse:
Universitätsplatz 1
D-18051 Rostock
Internet: www.uni-rostock.de

Modellstudiengang: nein
Studienbeginn: WiSe

Einwohnerzahl: 210.000	Durchschnittliche Mietkosten: 301 €
Medizinstudenten: ca. 1.500	Gebühren pro Semester: 86 €
Gesamtzahl Studenten: ca. 14.500	Durchschnittliches Budget: 567 €

Examensleistung:	Semesterticket: ja
Physikum: 90,2 %, Platz 1	So viele wollen hin: 16
Hammerexamen: 83,9 %, Platz 23	So viele wollen weg: 38

Kontaktadressen und weitere Infos findest Du unter
www.medi-learn.de/MT131

>> Geschichte

Die Rostocker Universität besteht seit 1419, im gleichen Jahr wurde auch
das Studium der Medizin in der Stadt an der Ostsee begonnen. Besonders
die Betreuung und Ausbildung im ersten Studienabschnitt wird von den Studierenden gelobt (Platz 1 in der MEDI-LEARN Umfrage 2004). Für Studien-
aufenthalte im Ausland verfügt die Fakultät über ein sehr gutes Netzwerk. Die
Forschung ist auf die Hochleistungsmedizin ausgerichtet. Schwerpunkte sind
hier die Transplantationsmedizin und der künstliche Organersatz sowie die Os-
teoporose und molekularbiologische Themen.

>> Surftipp:

www.piste.de

Auf die Frage, ob sie einem Studieninteressierten oder Studenten empfehlen würden, in Rostock zu studieren, antworteten die Studenten folgendermaßen:

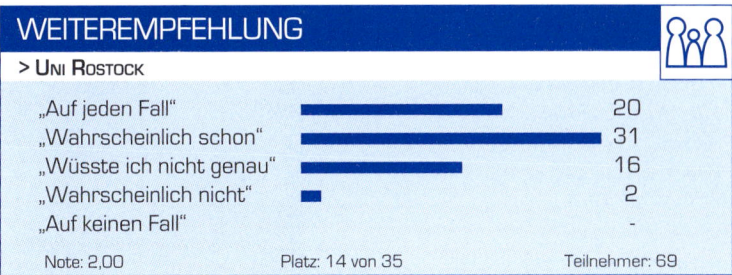

WEITEREMPFEHLUNG

> UNI ROSTOCK

„Auf jeden Fall"		20
„Wahrscheinlich schon"		31
„Wüsste ich nicht genau"		16
„Wahrscheinlich nicht"		2
„Auf keinen Fall"		-

| Note: 2,00 | Platz: 14 von 35 | Teilnehmer: 69 |

So bewerten Medizinstudenten aus Rostock
- die Vorklinik: 1,97 (Platz 6 von 35)
- die Klinik: 2,75 (Platz 20 von 35)

STUDENTENMEINUNG

> UNI ROSTOCK

Was gefällt den Studenten an Rostock?

„schöne restaurierte Altstadt", „die Nähe zur Ostsee und den Stränden", „die Mieten sind bezahlbar", „Parks und Grünflächen"

Was gefällt den Studenten nicht?

„liegt etwas abgeschieden", „Plattenbauten zwischen Küste und Altstadt", „der Winter hier", „zu wenig kulturelles Angebot"

Was gefällt den Studenten am Studium?

„gutes Professoren-Studenten-Verhältnis", „Zusammenhalt der Studenten", „fundierte Ausbildung im ersten Studienabschnitt", „kurze Wege", „gemütlich und persönlich"

Was gefällt den Studenten nicht?

„teilweise etwas alte Ausstattung", „keine guten Nebenjobmöglichkeiten", „manche Praktikums- und Seminargruppen sind zu groß"

Freizeittipps:

„die Kneipen im Stadthafen", „Rudern auf der Warnow", „Warnemünde", „FKK an den Ostseestränden", „tolle Segelkurse an der Uni", „Kröpeliner Strasse"

Eberhard-Karls-Universität Tübingen

Postadresse:
Wilhelmstr. 7
72074 Tübingen
Internet: www.uni-tuebingen.de

Modellstudiengang: nein
Studienbeginn: WiSe / Sose

Einwohnerzahl: 215.000
Medizinstudenten: ca. 2.900
Gesamtzahl Studenten: ca. 24.000

Durchschnittliche Mietkosten: 319 €
Gebühren pro Semester: 564 €
Durchschnittliches Budget: 576 €

Examensleistung:
Physikum: 77,6 %, Platz 23
Hammerexamen: 91,0 %, Platz 30

Semesterticket: ja
So viele wollen hin: 67
So viele wollen weg: 26

Kontaktadressen und weitere Infos findest Du unter
www.medi-learn.de/MT132

>> Geschichte

Tübingen besitzt seit 1477 eine Universität. Medizin zählt zu den Gründungsfakultäten. Das Uniklinikum besteht seit 1805, es wird bis voraussichtlich 2012 grunderneuert. Hochschuldidaktik steht an der Tübinger Fakultät mit seinem eigens eingerichteten Kompetenzzentrum hoch im Kurs. Für den reformierten klinischen Studienabschnitt wurde das interdisziplinäre und thematisch nach Krankheiten und Symptomen gegliederte Curriculum i-KliC geschaffen. Die Forschungsbereiche der Tübinger Medizin decken ein breites Spektrum ab.

>> Surftipp:

www.moritz.de

Auf die Frage, ob sie einem Studieninteressierten oder Studenten empfehlen würden, in Tübingen zu studieren, antworteten die Studenten folgendermaßen:

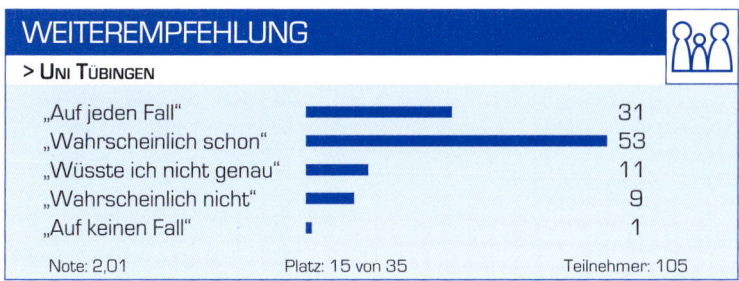

WEITEREMPFEHLUNG
> UNI TÜBINGEN

„Auf jeden Fall"	31
„Wahrscheinlich schon"	53
„Wüsste ich nicht genau"	11
„Wahrscheinlich nicht"	9
„Auf keinen Fall"	1

Note: 2,01   Platz: 15 von 35   Teilnehmer: 105

So bewerten Medizinstudenten aus Tübingen
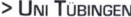
• die Vorklinik: 2,47 [Platz 18 von 35]
• die Klinik: 2,62 [Platz 15 von 35]

STUDENTENMEINUNG
> UNI TÜBINGEN

Was gefällt den Studenten an Tübingen?
„idyllische Studentenstadt", „gemütlich aber nicht lethargisch", „gute Ausgehmöglichkeiten", „gutes Busnetz", „tolle Altstadt"

Was gefällt den Studenten nicht?
„kein richtiges Kaufhaus", „sehr hohe Mietpreise", „in den Semesterferien so gut wie ausgestorben", „viele Einbahnstraßen"

Was gefällt den Studenten am Studium?
„gute Vorbereitung auf Prüfungen", „viele Computerarbeitsplätze",

„Tutorenprogramme", „Dozenten arbeiten pro-studentisch", „alle Kliniken nah beieinander"

Was gefällt den Studenten nicht?
„die Administration", „viele Studenten fahren übers Wochenende heim", „Ausbildung in manchen Unikliniken könnte besser sein",

Freizeittipps:
„Stocherkahnfahren – Mediziner haben einen eigenen Kahn", „guter Unisport", „gute Kinos", „nette Kneipen, abends auf dem Marktplatz sitzen", „schöne Fahrradtouren"

Universität Ulm

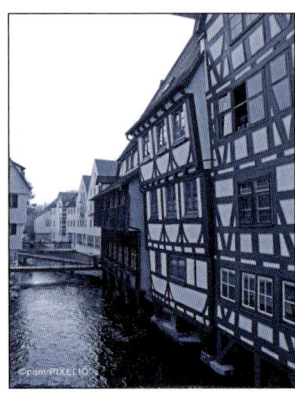

Postadresse:
89069 Ulm
Internet: www.uni-ulm.de

Modellstudiengang: nein
Studienbeginn: WiSe

Einwohnerzahl: 120.000
Medizinstudenten: ca. 2.100
Gesamtzahl Studenten: ca. 6.000

Durchschnittliche Mietkosten: 284 €
Gebühren pro Semester: 562 €
Durchschnittliches Budget: 524 €

Examensleistung:
Physikum: 85,2 %, Platz 8
Hammerexamen: 90,4 %, Platz 32

Semesterticket: ja
So viele wollen hin: 24
So viele wollen weg: 30

Kontaktadressen und weitere Infos findest Du unter
www.medi-learn.de/MT133

>> Geschichte

Ulm besitzt seit 1967 eine Universität. Medizin studieren konnten die ersten
Studenten ab 1969, die Fakultät bildet neben einem naturwissenschaftlichen
Fächerkanon den zweiten Schwerpunkt des Ausbildungsortes. Die Uni legt
Wert auf qualifikationsorientierte Zusatzveranstaltungen und Bildungsange-
bote, die über die einzelnen Fächerinhalte hinausragen und sie verknüpfen.
Auch in Ulm wurde das Studium reformiert: Im Zentrum stehen dabei virtu-
elles Lernen über die hier entwickelten E-Learning Systeme „Docs-n-Drugs"
und „LaMedica" sowie Ethik in der Medizin. Hinzu kommen Blockpraktika und
Evaluation der Lehre.

>> Surftipp:

www.ulm.subculture.de

Auf die Frage, ob sie einem Studieninteressierten oder Studenten empfehlen würden, in Ulm zu studieren, antworteten die Studenten folgendermaßen:

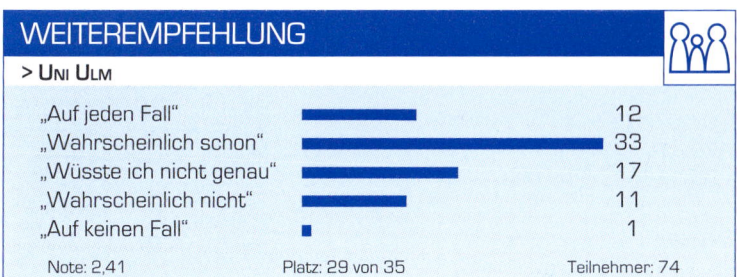

WEITEREMPFEHLUNG
> Uni Ulm

„Auf jeden Fall"	12
„Wahrscheinlich schon"	33
„Wüsste ich nicht genau"	17
„Wahrscheinlich nicht"	11
„Auf keinen Fall"	1

Note: 2,41   Platz: 29 von 35   Teilnehmer: 74

So bewerten Medizinstudenten aus Ulm
* die Vorklinik: 2,72 (Platz 25 von 35)
* die Klinik: 2,63 (Platz 17 von 35)

STUDENTENMEINUNG
> Uni Ulm

Was gefällt den Studenten an Ulm?
„viele Cafés und Bars in der Innenstadt", „schöne Altstadt mit Fachwerkhäusern", „Studentenflair", „faire Mietpreise", „Busverbindungen tagsüber sind top"

Was gefällt den Studenten nicht?
„keine Nachtbusse", „häufiger Nebel", „weiter Weg von der Stadt zur Uni auf dem Berg", „ein bisschen provinziell"

Was gefällt den Studenten am Studium?
„Profs haben es drauf und geben sich Mühe mit uns", „viel Unterricht in Kleingruppen", „genug Platz in allen Kursen vorhanden", „alle Fächer der Vorklinik auf einem Fleck"

Was gefällt den Studenten nicht?
„abgeschottet vom ersten Studienabschnitt", „Ausbildung nur in der Klinik"

Freizeittipps:
„an den Bodensee oder in die Alpen fahren", „schöne Radwege entlang der Donau", „Klettern im Blautal", „Badeseen in der Umgebung", „nette Bars und Lounges in der Stadt", „Fischerviertel"

Universität Würzburg

Postadresse:
Sanderring 2
97070 Würzburg
Internet: www.uni-wuerzburg.de

Modellstudiengang: nein
Studienbeginn: WiSe / SoSe

Einwohnerzahl: 130.000	Durchschnittliche Mietkosten: 292 €
Medizinstudenten: ca. 3.000	Gebühren pro Semester: 611 €
Gesamtzahl Studenten: ca. 20.000	Durchschnittliches Budget: 595 €

Examensleistung:	Semesterticket: ja
Physikum: 87,0 %, Platz 3	So viele wollen hin: 72
Hammerexamen: 88,8 %, Platz 33	So viele wollen weg: 27

Kontaktadressen und weitere Infos findest Du unter
www.medi-learn.de/MT134

>> Geschichte

Die Erstgründung der Uni geht auf das Jahr 1402 zurück. Die Ausbildungsstätte konnte sich allerdings nicht lange halten: Grund dafür soll das ausschweifen-
de Leben der Studenten (!) gewesen sein. Mitte des 16. Jahrhunderts wurde
die Uni zum zweiten Mal eröffnet. Die Medizinische Fakultät hatte und hat maßgeblichen Anteil am hervorragenden nationalen und internationalen Ruf der Uni.
Bis heute ist sie die größte Einzelfakultät und stellt sich mit reformierten Studi-
eninhalten und neuen Lerntechniken den Herausforderungen der Zukunft: Auch
hier können die Mediziner ihre Handwerklichkeit im „skills lab" selbst schulen.
Im interdisziplinären Trainings- und Simulationszentrum „intus" können die Studenten das Handeln im Notfall an hochmoderner Technik lernen.

>> Surftipp:

www.wuwowas.de

Auf die Frage, ob sie einem Studieninteressierten oder Studenten empfehlen würden, in Würzburg zu studieren, antworteten die Studenten folgendermaßen:

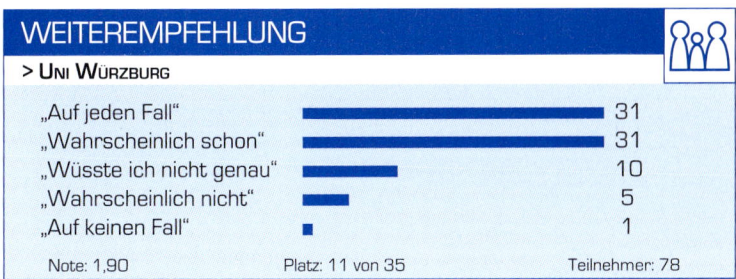

WEITEREMPFEHLUNG
> UNI WÜRZBURG

„Auf jeden Fall"	31
„Wahrscheinlich schon"	31
„Wüsste ich nicht genau"	10
„Wahrscheinlich nicht"	5
„Auf keinen Fall"	1

Note: 1,90   Platz: 11 von 35   Teilnehmer: 78

So bewerten Medizinstudenten aus Würzburg
* die Vorklinik: 2,22 (Platz 11 von 35)
* die Klinik: 2,85 (Platz 22 von 35)

STUDENTENMEINUNG
> UNI WÜRZBURG

Was gefällt den Studenten an Würzburg?
„Schön in den Bergen gelegen", „tolle historische Altstadt", „romantisches Flair am Main", „überschaubar, aber nicht zu klein", „Mietpreise gehen noch"

Was gefällt den Studenten nicht?
„Uni ist zerstreut", „zum Radfahren recht bergig", „Parkplatzmangel", „etwas konservativ"

Was gefällt den Studenten am Studium?
„vielfältiges Kursangebot", „skills lab und intus sind super", „hoch-kompetente Professoren", „gute Forschungsangebote", „Sonderveranstaltungen"

Was gefällt den Studenten nicht?
„Vorklinik und Klinik räumlich weit auseinander", „hohe Personenanzahl in manchen Kursen", „Mensa", „Bibliothek für Mediziner ist abgelegen""

Freizeittipps:
„Faulenzen im Ringpark oder auf den Mainwiesen", „Bootsfahrt nach Veitshöchheim", „das Nautiland", „Weinberge in Grombühl", „durch die Bars der Stadt ziehen", „Wandern in der Mainschleife"

Bundesweiter Vergleich

Um dir den bundesweiten Überblick leichter zu machen, findest du auf den folgenden Seiten Grafiken, die alle Universitäten in Deutschland im Vergleich zeigen:

>> Übersicht Anzahl Medizinstudenten:

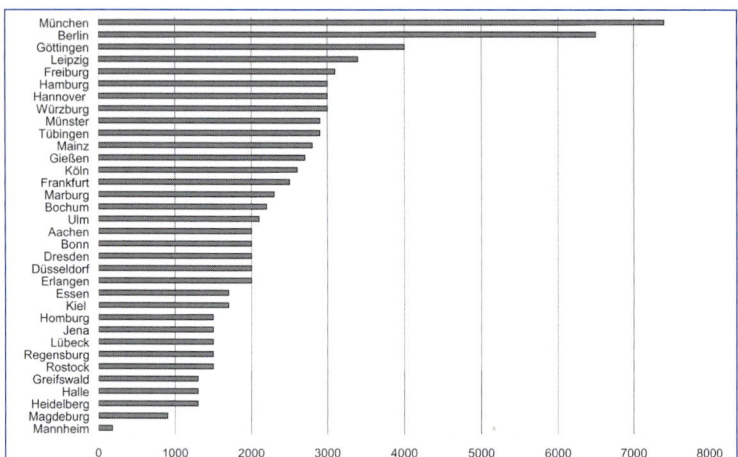

>> Übersicht Mietkosten:

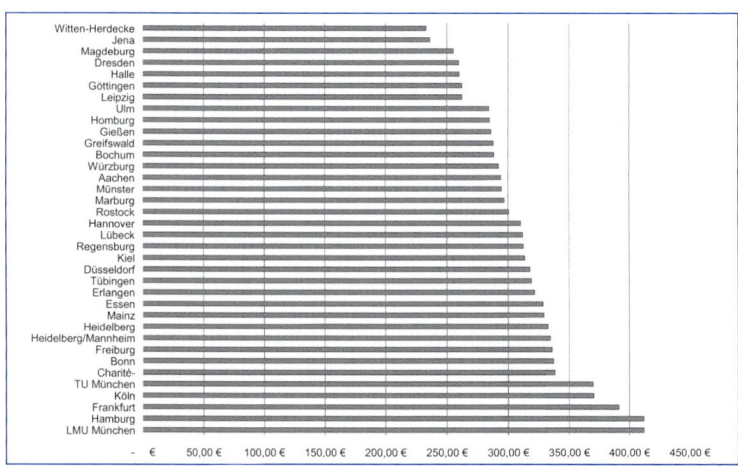

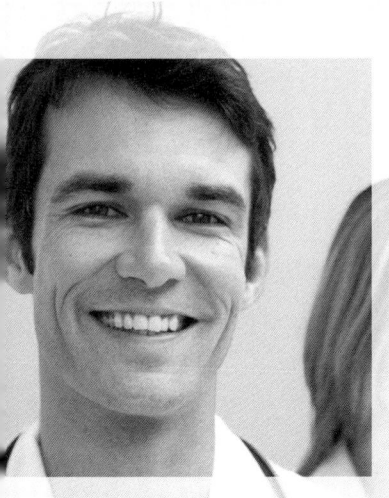

Damit Medizin-
studenten eine
sichere Zukunft
haben
Kompetente
Beratung von
Anfang an

Bereits während Ihres Studiums begleiten wir Sie und helfen Ihnen, die
Weichen für Ihre Zukunft richtig zu stellen. Unsere Services, Beratung und
Produktlösungen sind speziell auf Ihre Belange als künftige(r)
Ärztin/Arzt ausgerichtet:

PJ-Infotreff

■ Bewerber-Workshop

Versicherungsschutz bei
Ausbildung im Ausland

■ Karriereplanung

■ Finanzplanung für Heil-
berufe – zertifiziert durch
den Hartmannbund

Zudem bieten wir Mitgliedern von Hartmannbund, Marburger Bund,
Deutschem Hausärzteverband und Freiem Verband Deutscher Zahnärzte
zahlreiche Sonderkonditionen.

Interessiert? Dann informieren Sie sich jetzt!
Bitte nutzen Sie unsere VIP-Faxantwort auf der Rückseite dieser Anzeige.

Deutsche Ärzte Finanz
Beratungs- und Vermittlungs-AG
Colonia Allee 10–20 · 51067 Köln
Telefon: 02 21/1 48-3 23 23
Telefax: 02 21/1 48-2 14 42
E-Mail: service@aerzte-finanz.de
www.aerzte-finanz.de

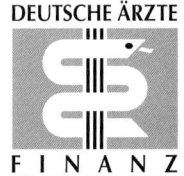

VIP-Faxantwort

Fax-Hotline: 02 21/1 48-2 14 42

Informieren Sie mich bitte zu den folgenden Themen:

☐ **Versicherungsschutz für Auslandsaufenthalte**

   ☐ Länderinformationen für Auslandsaufenthalte. Land: _____

☐ **Absicherung bei Berufsunfähigkeit**

☐ **Haftpflichtversicherung**

   ☐ Vorklinik   ☐ Klinik   ☐ Famulatur

☐ **Seminarangebote rund um Prüfungsvorbereitung, Bewerbung und Karriere**

☐ **Sonstiges:** _____

_____   _____
Name/Vorname   Straße/Ort

_____   _____
Telefon   Fax

_____   _____
E-Mail   Universität   Semester

Ich wünsche eine persönliche Beratung. Bitte melden Sie sich zwecks Terminvereinbarung am günstigsten in der Zeit von _____ Uhr bis _____ Uhr unter der vorgenannten Rufnummer.

_____   _____
Datum   Unterschrift

Deutsche Ärzte Finanz
Beratungs- und Vermittlungs-AG
Colonia Allee 10–20 · 51067 Köln
Telefon: 02 21/1 48-3 23 23
Telefax: 02 21/1 48-2 14 42
E-Mail: service@aerzte-finanz.de
www.aerzte-finanz.de

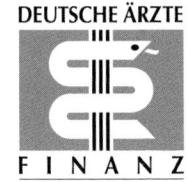

DEUTSCHE ÄRZTE
FINANZ

>> Übersicht durchschnittliches Budget:

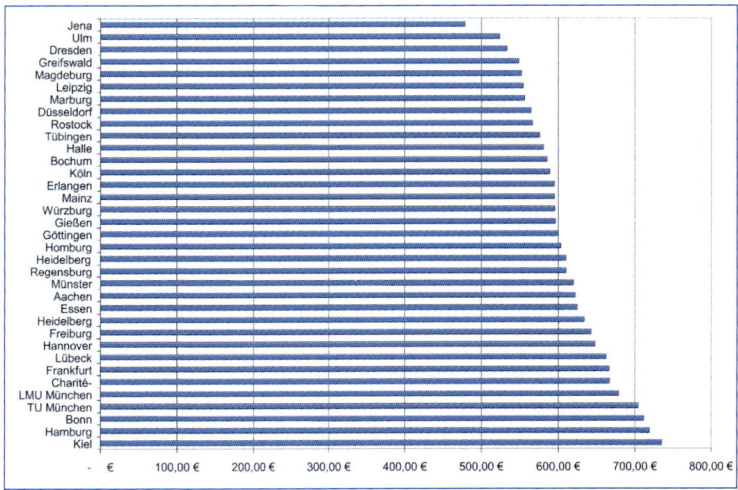

>> Übersicht Gebühren pro Semester:

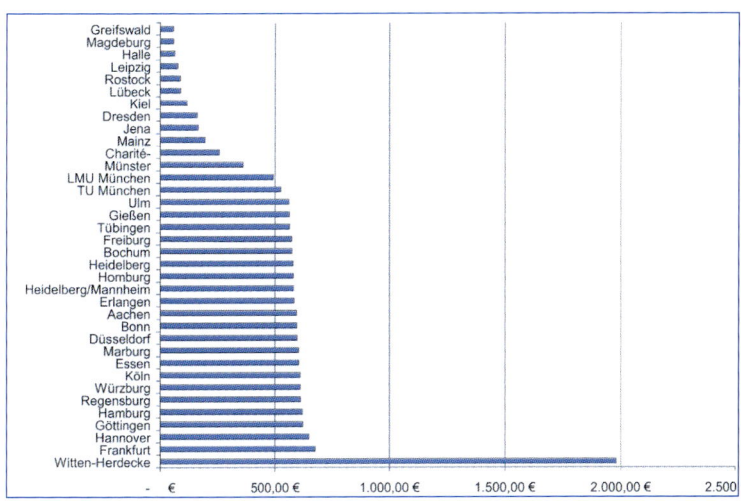

>> Übersicht Physikumsleistung:

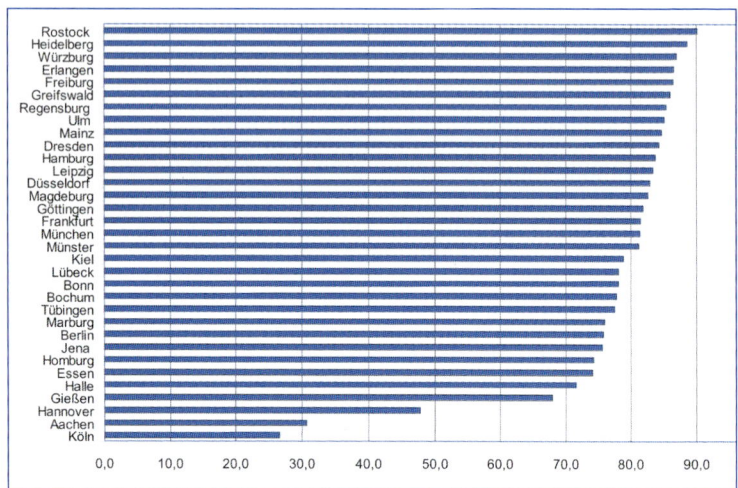

>> Übersicht Hammerexamensleistung:

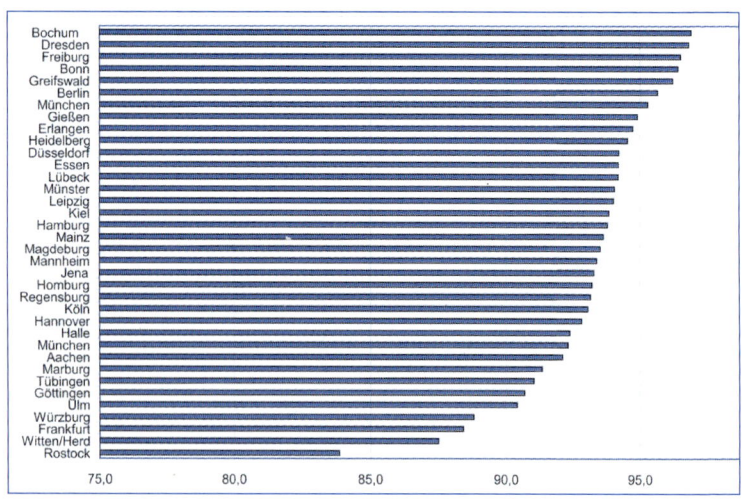

>> Übersicht „So viele wollen hin":

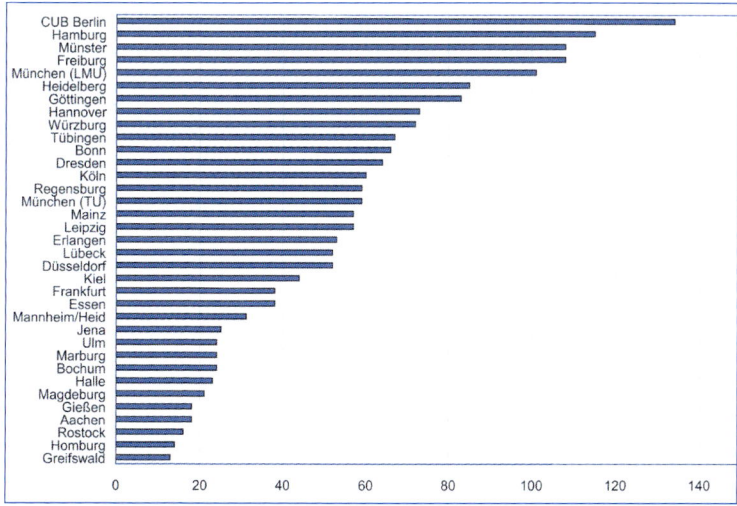

>> Übersicht „So viele wollen weg":

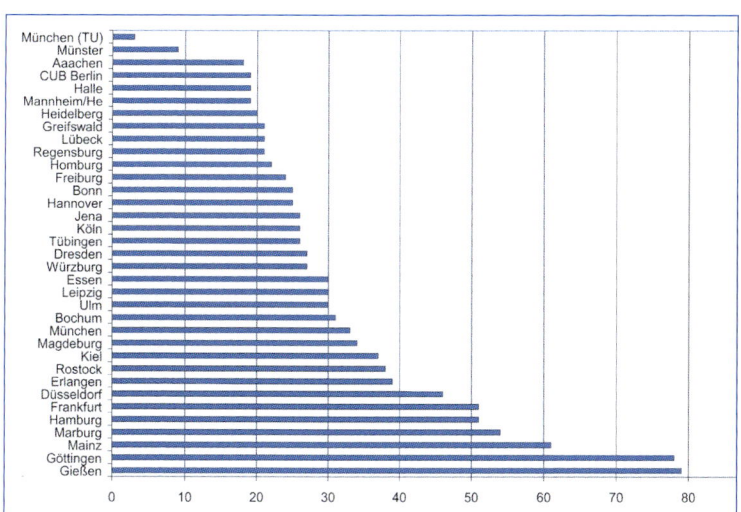

>> Übersicht Bewertung Vorklinik:

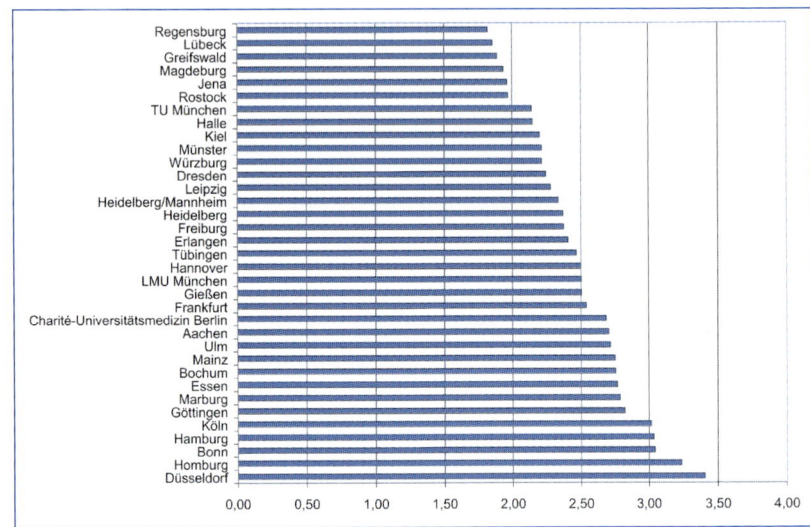

>> Übersicht Bewertung Klinik:

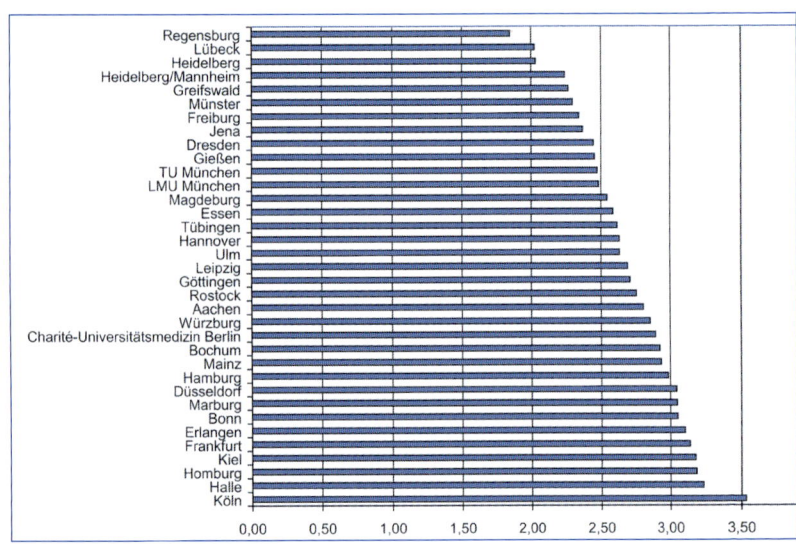

Adressen

>> ZVS:
Zentralstelle für die Vergabe von Studienplätzen
Sonnenstraße 171
44137 Dortmund
www.zvs.de/

>> IMPP:
Postfach 25 28
55015 Mainz
www.impp.de/

>> Landesprüfungsämter:
Landesprüfungsamt Baden-Württemberg
Regierungspräsidium Stuttgart
Landesprüfungsamt Baden-Württemberg für Medizin und Pharmazie
Ruppmannstr. 21
70565 Stuttgart
Briefanschrift: Postfach 80 07 09
70507 Stuttgart

Landesprüfungsamt Bayern
Regierung von Oberbayern
Landesprüfungsamt für Humanmedizin und Pharmazie
Maximilianstraße 39
80538 München
Briefanschrift: 80534 München

Landesprüfungsamt Erlangen-Nürnberg
Regierung von Oberbayern
Prüfungsamt Medizin bei der Friedrich-Alexander-Universität
Halbmondstr. 9
91054 Erlangen
Briefanschrift:

Postfach 35 20
91023 Erlangen

Landesprüfungsamt München LMU

Regierung von Oberbayern
Prüfungsamt Medizin bei der Ludwig-Maximilians-Universität
Amalienstraße 52
80799 München
Briefanschrift:
Geschwister-Scholl-Platz 1
80539 München

Landesprüfungsamt München TU

Regierung von Oberbayern
Prüfungsamt Medizin bei der Techn. Universität München
Ismaninger Str. 22
81675 München

Landesprüfungsamt Regensburg

Regierung von Oberbayern
Prüfungsamt Medizin bei der Universität Regensburg
Franz-Josef-Strauß-Allee 11
93053 Regensburg
Briefanschrift:
Universität Regensburg
Prüfungsamt
Postfach
93040 Regensburg

Landesprüfungsamt Würzburg

Regierung von Oberbayern
Prüfungsamt Medizin bei der Julius-Maximilians-Universität
Sanderring 2
97070 Würzburg

Landesprüfungsamt Berlin

Landesamt für Gesundheit und Soziales Berlin
-Landesprüfungsamt für Gesundheitsberufe-
Fehrbelliner Platz 1
10707 Berlin

Landesprüfungsamt Brandenburg

Landesamt für Soziales und Versorgung Brandenburg
Landesgesundheitsamt
Dezernat 41 - Akademische und
Nichtakademische Gesundheitsberufe
Wünsdorfer Platz 3
15806 Zossen

Landesprüfungsamt Bremen

Senator für Arbeit, Frauen, Gesundheit,
Jugend und Soziales der Freien Hansestadt Bremen
Bahnhofsplatz 29
28195 Bremen

Landesprüfungsamt Hamburg

Behörde für Wissenschaft und Gesundheit
Landesprüfungsamt für Heilberufe
Billstraße 80
20539 Hamburg
www.landespruefungsamt.hamburg.de

Landesprüfungsamt Hessen

Hessisches Landesprüfungsamt für Heilberufe
Adickesallee 36
60322 Frankfurt

Landesprüfungsamt Mecklenburg- Vorpommern

Landesprüfungsamt für Heilberufe
beim Landesamt für Gesundheit und Soziales
Mecklenburg-Vorpommern
Am Reifergraben 4
18055 Rostock

Landesprüfungsamt Niedersachsen

Niedersächsischer Zweckverband zur Approbationserteilung
(Landesprüfungsamt)
Berliner Allee 20
30157 Hannover
Briefanschrift:
Postfach 307

30003 Hannover

Landesprüfungsamt Nordrhein- Westfalen
Postanschrift:
Bezirksregierung Münster
Landesprüfungsamt für Medizin, Psychotherapie und Pharmazie
Postfach 10 34 55
40025 Düsseldorf

Hausadresse:
Erkrather Str. 339
40231 Düsseldorf

Landesprüfungsamt Rheinland Pfalz
Landesprüfungsamt für Studierende der Medizin und der Pharmazie
beim Landesamt für Soziales, Jugend und Versorgung
Schießgartenstraße 6
55116 Mainz

Landesprüfungsamt Saarland
Landesamt für Arbeitssicherheit, Immissionsschutz und Gesundheit
Landesprüfungsamt für Medizin und Pharmazie
Warburgring 78
66424 Homburg/Saar

Landesprüfungsamt Sachsen
Regierungspräsidium Dresden
Sächsisches Landesprüfungsamt für akademische Heilberufe
Stauffenbergallee 2
01099 Dresden
Briefanschrift:
Postfach 100653
01076 Dresden

Landesprüfungsamt Sachsen-Anhalt
Landesamt für Versorgung und Soziales des Landes Sachsen-Anhalt
Landesprüfungsamt -
Neustädter Passage 15
06122 Halle/Saale

Landesprüfungsamt Schleswig-Holstein

Landesamt für Gesundheit und Arbeitssicherheit des Landes Schleswig-Holstein

Adolf-Westphal-Str. 4

24143 Kiel

Briefanschrift: Postfach 11 21

24100 Kiel

Landesprüfungsamt Thüringen

Thüringer Landesverwaltungsamt

Landesprüfungsamt für akademische Heilberufe -Ref. 720 -

Weimarplatz 4

99423 Weimar

Briefanschrift:

Postfach 2249

99403 Weimar

>> Deutsche Unis

Charité - Universitätsmedizin Berlin

Charitéplatz 1

10117 Berlin

www.charite.de

Ruhr-Universität Bochum

Universitätsstraße 150

44801 Bochum

www.ruhr-uni-bochum.de

Rheinische Friedrich-Wilhelms-Universität Bonn

Regina-Pacis-Weg 3

53113 Bonn

www.uni-bonn.de

Medizinische Fakultät Carl Gustav Carus

Fetscherstr. 74

01307 Dresden

www.tu-dresden.de/die_tu_dresden/fakultaeten/medizinische_fakultaet

Heinrich-Heine-Universität

Universitätsstr.1
40225 Düsseldorf
www.uni-duesseldorf.de

Friedrich-Alexander-Universität Erlangen-Nürnberg

Schlossplatz 4
91054 Erlangen
www.uni-erlangen.de

Universität Duisburg-Essen

Universitätsstraße 2
45141 Essen
www.uni-duisburg-essen.de

Johann Wolfgang Goethe-Universität

Senckenberganlage 31
60325 Frankfurt am Main
www.uni-frankfurt.de

Albert-Ludwigs-Universität

Hugstetter Str. 55
79106 Freiburg
www.uni-freiburg.de

Justus-Liebig-Universität

Ludwigstraße 23
35390 Gießen
www.uni-giessen.de/uni

Georg-August Universität Göttingen

Wilhelmsplatz 1 (Aula)
37073 Göttingen
www.uni-goettingen.de

Ernst-Moritz-Arndt-Universität

Domstraße 11
17487 Greifswald
www.medizin.uni-greifswald.de

Universitätsklinikum
Medizinische Fakultät der Martin-Luther-Universität Halle Wittenberg
Universitätsplatz
06097 Halle
www.medizin.uni-halle.de

Universitätsklinikum Hamburg-Eppendorf
Martinistraße 52
20246 Hamburg
www.uke.uni-hamburg.de/intro_flash.php

Medizinische Hochschule Hannover
Carl-Neuberg-Str. 1
30625 Hannover
www.mh-hannover.de

Ruprecht-Karls-Universität
Grabengasse 1
69117 Heidelberg
www.uni-heidelberg.de

Universität Mannheim
Bismarckstraße
68161 Mannheim
www.uni-mannheim.de

Universität des Saarlandes
Campus Homburg Gebäude 15
66421 Homburg
www.uni-saarland.de/de

Friedrich-Schiller-Universität Jena
Bachstr. 18
07743 Jena
www.uni-jena.de

Christian-Albrechts-Universität zu Kiel
Albrechts-Platz 4
24118 Kiel
www.uni-kiel.de

Universität Köln

Albertus-Magnus-Platz
50923 Köln
www.uni-koeln.de

Universität Leipzig

Ritterstr. 26
04109 Leipzig
www.uni-leipzig.de

Universität zu Lübeck

Ratzeburger Allee 160
23538 Lübeck
www.mu-luebeck.de

Otto-von-Guericke-Universität Magdeburg

Leipziger Str.44
39120 Magdeburg
www.med.uni-magdeburg.de

Johannes Gutenberg-Universität

Saarstr. 21
55128 Mainz
www.uni-mainz.de

Philipps-Universität

Biegenstraße 10
35032 Marburg
www.uni-marburg.de

Medizinische Fakultät der LMU

Bavariaring 19
80336 München
www.med.uni-muenchen.de

Westfälische Wilhelms-Universität Münster

Schloßplatz 2
48149 Münster
www.uni-muenster.de

Medizinischen Fakultät der Universität Regensburg

Universitätsstr. 31

93053 Regensburg

www.uni-regensburg.de/Fakultaeten/Medizin/

Universität Rostock

Schillingallee 35

18057 Rostock

www.uni-rostock.de

Rheinisch-Westfälische Technische Hochschule Aachen

Templergraben 55

52056 Aachen

www-zhv.rwth-aachen.de/index.html

Julius-Maximilians-Universität Würzburg

Sanderring 2

97070 Würzburg

www.uni-wuerzburg.de

Universität Witten/Herdecke

Alfred-Herrhausen-Str. 50

58448 Witten

www.uni-wh.de

Eberhard-Karls-Universität

Wilhelmstr. 7

72074 Tübingen

www.uni-tuebingen.de

Universität Ulm

Klinikum

89069 Ulm

www.uni-ulm.de

>> Österreichische Unis
Medizinische Universität Wien

Spitalgasse 23,

A-1090 Wien

www.meduniwien.ac.at

Medizinische Universität Graz

Universitätsplatz 3
A-8010 Graz
www.meduni-graz.at

Medizinische Universität Innsbruck

Christoph-Probst-Platz
Innrain 52
A-6020 Innsbruck
www.i-med.ac.at

Private Medizinische Universität Salzburg (PMU)

Strubergasse 21,
A-5020 Salzburg
www.pmu.ac.at

>> Schweizerische Unis
Universität Basel

Petersplatz 1
CH-4003 Basel
www.unibas.ch

Universität Bern

CH-3012 Bern
www.unibe.ch

Université de Genève

24 rue du Général-Dufour
CH - 1211 Genève 4
www.unige.ch

Université de Neuchâtel

Service académique
Avenue du 1er Mars 26
2000 Neuchâtel
www2.unine.ch/

Université de Lausanne

CH-1015 Lausanne

www.unil.ch

Universität Zürich

Rämistrasse 71

CH-8006 Zürich

www.unizh.ch

Universität of Fribourg

University of Fribourg

Faculty of science

Department of Medicine

Rue A.-Gockel 1

CH-1700 Fribourg

www.unifr.ch/med

>> Ungarische Unis
Universität Debrecen (DE)

H-4012 Debrecen, Nagyerdei krt. 98

www.unideb.hu

Universität der Wissenschaften Szeged (SZTE)

H-6720 Szeged, Dugonics tér 13

www.u-szeged.hu

Universität der Wissenschaften Pécs (PTE)

H-7643 Pécs, Szigeti út 12

www.pte.hu

Semmelweis-Universität (SE)

H-1085 Budapest, Üllõi út 26

Ungarn

www.sote.hu

>> Tschechische Unis

Charles University in Prague

Faculty of Medicine in Hradec Kralove

PO BOX 38

Simkova 870
Hradec Kralove 1
500 38 Czech Republic
www.lfhk.cuni.cz

>> MEDI-LEARN

Olbrichtweg 11
24145 Kiel
Hotline: 07 00 00 - 633 49 46
www.medi-learn.de

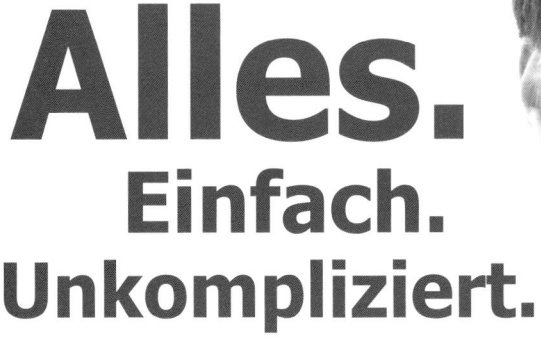

Anhang

Checkliste Wohnungsbesichtigung

Folgende Punkte solltest du vor und während einer Wohnungsbesichtigung klären - am besten auch direkt schriftlich festhalten, da du nach fünf Wohnungsbesichtigungen die Angaben nicht mehr wirst auseinander halten können:

Basisangaben:

Adresse der Wohnung:

Kontaktdaten des Ansprechpartners:

Besichtigungstermin und Treffpunkt:

Zur Wohnung:

Welche Größe hat die Wohnfläche (in qm)?

Wie groß ist die verfügbare Wohnnutzfläche (in qm)?

Wie ist die Raumaufteilung (am besten eine kleine Skizze machen oder nach einem Grundriss fragen)?

Wie viele Zimmer hat die Wohnung?

Wie ist das Bad ausgestattet (Badewanne, Dusche, Fenster, Belüftung)?

Ist im Mietpreis ein Stellplatz oder eine Garage enthalten?

Kann man den Stellplatz bzw. die Garage ggf. auch ausschließen und so die Miete entsprechend verringern(in der Regel um 20-40 €)?

Gibt es einen Garten, den du mitbenutzen darfst und wie groß ist dieser ggf.?

Wie ist der Zustand der Räume? Wer muss wann renovieren (beim Einzug / beim Auszug)?

Ist die Wohnung eher "ruhig" oder "laut"?

Gibt es Schalldämmungsmaßnahmen?

Wie hoch ist die Temperatur in der Wohnung im hohen Sommer bzw. im tiefen Winter (am besten den Vormieter befragen!)?

Zu den Kosten:

Wie hoch ist die Kaltmiete?

Welche Nebenkosten musst du in welcher Höhe zahlen?

Wie hoch waren in den letzten beiden Jahren die Nachzahlungen der Vormieter?

Wann wurde die letzte Mieterhöhung vorgenommen und wie hoch war diese?

Wie hoch ist die Kaution?

Musst du eine Ablöse für in der Wohnung verbleibende Gegenstände zahlen?

Verlangt der Makler von dir eine Provision? Wie hoch ist diese?

Rund ums Haus:

Wie alt ist das Haus?

Wann wurde es zuletzt renoviert?

Handelt es sich um ein Einfamilienhaus/ Zweifamilienhaus/ Mehrfamilienhaus?

Handelt es sich um Eigentumswohnungen, die untervermietet werden oder gehört das Haus einem Vermieter oder einer Wohnungs-Genossenschaft?

Wie viele Parteien wohnen insgesamt im Haus?

Gibt es einen Wasch- oder Trockenraum?

Kannst du dort ggf. deine Waschmaschine abstellen?

Gehört ein Kellerraum zu deiner Wohnung?

Wo kannst du deinen Müll entsorgen? Gibt es eine Mülltrennung?

Ist ein Fahrstuhl vorhanden (ab 4. Etagen)?

Wer wohnt sonst noch mit im Haus (vorwiegend Studenten bzw. junge Nachbarn oder eher Familien und ältere Leute)?

Welche Pflichten hast du als Mieter (z.B. Treppenhausreinigung etc.)?

Zur Lage:

Wie sind die Verkehrsanbindungen rund um die Wohnung?

Welche Einkaufsmöglichkeiten gibt es in der näheren Umgebung (ALDI, Lidl und Co)?

Wohin ist die Wohnung ausgerichtet (Straßenseite, Hofseite, Sonnenseite)?

Welche Freizeitmöglichkeiten gibt es in der Umgebung?

Im fogenden Abschnitt präsentieren wir dir häufig benutzte Abkürzungen für Wohnungsanzeigen.

Übersicht Abkürzungen Wohnungsanzeigen:

§5-Sch. .... Wohnberechtigungsschein

1-Zi-Kft. .... Einzimmer-Komfortwohnung

2-Zi-Neub.-DG-Whg. .... Zweizimmer-Neubau-Dachgeschosswohnung

2-Zi-Whg. .... Zweizimmerwohnung

Abl. .... Ablöse

Altb. .... Altbau

App. .... Appartement

Ausst. .... Ausstattung

Bek. .... Betriebskosten (Hausbeleuchtung, Hausmeister etc.)

Besicht./Bes. .... Besichtigung

Bj. .... Baujahr

BK .... Betriebskosten (Hausbeleuchtung, Hausmeister etc.)

Court. .... Courtage (Vermittlungsgebühr des Börsenmaklers)

D'bad/DB .... Duschbad (nur Dusche, keine Badewanne)

DG .... Dachgeschoss

DHH .... Doppelhaushälfte

E.-hzg. .... Elektroheizung

EBK .... Einbauküche

Eckhs. .... Eckhaus

EFH .... Einfamilienhaus

Einb'Kü. .... Einbauküche

Endetg. .... Endetage

Erd. .... Erdgeschoss

erf. .... erforderlich

exkl. .... exklusive Nebenkosten

Fahrst. .... Fahrstuhl

Fernw. .... Fernwärme

Fb'hzg./Fußbodenhzg. .... Fußbodenheizung

Ga.-Ant. .... Gartenanteil

Gara. .... Garage

Gashzg. .... Gasheizung

Gem.-Ant. .... Gemeinschaftsantenne

HK .... Heizkosten

Hs.-Mst. .... Hausmeister

Immob. .... Gewerbliche Anzeige

inkl. .... inklusive mit Nebenkosten (Achtung: meist ohne Heizkosten)

Kabel .... Kabelfernsehen

Kalt .... Nettokaltmiete: Miete ohne Nebenkosten, Heizung

Kt./Kaut. .... Kaution

Kfz-Stellpl. .... Einstellplatz fürs Auto (kostet meistens extra)

Kochn. .... Kochnische

kpl. .... komplett

Man. .... Mansarde (Wohnräume in einem Dachgeschoss)

MM .... Miete pro Monat

möbl. .... möbliert (dadurch schneller kündbar!)

Mte. .... Miete

MV .... Mietvertrag

MwSt. .... Mehrwertsteuer

Neub. .... Neubau

NK .... Nebenkosten: Grundsteuern, Straßenreinigung, Müllabfuhr

NKM .... Nettokaltmiete: Miete ohne Nebenkosten, Heizung

Nsphzg. .... Nachtspeicherheizung - nutzt kostengünstigeren Nachtstrom

Nutzfl. .... Nutzfläche

öZH .... Ölzentralheizung

Pantry .... Miniküche

Part. .... Parterre

RDM .... Ring Deutscher Makler

ren. .... renoviert

RH .... Reihenhaus

RMH .... Reihenmittelhaus

S-balk. .... Südbalkon

sep. .... separat

Stpl. .... Einstellplatz fürs Auto (kostet meistens extra)

TG .... Tiefgarage

v. Priv. .... von Privat (ohne Makler)

V'bad m.Fe. .... Vollbad mit Fenster

VDM .... Verband Deutscher Makler

VHN .... Vereinigung Hamburger Hausmakler

warm .... Gesamtmiete (alles inkl. außer Strom - der geht immer extra)

WG .... Wohngemeinschaft

Wohnfl. .... Wohnfläche

WW .... Warmwasser

Ww. .... Warmwasser

zgl. .... zuzüglich

Zhzg. .... Zentralheizung

Ztrl.Hzg. .... Zentralheizung

Im fogenden Abschnitt präsentieren wir dir eine Auswahl an möglichen Nebenverdiensten während deines Medizinstudiums.

Übersicht der Nebenverdienstmöglichkeiten:

Anästhesie- ambulantes operieren
Arzthelferin in der Dermapraxis
Arzthelferin in der Dialysepraxis
Ärztlicher Notdienst
AStA-Referentin für behinderte und chronisch kranke Studierende
Aushilfe als Kinderkrankenschwester
Aushilfe bei Forschungsprojekten
Aushilfe im Alten- und Pflegeheim
Aushilfe in der Anästhesie
Aushilfe in der Anatomie
Aushilfe in der Deutschen Hodgkin Studiengruppe
Aushilfe in der inneren und chirurgischen Ambulanz
Aushilfe in der Internistenpraxis
Aushilfe in der Massagepraxis
Aushilfe in der medizinischen Bibliothek
Aushilfe in der Notfallambulanz
Aushilfe in einem Verlag
Aushilfe in einer Botique
Aushilfe in einer orthopädischen Praxis
Aushilfe in Geschäften z.B. Kaufhof
Aushilfe in Werbeagenturen
Babysitter
Bedienung
Behindertenbetreuung
Bezahlte Doktorarbeit
Briefe verteilen
Catering
Datenerfassung und statistische Erhebungen
Datenkontrolle
Deutsch für Ausländer
Disponent in einer Rettungsleitstelle
EDV-Spezialist, System- und Netzwerkadministrator
Empfangsdienst bei einer Werbeagentur
Erstellung von Lernmodulen im Computer Based Training Labor
Kinder und Jugendliche
Fahrzeuge überführen

Hausnotrufdienst

Herstellung von Lernsoftware für Mediziner

Hilfspfleger im Krankenhaus

Intensivpflege

Inventurhilfe

Kellner

Kopiertätigkeit

Krankenschwester

Laborarbeit

Lagerungspfleger

Lehrkraft für erste Hilfe

Lehrkraft in der Rettungsdienstschule

Marktforschung im Call Center

Masseur

Medizinische Kongresse

Messen z.B. Hostess, Dolmetscher

Mitarbeit an medizinischen Studien z.B. Arzneimittelstudien

Nachhilfe geben

Nachtbereitschaftsdienste

Nachtdienst z.B. Krankenhaus, Notrufgiftzentrale, Seniorenheim

Notaufnahme

Organist

Perfusionist Organextransplantation

Pflegekraft auf der kardiologischen Station

Physiotherapeut

Plasmaspenden beim roten Kreuz

Promotiontätigkeiten

Redaktionelle Tätigkeiten

Reperaturen

Rettungsdienst

Rezeption/Patientenaufnahme

Sanitäter

Service in Hotels

Sitzwache im Krankenhaus

Tankstelle

Tutor

Übersetzer für englische Fachtexte ins Deutsche

Versuchsperson bei Forschungsarbeiten

Wache

Zeitungen verkaufen

Glossar

Anatomie
Lehre vom Bau der Körperteile - Fach in der Vorklinik, das sich in die sogenannte mikroskopische Anatomie (alles, was man nur mit einem Mikroskop sehen
kann) und makroskopische Anatomie (alles, was man mit bloßem Auge sehen
kann) gliedert (siehe dazu Seite 137).

Abinote
Unter Abinote versteht man die Durchschnittsnote im Abitur.

Abitur
Begriff für allgemeine Hochschulreife

Allgemeine Hochschulreife
Anderer Begriff für Abitur - ermöglicht den Zugang zu einem universitären
Studiengang

Altklausuren
Altklausuren sind ein beliebtes Mittel, um sich auf eine Klausur im Medizinstudium vorzubereiten. In der Praxis kopieren ältere Semester ihre Klausuren,
um diese zukünftigen Semestern zur Verfügung zu stellen.

Anamnese
Als Anamnese wird das ärztliche Gespräch mit einem Patienten bezeichnet,
in dem u.a. Art und Verlauf der aktuellen Beschwerden, aber auch Vorerkrankungen, Allergien und Erkrankungen in der Familie geklärt werden. Die Anamnese ist Teil der klinischen Ausbildung nach dem Physikum.

Anatomie-Seminar
Neben der Vorlesung und dem sogenannten Präparierkurs gibt es in der
Anatomie auch Veranstaltungen in Form von Seminaren, die als Anatomie-Se-
minar bezeichnet werden. Diese finden wie die Anatomie in der vorklinischen
Ausbildung statt.

Anthroposophische Medizin

Das Wort leitet sich von der Anthroposophie ab, das wörtlich „die Weisheit der Menschen" bedeutet und eine von Rudolf Steiner begründete Weltanschauung bezeichnet.

Approbation

Die Approbation ist die Zulassung als Arzt, die nach bestandenem Hammerexamen jungen Medizinern erteilt wird.

Approbationsordnung

Die Approbationsordnung regelt in Deutschland die Zulassung zu akademischen Heilberufen, so auch die des Arztes. In ihr finden sich Angaben über Inhalte, Länge und Bedingungen für die staatlichen Prüfungen.

Assistenzärzte

Als Assistenzärzte werden junge Ärzte in den ersten Jahren ihrer Tätigkeit im Krankenhaus bezeichnet. Assistenzärzte sind bereits voll approbierte (zugelassene) Ärzte und arbeiten meist mit einem Oberarzt zusammen.

AStA

Die Abkürzung AStA steht für Allgemeinen Studentenausschuss. Dieser vertritt die Interessen der Studenten in allen Gremien der Universität und wird durch gewählte Studenten besetzt.

Auswahlgespräche

Mit Auswahlgesprächen wird ein Verfahren zur Auswahl von Medizinstudenten bezeichnet, das die Universitäten direkt durchführen (siehe dazu Kapitel ZVS ab Seite 40).

BAföG

Die Abkürzung BAföG steht für Bundesausbildungsförderungsgesetz, das die staatliche finanzielle Unterstützung für die Ausbildung von Studenten und auch Schülern regelt. In der Studentensprache versteht man unter BAföG das Geld, das man pro Monat als Unterstützung vom Staat bekommt. Beim BAföG handelt es sich um einen staatlichen, zinslosen Kredit, der nach Berufsbeginn in Raten zurückgezahlt werden muss (siehe dazu Kapitel „Ohne Moos nichts los" ab Seite 84).

Bedside-Teaching

Der Begriff Bedside-Teaching wurde im Rahmen der Modellstudiengänge in der Medizin geprägt und meint die Ausbildung der Studenten am Kranken-bett.

Befunderhebung

Unter Befunderhebung versteht man die Durchführung einer ärztlichen Unter-suchung mit dem Ziel herauszufinden, woran der Patient erkrankt ist.

Belegung

Unter Belegung versteht man im Medizinstudium die Auswahl bzw. die Teilnah-me an Veranstaltungen wie zum Beispiel Seminaren oder Kursen.

Berufsinformationszentren (BIZ)

Das Berufsinformationszentrum (BIZ) ist Teil des Arbeitsamtes und informiert zumeist Schüler über die Ausbildungsmöglichkeiten, die Inhalte der Ausbildung sowie Inhalte der beruflichen Tätigkeit.

Bibliothek

Jede Universität hat mindestens eine eigene Bibliothek, in der man kostenfrei Fachbücher nutzen oder diese unter bestimmten Voraussetzungen auch aus-leihen kann.

Biochemie

Das Fach Biochemie wird in der Vorklinik unterrichtet. Früher bezeichnete man die Biochemie als physiologische Chemie. Sie ist die Lehre der chemischen Vorgänge in Lebewesen (siehe dazu Seite 139).

Biologie

Die Biologie wird im Medizinstudium als kleines Fach unterrichtet und ist die Leh-re der allgemeinen Gesetzmäßigkeiten des Lebendigen (siehe auch Seite 117).

c.t.

c.t. steht für cum tempore und ist eine akademische Zeitangabe. Vorlesungen beginnen meist um c.t., was nichts anderes bedeutet als „viertel nach" sprich ein sogenanntes akademisches Viertel später - Beispiel gefällig? 8.00 Uhr c.t. bedeutet 8.15 Uhr oder 10.00 Uhr c.t. bedeutet 10:15 Uhr. c.t. darf nicht mit s.t. (= sine tempore) verwechselt werden, was also bei 8.00 Uhr s.t. auch 8.00 Uhr bedeutet.

Chefärzte

Chefärzte sind Leiter einer bestimmten Abteilung innerhalb eines Krankenhauses.

Chemie

Die Chemie wird als kleines Fach in der Vorklinik ausgebildet und ist die Lehre vom Aufbau, Verhalten und der Umwandlung von Stoffen (siehe dazu auch Seite 141).

Dekan

Ein Dekan leitet eine Fakultät bzw. einen Fachbereich einer Hochschule. In der Regel ist der Dekan ein Professor, der diesen Posten für eine bestimmte Zeit inne hat. Häufigeren Kontakt hat man als Student mit dem sogenannten Studiendekan, der sich um die Lehre und damit um die Studenten kümmert.

Diagnose

Eine Diagnose ist die Entscheidung für eine bestimmte Krankheit oder Verletzung eines Patienten auf Basis einer durchgeführten Untersuchung.

Direktbewerbung

Im Medizinstudium ist eine Direktbewerbung an den Universitäten unter bestimmten Bedingungen möglich (siehe dazu Kapitel „Wie bekomme ich einen Studienplatz?" ab Seite 38).

Doktorarbeit

Die Doktorarbeit (auch Dissertation genannt), ist eine wissenschaftliche Arbeit zur Erlangung eines Doktorgrades - im Klartext eine wissenschaftliche Arbeit, nach der man sich zusammen mit einem abgeschlossenen Studium als Dr. bezeichnen darf (siehe auch Kapitel „Die medizinische Doktorarbeit" ab Seite 197).

Dozent

Der Dozent ist die ausbildende Person im Studium. Ein Dozent hält z.B. eine Vorlesung oder ein Seminar.

Eignungstest Medizin

Der Eignungstest Medizin (EMS) wird als sogenannter TMS (Test für medizinische Studiengänge) u.a. in Baden-Württemberg eingesetzt, um die Studienfähigkeit von Bewerbern zu beurteilen und ergebnisabhängig Studienplätze zu vergeben.

Einführungsveranstaltungen

Als Einführungsveranstaltungen versteht man die ersten Veranstaltungen nach Studienbeginn, in denen der grundsätzliche Ablauf und die Inhalte erläutert werden.

Einschreibung

Die Einschreibung oder Immatrikulation ist ein Verwaltungsvorgang an einer Hochschule, bei der eine Person als Student an die Hochschule angenommen wird. Die Einschreibung findet meist im Studierendensekretariat statt.

Erstsemestern

Die Studenten im ersten Semester werden als Erstsemester (manchmal auch liebevoll „Küken") bezeichnet.

Erstwunsch

Unter Erstwunsch versteht man die Uni, die man bei der ZVS-Bewerbung als erst gewünschte Hochschule angibt.

Examina

Examina ist die Mehrzahl von Examen. Man versteht unter Examen bzw. Examina die staatlichen Prüfungen im Medizinstudium (Physikum und Hammerexamen).

Facharzt

Nach Abschluss des Medizinstudiums arbeitet ein Arzt zunächst als Assistenzarzt. Nach vier bis sieben Jahren kann er sich dann zur sogenannten Facharztprüfung anmelden, bei der er dann seinen Facharzt machen kann. Weitere Informationen zu den verschiedenen Facharztrichtungen (z.B. Chirurgie oder Innere Medizin) findest du unter www.weiterbildungsplaner.de.

Fachhochschule

Eine Fachhochschule ist eine Hochschulform, die anwendungsorientierte Studiengänge auf wissenschaftlicher Grundlage anbietet.

Fachschaft

Als Fachschaft bezeichnet man die Einrichtung der studentischen Interessensvertretung an Universitäten.

Fakultät

Als Fakultät bezeichnet man einer Gruppe zusammengehörender Wissenschaften, die an einer Universität eine Einheit bilden. In der Medizin ist dies die medizinische Fakultät der jeweiligen Universität.

fakultativ

An der Uni werden freiwillige Veranstaltungen als fakultativ bezeichnet, Pflichtveranstaltungen als obligat. Die meisten Vorlesungen sind fakultativ, auch wenn es nicht immer empfehlenswert ist, nicht hinzugehen.

Famulaturen

Die ärztlichen Praktika im zweiten Abschnitt des Medizinstudiums, der klinischen Ausbildung, werden als Famulaturen bezeichnet (siehe dazu auch ab Seite 157).

Förderungshöchstdauer

Die Förderungshöchstsdauer spielt im Rahmen vom BAföG eine Rolle und bezeichnet den Zeitpunkt, an dem die Förderung eingestellt wird.

Forschung

Forschung ist die methodische und systematische Suche nach neuen Erkenntnissen. Die medizinische Forschung sucht nach neuen Erkenntnissen in der Medizin.

Habilitation

Die Habilitation ist eine Hochschulprüfung, mit der im Rahmen eines akademischen Prüfungsverfahrens die Lehrbefähigung (facultas docendi) in einem wissenschaftlichen Fach festgestellt wird; es handelt sich dabei quasi um die Abschlußprüfung um Privatdozent bzw. später Professor zu werden.

Herzchirurgie

Medizinisches Fachgebiet, das sich auf die chirurgische Behandlung von Herzerkrankungen (z.B. Bypassanlage, Herzklappenersatz, Transplantation) spezialisiert hat.

Hochschule

Im engeren Sinne bezeichnet eine Hochschule eine Institution, an der Forschung betrieben wird und wissenschaftliche Lehre vermittelt wird.

Hochschulrahmengesetz

Da die Kultur- und Wissenschaftshoheit in Deutschland den Bundesländern obliegt, konnte der Bund nur über das Hochschulrahmengesetz bestimmte Inhalte zu den Hochschulen regeln. So stehen im Hochschulrahmengesetz z.B. die grundsätzlichen Aufgaben der Unis oder die Zulassungsrichtlinien.

Hochschulzugangsberechtigung

Die Hochschulzugangsberechtigung kann man in Deutschland durch das Abitur, durch eine fachgebundene Hochschulreife oder eine Fachhochschulreife erlangen. Die Hochschulzugangsberechtigung erlaubt grundsätzlich den Besuch einer Uni unabhängig davon, ob man einen Studienplatz bekommt.

Immatrikulationsbescheinigungen

Die Immatrikulationsbescheinigung bestätigt, dass man als Student an einer Uni eingeschrieben ist. Man bekommt Semester für Semester ein Dutzend Bescheinigungen oder kann sich diese ausdrucken, da man sie für Krankenkassen, Behörden oder für vergünstigte Angebote wie Abos und Konten benötigt - also gut darauf aufpassen und am besten den Eltern gleich ein paar beim nächsten Besuch mitbringen, denn die brauchen auch welche z.B. für das Kindergeld.

Intensivstation

Als Intensivstation bezeichnet man eine Station mit besonders guter Ausrüstung und besonders hoher Betreuungsintensität von Patienten. In der Regel liegen schwerkranke Patienten auf einer Intensivstation.

Internationaler Studierendenausweis

Der Internationale Studentenausweis (englisch: International Student Identity Card; ISIC) wird seit 1968 von der ISIC Association herausgegeben. Er ermöglicht die Wahrnehmung von Studentenrabatten weltweit.

Kittel

Der Kittel ist nicht nur eines der Status Symbole des Arztes, sondern auch eines der wichtigsten Utensilien im Medizinstudium, das schon so mancher Student bei so manchem Seminar vergessen hat :-).

Klinik

Als Klinik bezeichnet man im Medizinstudium den Zweiten Abschnitt nach dem Physikum - Semester 5. bis 12.

Krankenpflegepraktikum

Um zum Physikum zugelassen zu werden, muss man ein Krankenpflegepraktikum vorweisen können (weitere Infos ab Seite 127).

Landesärztekammern

Die Landesärztekammer ist u.a. zuständig für die Ausstellung der Arztausweise nach bestandenem Hammerexamen.

Latinum

Als Latinum wird ein Nachweis über die lateinische Sprachkenntnis bezeichnet. Man bekommt das Latinum in der Regel, wenn man Latein bis zu einer bestimmten Klasse belegt hat und die Sprache mit einer Note nicht schlechter als 4 abgeschlossen hat.

Lehrstuhl

Als Lehrstuhl wird in Deutschland die Stelle eines Professors bezeichnet, die mit personellen und finanziellen Mitteln die Aufgaben der Forschung und Lehre ermöglicht.

Losverfahren

Das Losverfahren ist eine Möglichkeit, an einen Studienplatz für Medizin zu kommen. Dieses Verfahren wird auf Seite 50 genauer beschrieben.

Mensa

Die Mensa ist die Kantine einer Uni, und das Essen schmeckt meist besser als weitläufig gedacht.

Modellstudiengang

Als Modellstudiengang bezeichnet man Abweichungen von den gesetzlich festgelegten Ausbildungsgänge - weitere Informationen ab Seite 33.

Numerus clausus

Der Numerus clausus ergibt sich im Rahmen der jährlichen Bewerbungsverfahren aus den jeweils eingegangenen Bewerbungen als Mindestdurchschnittsnote, oberhalb derer man sicher einen Studienplatz erhält. Wenn sich 3 Studenten mit den Noten 1,9 bzw. 2,3 bzw 2,6 bewerben und es 2 Studienplätze zu vergeben gibt, so liegt der NC in diesem (frei erfundenen) Verfahren bei 2,3 - also der Note, die man mindestens haben muss, um in einer Rangfolge auf einer Position zu stehen, für die noch ein Studienplatz „erhältlich" ist.

Oberärzte

Nach absolviertem Studium trittst du als Assistenzarzt deine Weiterbildungszeit an, die du mit der Prüfung zum Facharzt (z.B. für Chirurgie) abschließt. Im Krankenhaus hast du nun als Facharzt die Chance, eine Oberarztstelle wahrzunehmen. Nachdem du einige Zeit Oberarzt gewesen bist, hast du wiederum die Chance, dich auf eine Chefarztstelle zu bewerben.

Online-Community
Große Internetseiten, deren Besucher unter einander kommunizieren können - MEDI-LEARN ist eine der größten Online-Communities für junge Mediziner und stellt seit Jahren einen beliebten und belebten Treffpunkt für alle angehenden Ärztinnen und Ärzte dar.

Pflegepraktikum
90 Tage Tätigkeit auf der Seite der Krankenpflege eines Krankenhauses musst du als Student bei der Meldung zum Ersten Abschnitt der Prüfung nachweisen. Du kannst das Pflegepraktikum also in gewissen Zeiträumen vor oder während der Semesterferien der ersten zwei Jahre deines Studiums absolvieren. Es kann auch im Ausland abgeleistet werden.

Photometer
Messgerät, das Lichtstärken misst und für medizinische Versuche im Rahmen der Chemie und Biochemie im Studium häufiger zum Einsatz kommt, um z.B. die Reaktionsgeschwindigkeit einer durch ein Körperenzym gesteuerten Reaktion unter verschiedenen Bedingungen zu untersuchen.

Physik
Lehre von den Gesetzmäßigkeiten der Natur. Als Mediziner erhältst du Einblicke in die auch für die Medizin relevanten Bereiche aus Optik, Mechanik und Wärmelehre (z.B. wie ein Ultraschallgerät funktioniert).

Physik-Professor
Lehrkraft, die den Hochschulunterricht im vorklinischen Fach Physik abhält.

Physiologie
Lehre von der Funktionsweise des menschlischen Körpers, in der du in den ersten zwei Jahren deines Studiums genauestens erfährst, wie alle Organe und Systeme des Körpers im gesunden Menschen funktionieren.

POL
Siehe Problemorientiertes Lernen

Praktika
In einem Praktikum stehen die Handfertigkeiten im Mittelpunkt, d.h. du musst praktisch beweisen, was du theoretisch in Kurs und Seminar gelernt hast (z.B. im Labor Messungen durchführen oder auf Station die Patienten untersuchen).

Praktikumsplätze
Für jeden der im Laufe des Studiums stattfindenden praktischen Kurse (Praktikum) steht eine begrenzte Anzahl von Plätzen zur Verfügung, so dass an einigen Orten bei mehr Bewerbern als Plätzen auch Klausuren (schriftliche Aufsichtsarbeiten) geschrieben werden, um die Praktikumsplätze zu vergeben.

Praktisches Jahr (PJ)
Das letzte Jahr des Medizinstudiums wird als Praktisches Jahr bezeichnet, da es komplett in einem an die Universität angegliederten akademischen Lehrkrankenhaus stattfindet. Es ist in 3 Drittel zu jeweils 16 Wochen aufgeteilt und die letzte Station kurz vor der großen Abschlussprüfung, in der es gilt, das in den ersten 5 Jahren zumeist theoretisch angesammelte Wissen auch praktisch unter Beweis zu stellen.

Präparierbesteck
Im Anatomiekurs erlernst du mittels Präparierbesteck - bestehend aus Schere, Skalpell und Pinzette - an einer Leiche den Aufbau des menschlichen Körpers.

Problemorientiertes Lernen (POL)
Eine in den letzten Jahren vermehrt an vielen Unis genutzte Lehrform, bei der sich die Studenten in kleineren Lerngruppen selbstständig einen medizinischen Fall erarbeiten. Das Wissen aus unterschiedlichen Fachgebieten (Anatomie, Pathologie, Pharmakologie etc.) wird fächerübergreifend vernetzt und durch Unterricht am Krankenbett in Theorie und Praxis unterstützt.

Professor
Abgeleitet aus dem Lat. „Profiteri" (= sich als Lehrer öffentlich zu erkennen geben) wird mit dem Wort Professor ein Hochschullehrer bezeichnet. Er ist gewissermaßen so schlau, dass die Uni ihn damit beauftragt (Lehrauftrag), sein Wissen in Vorlesungen und Kursen an die Studentenschaft weiter zu geben.

Pschyrembel
Eines der bekanntesten Wörterbücher für Mediziner ist der Pschyrembel, der vom Verlag de Gruyter aus Berlin bereits seit mehreren Jahrzehnten herausgegeben wird.

Psychologie
Wissenschaft des menschlichen Verhaltens und Erlebens. In den ersten vier Semestern erhältst du als Student auch Lehrveranstaltungen, die sich mit diesem Wissensspektrum beschäftigen.

Rankings

Rangfolge von Universitäten, die auf Grund des Einfließens von Bewertungsfaktoren (z.B. Forschungsrenommee, Abschneiden bei Prüfungen etc.) festgelegt wird. Bei den großen Rankings werden oftmals Komponenten, wie die Vergabe von Forschungsgeldern berücksichtigt, die jedoch nicht immer einen Einfluss darauf haben, ob die entsprechenden Professoren auch ihren Lehrverpflichtungen nachkommen. MEDI-LEARN veröffentlicht in seinem Uni-Ranking seit 2003 ergänzend umfassende Umfrageergebnisse, die wir unter mehreren tausend Medizinstudenten erhoben haben, u.a. als Studentennote, mit der die Universität von den dort Studierenden bewertet wird.

Regelstudiengang

An einigen Universitäten wird zwischen einem neuartigen Reformstudiengang und dem altbewährten Regelstudiengang unterschieden. D.h. du kannst dir als Student vorab überlegen, ob du lieber nach altem oder neuen Muster studieren möchtest.

Regelstudienzeit

Für ein Medizinstudium sind 12 Semester und 3 Monate die Regelstudienzeit, die man mindestens benötigt, um das Studium erfolgreich abzuschließen.

Reputation

Das Ansehen oder die hohe Meinung, die z.B. ein Professor genießt, wenn es um die Qualität seiner Forschung und Lehre geht.

Ringtausch

Hans tauscht mit Werner, Werner tauscht mit Rita und Rita tauscht mit Hans - was ist hier geschehen? Ein sogenannter Ringtausch, mit dem 3 oder mehr Studenten ihren Studienplatz untereinander tauschen. In der Studienplatztauschbörse von MEDI-LEARN unter www.medi-learn.de/tausch findest du alles weitere ausführlich erläutert.

s.t.

Zeitangabe für den Beginn von Lehrveranstaltungen: sine tempore, d.h. ohne Zeitverlust und punktgenau zur vollen Stunde beginnen die mit s.t. ausgezeichneten Vorlesungen, also bedeutet 9 Uhr s.t., dass du auch um punkt Neun im Hörsaal sein solltest, um den Beginn nicht zu verpassen. Das Gegenstück zu s.t. lautet c.t, das du hier im Glossar ebenfalls erläutert findest.

Scheine

Um dich zu den beiden großen Prüfungen (Zwischenprüfung, genannt Physikum, nach 4 Semestern und der Abschlussprüfung, genannt Hammerexamen, nach 12 Semestern) anzumelden und zugelassen zu werden, musst du mittels des sog. Scheins (Papierbeleg) nachweisen, dass du an den vorgeschriebenen Kursen und Lehrveranstaltungen in den Fächern des entsprechenden Studienabschnitts erfolgreich teilgenommen hast. Die einzelnen Scheine werden dir zu Kursende vom Kursleiter ausgehändigt. Es empfiehlt sich auch hier, die bislang gesammelten Scheine sehr, sehr sorgfältig aufzubewahren und den angesammelten Bestand von Zeit zu Zeit auch einmal auf den Kopierer zu legen.

Selbststudium

Wissenserwerb ohne Lehrer, von dem **vor** dem Studium in größerem Rahmen abgeraten wird.

Semester

Das Semester ist ein Studienhalbjahr. Das Wintersemester beginnt Mitte Oktober und endet Mitte April, dabei finden von Oktober bis Februar Vorlesungen statt, die Zeit von Februar bis Mitte April ist vorlesungsfrei. Ebenso im Sommerhalbjahr: Das Sommersemester beginnt Mitte April und endet Mitte Oktober, dabei finden von April bis Mitte Juli Vorlesungen statt, die Zeit von Juli bis Mitte Oktober ist vorlesungsfreie Zeit. Mitte Oktober und Mitte April sind also diejenigen Termine, zu denen das Uni-Leben mit dem Beginn der Lehrveranstaltungen eingeläutet wird (Semesterbeginn). Mitte Februar und Mitte Juli sind also diejenigen Termine, zu denen Studenten die Unis fluchtartig in Richtung Semesterferien verlassen (Semesterende).

Seminar

Eine besondere Unterrichtsform, bei der es in Kleingruppen von meist 15 bis 30 Studenten darum geht, den in der Vorlesung und in Praktika erarbeiteten Stoff weiter zu vertiefen. Die Teilnahme an einem Seminar wird in der Regel durch einen Schein nachgewiesen.

Sitz- und Nachtwache

Eine beliebte Möglichkeit, als Medizinstudent zu jobben sind Sitzwachen und Nachtwachen. Hier bist du damit beauftragt, einen besonderen Patienten des nachts zu bewachen oder der Nachtschwester bei der Beaufsichtigung der ganzen Station behilflich zu sein. Wird vielerorts gut bezahlt und ist eine Möglichkeit, in medizinnahen Bereichen Wissen zu erwerben und gleichzeitig Geld zu verdienen.

Sommersemester

Studienhalbjahr von Mitte April bis Mitte Oktober, davon finden in der Zeit von April bis Mitte Juli die Hochschulveranstaltungen statt, in der Zeit von Mitte Juli bis Mitte Oktober sind Semesterferien und man hat als Medizinstudent Zeit für Urlaub, Doktorarbeit oder Famulaturen.

Sozialkriterien

Im Rahmen der Studienplatzvergabe haben Faktoren wie der Wohnsitz bei den Eltern in Uninähe, Behinderung, Studenten mit Kind im Zuge der Warte-zeit-Quote eine Bedeutung, deren Ausmaß auf den Webseiten der ZVS näher ersichtlich wird.

Stethoskop

Das „Horchrohr des Mediziners", mit dem er u.a. das Herz oder die Lungen abhört, um so krankhaften Veränderungen auf die Spur zu kommen.

Stipendien

Unterstützung in Form von finanziellen Zahlungen oder Sachleistungen (Bü-cher). Einige Organisationen unterstützen das Studium besonders befähigter oder engagierter Studenten durch regelmäßige „Finanzspritzen".

Studenten-Ausweis

Der „Personalausweis für Studenten", mit dem du zeigst, dass und was du an welcher Uni studierst. Nützlich auch im Alltag, um ermäßigte Eintrittspreise für Studenten in Anspruch zu nehmen.

Studentenparlament

Die Studentenschaft hat das Recht, sich an der Gestaltung des Uni-Lebens zu beteiligen. Zu diesem Zwecke werden die studentischen Vertreter in den entsprechenden Ausschüssen aus dem Studentenparlament heraus gewählt. Das Studentenparlament wird von allen eingeschriebenen Studenten in Wahl-en bestimmt.

Studentensekretariat

Eine der wichtigsten Anlaufstellen für dich ist das Studentensekretariat: Hier schreibst du dich zum Studium ein, hier meldest du dich jedes Semester durch Abgabe entsprechender Formulare zurück und erhältst auch sonst alle er-denklichen Infos, wann wo welcher Kurs stattfindet und was es ansonsten für Termine zu beachten gilt.

Studentenwerk

In jeder Unistadt kümmert sich das Studentenwerk um die Belange von Studenten im Hinblick auf Einrichtung von Wohnheimen und Mensen oder der Verwaltung der BAföG-Anträge. Aber auch die psychologische Studienberatung wird vom Studentenwerk angeboten.

Studienbuch

Im Laufe deines Studiums musst du den Besuch von Lehrveranstaltungen in einer Art Berichtsheft festhalten, in das du die im jeweiligen Semester belegten Kurse und Praktika einträgst. Es ist ein sehr wichtiges Dokument, das du von Zeit zu Zeit auch einmal kopieren solltest, falls das Original einmal abhanden kommen sollte, schließlich enthält es die komplette Chronologie deiner Uni-Karriere.

Studiendekanat

Der Dekan ist der Sprecher bzw. Vorsteher/Leiter eines Fachbereiches der Uni, der entsprechende Verwaltungsapparat mit Büros etc. wird als Studiendekanat bezeichnet.

Studiengebühren

Die Liste derjenigen Bundesländer, die noch keine Studiengebühren erheben, wird (leider, leider) immer kürzer. Im Zuge der Knappheit öffentlicher Haushalte wurden auch Studenten zur Kasse gebeten, um durch Zahlung einer Gebührenpauschale von 500 € je Halbjahr die Finanzmisere auszugleichen und sich an der Finanzierung der Hochschule zu beteiligen. Die dadurch eingenommenen Gelder sollen allerdings dem Ausbau der Angebote in der (medizinischen) Lehre direkt (oder indirekt) den zahlenden Studenten wieder zu Gute kommen.

Studienplatz

Jede Universität, die einen Studiengang in Humanmedizin anbietet, stellt - je nach Kapazität - eine gewisse Anzahl von Studienplätzen je Jahr zur Verfügung, damit Studienbewerber die Chance haben, sich um diesen Platz nach Maßgabe der jeweils gültigen Verfahren zu bewerben.

Studienplatzvergabe

Ein Studienplatz ist ein kostbares Gut, da er von mehr Bewerbern nachgefragt wird, als Studienplätze vorhanden sind. Also sind vom Gesetzgeber Verfahren für die Vergabe von Studienplätzen entwickelt worden, damit unter Wahrung der Chancengleichheit jeder die Chance hat, an der Studienplatzvergabe teilzunehmen. Die Vergabe der Studienplätze in Medizin wird durch die ZVS in Dortmund koordiniert.

Studierfähigkeitstests

Früher gab es einen bundesweit durchgeführten Medizinertest, den man absolvieren musste, um sich um einen Medizinstudienplatz zu bewerben. Dieser Test für medizinische Studiengänge (TMS) hatte die Aufgabe, die Studierfähigkeit zu bewerten. Er wurde übrigens in Baden-Württemberg wieder für die dortigen Unis eingeführt.

studium fundamentale

An der Privat-Uni Witten/Herdecke wird im Rahmen des pflichtmäßigen studium fundamentale die Gelegenheit gegeben, sich fächerübergreifend aus einer ausgewählten Palette an künstlerischen oder kommunikativen Themen fort zu bilden.

Terminologie-Kurs

Im ersten Semester gilt es die grundlegenden Begriffe aus der medizinischen Fachsprache zu erlernen. Im Rahmen des Terminologie-Kurses, erfährst und lernst du, aus welchen zumeist griechischen oder lateinischen Begriffen sich die medizinischen Bezeichnungen ableiten und wie sie korrekt gebildet werden. Es ist sozusagen der Vokabelkurs für das Medizinstudium.

Tertial

Das letzte Jahr des Medizinstudiums ist das sog. Praktische Jahr (PJ), das in jeweils 16 Wochen umfassende Drittel-Jahre oder Tertiale aufgeteilt ist. Ein Tertial in der Inneren und eines in der Chirurgie sind Pflicht, das letzte Tertial dieses Jahres kann aus einem Katalog an Wahlfächern nach deinen Wünschen ausgewählt werden.

Testat

Ein Testat ist eine Wissensüberprüfung, die in mündlicher oder schriftlicher Form abgehalten werden kann. Meist wirst du in 10 bis 15 Minuten zu einem Thema der Woche kurz befragt. Es gibt aber auch größere Testate, deren erfolgreiches Bestehen darüber entscheidet, ob du den ganzen Kurs bestanden hast.

Therapie

Die medizinische Kunst besteht aus kunstgerechter Diagnose und Therapie. Wenn der Arzt weiß, welche Erkrankung vorliegt, kann er die passende Therapie veranlassen. Das Wort leitet sich aus dem Griechischen ab und kann mit Behandlung übersetzt werden, damit die Symptome einer Krankheit verschwinden oder sich verringern.

Tumorforschung

Ein Tumor ist eine Geschwulst oder Schwellung, die gutartig aber auch bösartig sein kann. Auf die Tumorforschung wird an allen Universitäten großes Gewicht gelegt, so dass z.B. viele Studenten eine Doktorarbeit auf diesem Gebiet anfertigen.

Tutorenschaften

Ein Tutor ist ein studentischer Hilfslehrer aus höheren Semestern. Im Anatomie-Kurs helfen erfahrene Studenten z.B. den Frischlingen dabei, eine Leiche kunstgerecht zu präparieren. Auch in vielen anderen Fächern gibt es Studenten-Lehrer. Übrigens eine nette Möglichkeit, um über einen Nebenjob etwas Geld (und Wissen) dazuzuverdienen.

Uni

Kurzform für Universität = Hochschule

Universität

Als universitas bezeichnet man die Gemeinschaft der Lehrenden und Lernenden - ein Begriff, der sich aus der Antike bis in die heutigen Zeiten gehalten hat und auch mit Hochschule übersetzt werden kann.

Vorklinik (Erster Studienabschnitt)

Das Medizinstudium wird in einen ersten, grundlegenden Abschnitt in den ersten 4 Semestern (mehr Theorie) und einen praxisorientierteren Abschnitt (Semester 5 bis 12) eingeteilt. Der erste Abschnitt wird Vorklinik, der zweite Abschnitt Klinik genannt, da man hier schon wesentlich häufiger mit Patienten in Klinik und Krankenhaus zu tun hat und in Kontakt kommt.

Vorlesung

Als es noch keine oder nur sehr wenige Bücher gab, wurde den Studenten von Professoren aus den Büchern vorgelesen. Auch heute stellt diese Form der Wissensvermittlung nach wie vor eine Methode der ersten Wahl dar, wenn es um den Hochschulunterricht geht. Im Hörsaal werden Vorlesungen gehört, d.h. der Professor steht vor dem Pult und erklärt der wissbegierigen Studentenschaft, wie die Medizin (bzw. sein Fachgebiet) funktioniert.

Wartesemester

Wer in der Abiturquote oder im Hochschulvergabeverfahren keinen Studienplatz erhalten hat, kann Wartesemester sammeln. Ein Halbjahr ist dabei gleich einem Wartesemester. 20 % der Studienplätze werden nach Wartezeit vergeben, d.h. wer am längsten wartet, kommt in den Genuss eines Studienplatzes.

Wartezeit

Die Anzahl der Halbjahre, die seit dem Erwerb der Hochschulzugangsberechtigung (z.B. Abitur) verstrichen sind. Jede Form von Tätigkeit - ausser einem Studium - zählt hier, d.h. ob du eine Weltreise machst oder Chemie büffelst: Du sammelst Wartesemester. Ein Fünftel der Studienplätze wird nach der sogenannten Wartezeit-Quote vergeben, bei der man zwischen 8 und 10 Semestern (=4 bis 5 Jahre) rechnen darf.

Wintersemester

Das Studienjahr wird in zwei Halbjahre aufgeteilt: Das Wintersemester beginnt im Oktober und endet Mitte April, das Sommersemester beginnt Mitte April und endet im Oktober.

Wohnheim

Wer es gern gemütlich und in geselliger Runde mag, dem kann ein Platz in den Studentenwohnheimen empfohlen werden. Es gibt Einzel- und Mehrpersonen-Appartmentwohnungen zu günstigen Preisen. Die Plätze werden von dem zuständigen Studentenwerk vor Ort vergeben.

ZVS

Zentralstelle für die Vergabe von Studienplätzen in Dortmund. Sie koordiniert die Zulassungsverfahren für die Studienplätze im Medizinstudium und ist die zentrale Anlaufstelle für deine Bewerbung. Alle Informationen sind im Internet über www.zvs.de ersichtlich.

ZVS-Bewerbung

Eine Bewerbung für einen Studienplatz im zulassungsbeschränkten Fach wie Medizin wird durch die Zentralstelle für die Vergabe von Studienplätzen koordiniert, so dass du in jedem Falle deine Erstbewerbung bei der ZVS einreichen musst.

ZVS-Info

Das ZVS-Info ist das Informationsheft der Zentralstelle für die Vergabe von Studienplätzen (ZVS), das z.B. in gedruckter Form Mitte bis Ende Oktober bzw. April in den Berufsinformationszentren (BIZ) der Agenturen für Arbeit oder bei den Studienberatungsstellen ausliegt. Es kann auch online unter www.zvs. de herunter geladen werden und enthält alle Informationen für die Bewerbung um einen Studienplatz.

ZVS-Vergabeverfahren

Die Studienplatzvergabe wird nach wie vor über die Zentralstelle für die Vergabe von Studienplätzen in Dortmund koordiniert. Einige Unis überlassen der ZVS die komplette Auswahl der Studenten, andere Unis führen „hauseigene Auswahlgespräche" durch. Die Bewerbung muss immer bei der ZVS eingereicht werden.

Zweiter Studienabschnitt

Das Medizinstudium ist in zwei größere Studienabschnitte eingeteilt: Mit dem Zweiten Abschnitt werden die Semester 5 bis 12 bezeichnet. Das erste bis vierte Semester stellen den Ersten Abschnitt des Medizinstudiums dar. Die Prüfungen werden dementsprechend auch als Erster (nach dem 4. Semester) oder Zweiter Abschnitt (nach dem 12. Semester) benannt.

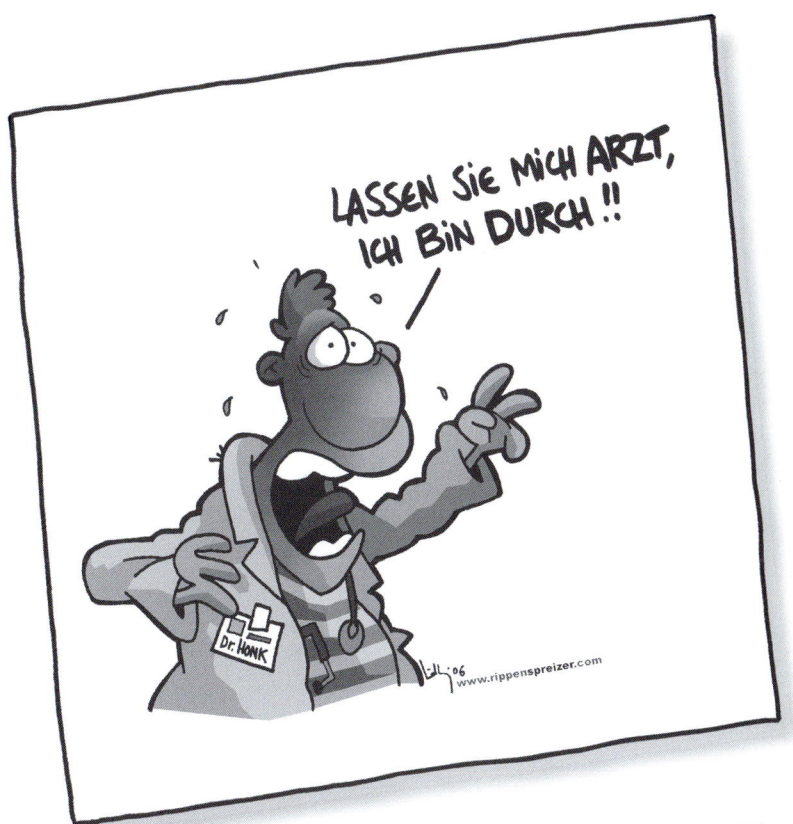

Index

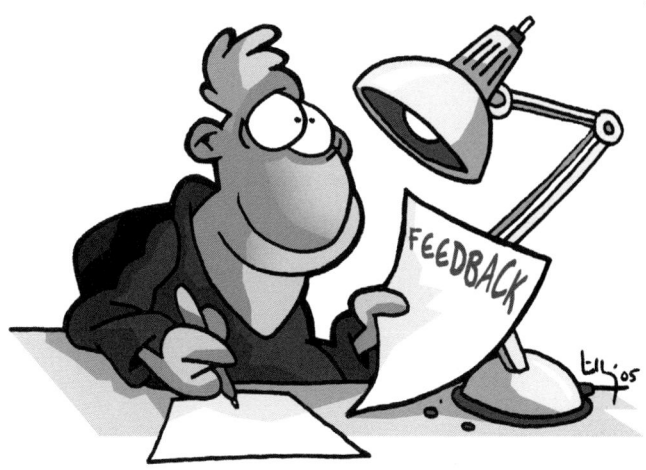

Deine Meinung ist gefragt

Unser Ziel ist es, dir einen informativen Studienführer zur Verfügung zu stellen. Wir haben uns sehr bemüht, alle Inhalte korrekt zu recherchieren und alle Fehler vor Drucklegung zu finden und zu beseitigen. Aber auch wir sind nur Menschen: Möglicherweise sind uns einige Dinge entgangen. Um dir mit zukünftigen Auflagen ein optimales Buch bieten zu können, bitten wir dich um Mithilfe.

Sag uns, was dir aufgefallen ist, ob wir Stolpersteine übersehen haben oder ggf. Formulierungen präzisieren sollten. Darüber hinaus freuen wir uns natürlich auch über **positive Rückmeldungen** aus der Leserschaft.

Deine Mithilfe ist für uns sehr wertvoll und wir möchten dein Engagement belohnen: Unter allen Rückmeldungen verlosen wir einmal im Semester Fachbücher im Wert von 250,- EUR. Die Gewinner werden auf der Webseite von MEDI-LEARN unter www.medi-learn.de bekannt gegeben.

Schick deine Rückmeldung einfach per Post an MEDI-LEARN, Olbrichtweg 11, 24145 Kiel oder trag sie im Internet in ein spezielles Formular ein, das du im Internet findest unter: www.medi-learn.de/rueckmeldungen-stf

Vielen Dank
Dein MEDI-LEARN Team

Ohne Ballast zum Physikum

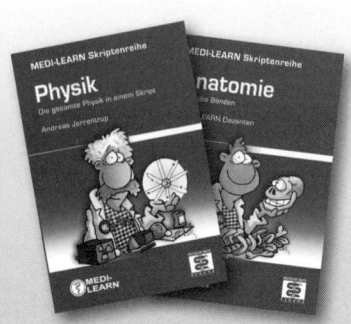

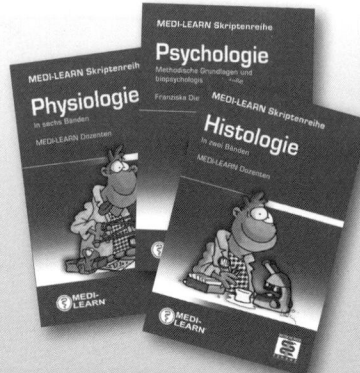

Perfekt vorbereitet für die Prüfung:

- kurze, prägnante Darstellung des Stoffes
- Merksätze und Tipps zum Lernen
- „Das bringt Punkte" fürs Schriftliche
- „Facts fürs Mündliche"

Online-Service:

- über 1.000 medizinische Abbildungen in hoher Auflösung zum kostenlosen Download als PDF im Internet
- Volltextsuche im Internet über den gesamten Inhalt aller bislang erschienenen Skripte

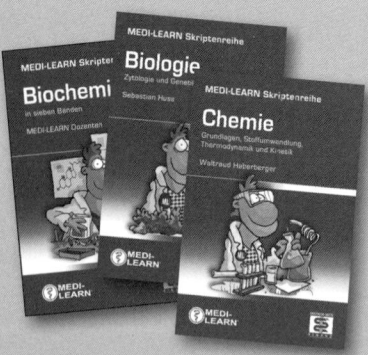

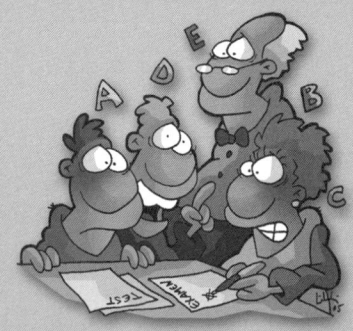

Effektiver Lernen

- lernpsychologische Aufteilung der Inhalte
- 30 handliche Lernhefte
- mit Tipps für Pausen

Die MEDI-LEARN Skriptenreihe

www.medi-learn.de/skript